Chronische körperliche Erkrankungen

Leitfaden Kinder- und Jugendpsychotherapie
Band 33

Chronische körperliche Erkrankungen

Prof. Dr. Gitta Reuner, Dipl.-Psych. Melanie Gräßer

Gitta Reuner
Melanie Gräßer

Chronische körperliche Erkrankungen

hogrefe

Prof. Dr. Gitta Reuner, geb. 1968. Seit 1997 psychologische Tätigkeit in der Sozialpädiatrie. Seit 2018 Außerplanmäßige Professorin am Institut für Bildungswissenschaft der Ruprecht-Karls-Universität Heidelberg sowie niedergelassen in eigener Praxis für Kinder- und Jugendlichenpsychotherapie (Verhaltenstherapie und Neuropsychologie) in Heidelberg.

Dipl.-Psych. Melanie Gräßer, geb. 1971. Seit 2003 psychologische Tätigkeit in der Pädiatrie. Seit 2013 als Psychologische Psychotherapeutin in eigener Praxis für Kinder-, Jugendlichen- und Erwachsenenpsychotherapie in Lippstadt niedergelassen.

Bibliografische Information der Deutschen Nationalbibliothek
Die Deutsche Nationalbibliothek verzeichnet diese Publikation in der Deutschen Nationalbibliografie; detaillierte bibliografische Daten sind im Internet über http://dnb.dnb.de abrufbar.

Hogrefe Verlag GmbH & Co. KG
Merkelstraße 3
37085 Göttingen
Deutschland
Tel. +49 551 999 50 0
Fax +49 551 999 50 111
info@hogrefe.de
www.hogrefe.de

Satz: Sabine Rosenfeldt, Hogrefe Verlag GmbH & Co. KG, Göttingen
Druck: mediaprint solutions GmbH, Paderborn
Printed in Germany
Auf säurefreiem Papier gedruckt

1. Auflage 2023

(E-Book-ISBN [PDF] 978-3-8409-3143-7; E-Book-ISBN [EPUB] 978-3-8444-3143-8)
ISBN 978-3-8017-3143-4
https://doi.org/10.1026/03143-000

Einleitung: Grundlagen und Aufbau des Buches

„Unter Gesundheit verstehe ich nicht Freisein von Beeinträchtigungen, sondern die Kraft, mit ihnen zu leben.“

J. W. von Goethe

Chronische körperliche Erkrankungen betreffen eine große Zahl von Kindern und Jugendlichen. Viele von ihnen entwickeln von selbst die Kraft, um mit den zusätzlichen Herausforderungen zu leben. Andere benötigen Hilfen. In manchen Fällen ist eine Kinder- und Jugendlichenpsychotherapie angebracht, um den Anpassungsprozess zu unterstützen.

Trotz der Häufigkeit chronischer körperlicher Krankheiten bei Kindern und Jugendlichen werden die besonderen Herausforderungen weder in der Psychotherapieausbildung noch in der Weiterbildung besonders betont, die Fachliteratur für die klinische Praxis der Psychotherapie ist überschaubar.

Dieser Leitfaden soll die psychotherapeutische Versorgung dieser Gruppe an Patient:innen verbessern und klinisch tätige Psychotherapeut:innen in ihrer Arbeit unterstützen.

Der Leitfaden unterteilt sich in insgesamt fünf Kapitel:

1 Im ersten Kapitel des Buches wird der Stand der Forschung zu wichtigen Aspekten bei chronischen körperlichen Erkrankungen zusammengefasst. Außerdem werden kurzgefasste, für die Psychotherapie relevante Informationen zu einer breiten Auswahl chronischer Erkrankungen gegeben.

2 Im zweiten Kapitel, dem Kernstück des Leitfadens, sind Leitlinien zu den Bereichen Diagnostik, Verlaufskontrolle, Behandlungsplanung, Therapie und Transition in die Erwachsenenmedizin formuliert.

3 Im dritten Kapitel werden diagnostische Verfahren und Interventionsprogramme zusammengestellt.

4 Das vierte Kapitel enthält Materialien für den Praxisalltag.

5 Das fünfte Kapitel illustriert die Umsetzung der Leitlinien in den therapeutischen Praxisalltag anhand von Fallbeispielen.

Der Band wird durch den *Ratgeber Chronische körperliche Erkrankungen* ergänzt (Gräßer & Reuner, 2023). Der Ratgeber enthält hilfreiche Informationen für Eltern, Erzieher:innen, Lehrkräfte und weitere Bezugspersonen. Er stellt Unterstützungs- und Therapiemöglichkeiten vor, gibt Hinweise zur Selbsthilfe und enthält Anregungen und Materialien für den Alltag.

Heidelberg und Lippstadt, Sommer 2023

Gitta Reuner und
Melanie Gräßer

Inhaltsverzeichnis

1 Stand der Forschung

1.1 Definitionen und Prävalenzen chronischer körperlicher Erkrankungen im Kindes- und Jugendalter

Als chronische körperliche Krankheiten werden Krankheiten bezeichnet, die von langer Dauer sind (d.h. einige Monate bis zu lebenslang), die ihre Ursache in Störungen bzw. Schädigungen körperlicher Prozesse oder Strukturen haben und die Einschränkungen altersgerechter Aktivitäten zur Folge haben können. Diese breite Definition findet allgemeine Zustimmung. Allerdings muss gleich zu Beginn festgestellt werden, dass mit Blick auf die Dauer, die Ursache und die Folgebelastungen nicht eindeutig definiert ist, wann von einer „chronischen Krankheit" auszugehen ist. Auch wenn die Abgrenzung von akuten Krankheiten intuitiv einfach erscheint, liegt keine Übereinstimmung bezüglich des Zeitraums vor, ab dem eine Krankheit als „chronisch" bezeichnet wird, vielmehr variieren die Angaben zwischen 3 und 12 Monaten (Lohaus & Heinrichs, 2013; Warschburger, 2000). Bei einigen Krankheiten ist ab dem Zeitpunkt der Diagnosestellung klar, dass sie lebenslang vorliegen werden, sodass sie von diesem Zeitpunkt an als „chronisch" bezeichnet werden können (z.B. Diabetes mellitus Typ I). Bei anderen Krankheitsbildern, die sich erstmals in Kindheit oder Jugend manifestieren, kann es längere symptomfreie Phasen geben, in denen die Krankheit nicht wahrnehmbar erscheint (z.B. Asthma bronchiale, chronisch-entzündliche Darmerkrankungen, Epilepsien oder rheumatische Erkrankungen). Dennoch liegt das Krankheitsbild dauerhaft vor. Für die Gruppe der Epilepsien wurden Kriterien formuliert, die erfüllt sein müssen, damit von einer „Heilung" bzw. „Auflösung" der chronischen Erkrankung gesprochen werden kann (Fisher et al., 2014).

Definition von „chronisch" uneindeutig bezüglich des Zeitkriteriums

Chronische körperliche Krankheiten können sämtliche Systeme des Körpers betreffen, auch das zentrale Nervensystem (ZNS). Die Klassifikation erfolgt anhand des Internationalen Klassifikationssystems der Weltgesundheitsorganisation (WHO), der International Classification of Diseases in der aktuell zehnten Fassung (ICD-10) im Hinblick auf das betroffene System (WHO, 2004). Dabei ist die Grenze zwischen chronischen körperlichen und psychischen Störungen in manchen Fällen nicht eindeutig zu bestimmen. So werden z.B. bei der chronischen Schmerzstörung mit somatischen und psychischen Faktoren beide Aspekte in die Definition integriert. Auch bei chronischen Tic-Störungen oder bei tiefgreifenden Entwicklungsstörungen ist eine ausschließliche Zuordnung der Ätiologie bzw. der Symptomatik als „somatisch" oder „psychisch" nicht möglich.

Einsatz der ICF bei chronischen körperlichen Erkrankungen

Um das Zusammenspiel von Körperfunktionen und Aktivitäten der Betroffenen im Hinblick auf die Teilhabe abzubilden, wird das Klassifikationssystem International Classification of Functioning, Disability and Health (ICF) verwendet (WHO, 2001). In der ICF wird die funktionale Gesundheit immer auch mit Bezug zum Lebenshintergrund einer Person definiert und über die Trias der *Körperstrukturen und -funktionen,* zu denen auch die psychischen Funktionen und geistigen Fähigkeiten gehören, der *Aktivitäten,* die jemand ausüben kann, und der *Teilhabe,* also der Art und des Umfangs, wie eine Person in allen Lebensbereichen ihr Dasein entfalten kann, definiert. Jede Beeinträchtigung der Funktionen, Aktivitäten oder Teilhabe stellt somit eine Behinderung dar. Das biopsychosoziale Modell der ICF soll interdisziplinär Hilfestellung geben, um Beeinträchtigungen zu beschreiben und zu verstehen und Teilhabeprozesse zu gestalten (vgl. Abbildung 1). Im Gegensatz zum klassifizierenden Ansatz der ICD stellt die ICF also ein dimensionales Instrument dar, welches die Wechselwirkungen unterschiedlicher Faktoren in Beziehung setzt.

Behinderungsbegriff

Bei manchen Menschen liegt im Kontext der chronischen körperlichen Krankheit zudem eine Behinderung nach der Definition im SGB IX § 2 vor, nämlich wenn sie „körperliche, seelische, geistige oder Sinnesbeeinträchtigungen haben, die sie in Wechselwirkung mit einstellungs- und umweltbedingten Barrieren an der gleichberechtigten Teilhabe an der Gesellschaft mit hoher Wahrscheinlichkeit länger als sechs Monate behindern können. Eine Beeinträchtigung nach Satz 1 liegt vor, wenn der Körper- und Gesundheitszustand von dem für das Lebensalter typischen Zustand abweicht. Menschen sind von Behinderung bedroht, wenn eine Beeinträchtigung nach Satz 1 zu erwarten ist." (Sozialgesetzbuch (SGB) IX, § 2 Begriffsbestimmungen).

Folgebelastungen

Die aus einer chronischen körperlichen Krankheit resultierenden Folgebelastungen von Funktionen und Aktivitäten sind heterogen (vgl. Tabelle 1). Hinzu kommen häufigere Stigmatisierungserfahrungen, Einschränkungen sozialer Kontakte oder eine altersuntypische Lebensplanung bei eingeschränkter Zukunftsperspektive (Schmidt & Thyen, 2008). Es ist somit naheliegend, dass auch chronische Krankheiten, die sich vorwiegend in somatischen Aspekten manifestieren, deutliche Auswirkungen auf die psychische Befindlichkeit haben und Anpassungsprozesse bei Kindern und Jugendlichen durch Ängste, Erleben von Kontrollverlust oder durch Konflikte zwischen Entwicklungsaufgaben und Krankheitserfordernissen erschwert werden können.

Behandlung: Die Behandlung findet je nach betroffenem Organsystem durch medizinische spezialisierte Einrichtungen statt. Für nahezu alle chronischen körper-

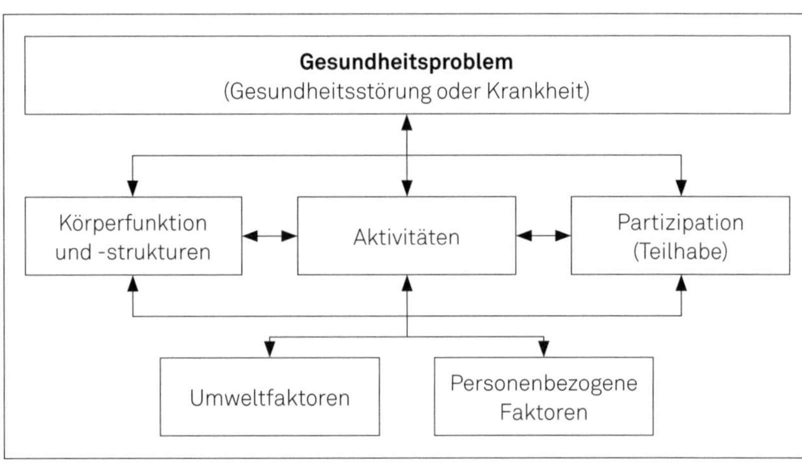

Abbildung 1: Wechselwirkungen zwischen den Komponenten der ICF (WHO, 2001)

lichen Krankheiten gilt, dass die Fortschritte im Krankheitsverständnis zu einer Weiterentwicklung der Behandlungsmöglichkeiten führen. Dazu zählen z. B. genspezifische Therapien (z. B. Onkologie) und Anpassung der Pharmaka an die zugrunde liegenden Pathologien (z. B. neue Antiepileptika). Zudem werden im Verlauf immer mehr Wirkstoffe auch für Kinder und Jugendliche zur Behandlung zugelassen, die bisher nur in der Behandlung von Erwachsenen eingesetzt werden konnten (z. B. Januskinase-Inhibitoren).

Unterschiedliche Prävalenzen von chronischen körperlichen Krankheiten

Epidemiologie: Chronische körperliche Krankheiten betreffen Kinder und Jugendliche in erheblichem Ausmaß. Einige Autor:innen bezeichnen etwa 15 % aller Schulkinder als chronisch krank (Pinquart, 2013b), Warschburger (2009) geht sogar davon aus, dass ca. 23 % aller Kinder und Jugendlichen von mindestens einer chro-

Tabelle 1: Mögliche Einschränkungen und Folgebelastungen bei chronischen körperlichen Erkrankungen

Einschränkungen von alterstypischen Funktionen, Aktivitäten oder Rollen	• Einschränkungen der körperlichen Belastbarkeit • Einschränkungen der Beweglichkeit • Schmerzerfahrungen • Beeinträchtigungen durch Medikamentennebenwirkungen • Einschränkungen der Konzentration bzw. kognitiven Belastbarkeit • Einschränkungen der psychischen Belastbarkeit • Einschränkungen in der Lebensführung oder Freizeitgestaltung (z. B. Klassenfahrten/Ausflüge, Reisen/Auslandsaufenthalte, Partnerschaften/Sexualität, Kinderwunsch) • Strukturierung des Tagesablaufs durch erforderliche notwendige Ruhephasen, Durchführung notwendiger medizinischer Maßnahmen (z. B. Durchführung von Inhalation), Arztbesuche usw. • Erhöhte Anzahl von Schulfehltagen • Einschränkungen möglicher Hobbys • Einschränkungen in der Ausbildung/Studium/Berufswahl
Abhängigkeit von kompensatorischen Maßnahmen, medizinischen Hilfsmitteln	• Medikamenteneinnahme • Einhalten einer Diät • Applikation von Spritzen, Pens usw. • Applikation von Cremes, Verbänden usw. • Künstlicher Darmausgang, Urinbeutel usw. • Durchführung von Inhalation • Tragen eines Epilepsiehelms, Korsetts usw. • Regelmäßige Überwachung bestimmter Körperfunktionen/Werte (z. B. Blutzucker, Blutdruck usw.) • Nutzen von technischen Hilfsmitteln (z. B. Insulinpumpe, Eventrecorder usw.) • Nutzen von Hilfsmitteln (z. B. Rollstuhl, Gehilfen, Einlagen, Bandagen, Orthesen) • Arztkontakte • Krankenhaus- und Rehabilitationsaufenthalte • Physiotherapie, Ergotherapie, Logopädie usw.

nischen Krankheit betroffen sind. Laut Kinder- und Jugendgesundheitssurvey (KiGGS) des Robert Koch-Instituts ist in Deutschland in der Gruppe der 0- bis 17-Jährigen jedes achte Kind betroffen (Kamtsiuris, Atzpodien, Ellert, Schlack & Schlaud, 2007). Die Prävalenzen ausgewählter Krankheitsbilder wurden altersabhängig im Rahmen dieser Studie erfasst (vgl. Tabelle 2). Abgesehen von diesen häufigen chronischen Krankheiten gibt es auch eine Vielzahl von seltenen Erkrankungen, die chronisch verlaufen.

Tabelle 2: Epidemiologie ausgewählter chronischer körperlicher Krankheiten (in %) laut KiGGS-Studie (Kamtsiuris et al., 2007)

Erkrankung	Gesamt	0–2 Jahre	3–6 Jahre	7–10 Jahre	11–13 Jahre	14–17 Jahre
Obstruktive Bronchitis	13.3	12.3	16.3	14.6	12.2	11.2
Neurodermitis	13.2	8.7	13.3	15.1	14.8	12.9
Heuschnupfen	10.5	0.5	4.9	10.5	14.3	18.4
Skoliose/Wirbelsäulendeformationen	5.2	0.8	1.5	3.3	6.5	11.1
Asthma bronchiale	4.7	0.5	2.7	4.7	7.0	7.0
Epilepsien	3.6	1.8	3.5	4.3	3.9	3.7
Herzkrankheiten	2.8	3.4	2.7	2.3	2.8	2.9
Migräne	2.5	–	0.2	1.5	3.9	5.4
Blutarmut/Anämien	2.4	1.7	2.2	2.4	2.3	3.0
Schilddrüsenerkrankungen	1.6	0.3	0.4	0.9	2.0	3.6
Diabetes mellitus	0.1	0.1	0.1	0.2	0.2	0.2

1.2 Besonderheiten bei ausgewählten chronischen körperlichen Erkrankungen

In diesem Kapitel werden physiologische Grundlagen, epidemiologische Daten, Hauptsymptome sowie Behandlungsformen verschiedener chronischer körperlicher Krankheiten dargestellt und mögliche Folgebelastungen und Herausforderungen für die psychische Anpassung skizziert. Die Auswahl schließt zum einen sehr häufige chronische Erkrankungen des Kindes- und Jugendalters ein, zum anderen werden seltene, aber im Hinblick auf die psychische Anpassung und psychotherapeutische Versorgung besondere Krankheitsbilder erörtert.

Hilfreiche Materialien[1]

- Weiterführende Informationen zu den im Folgenden vorgestellten Krankheitsbildern erhält man über die jeweiligen medizinischen Fachgesellschaften, Selbsthilfe-, Eltern- und Patientenverbände bzw. über die Arbeitsgemeinschaft der Wissenschaftlichen Medizinischen Fachgesellschaften e.V. (AWMF). In Kapitel 4 findet sich eine Liste mit Adressen von Selbsthilfegruppen und Fachverbänden nach Krankheitsbildern sortiert (vgl. M13 ab S. 159).
- Kapitel 3 enthält außerdem eine thematisch und nach Krankheitsbildern sortierte Übersicht zu Patientenschulungen und Psychoedukationsprogrammen (vgl. Tabelle 13, S. 117ff) sowie eine Liste zu Filmen, Videos und Apps, die in der Psychotherapie zum Einsatz kommen können (vgl. Tabelle 14, S. 123ff).
- Eine umfangreiche Liste mit Literaturempfehlungen (z.B. Kinderbücher, Elternratgeber) zu den verschiedenen Krankheitsbildern sowie weitergehenden Themen sind im Kapitel 4 in M14 (vgl. ab S. 161) zu finden.

1.2.1 Angeborene Herzfehler

Physiologische Grundlagen: Mit „angeborenen Herzfehlern“ werden sehr unterschiedliche Fehlbildungen des Herzens oder der vom Herzen abgehenden Blutgefäße zusammengefasst, die sich vor oder in Zusammenhang mit der Geburt entwickeln. Anatomisch unterscheidet man Fehlbildungen mit Öffnungen in den Scheidewänden zwischen rechter und linker Herzhälfte, Verengungen (Stenosen) von Klappen oder großen Blutgefäßen, abnormale Stellungen der großen Gefäße, einer Herzkammer oder des ganzen Herzens und ungenügende Entwicklung von Herzkammern oder Gefäßen. Am häufigsten ist der Ventrikelseptumdefekt, ein „Loch“ in der Scheidewand zwischen beiden Herzkammern. Einige Herzfehler sind auf umschriebene Chromosomenanomalien zurückzuführen. Etwa jedes fünfte Kind mit einem angeborenen Herzfehler weist weitere Auffälligkeiten auf, z.B. Trisomie 21, Williams-Beuren- oder Marfan-Syndrom. Auch Alkohol- oder Drogenkonsum in der Schwangerschaft oder mütterliche Infektionen (z.B. Röteln-Embryopathie) können Herzfehler zur Folge haben. In vielen Fällen bleibt die genaue Ursache allerdings unbekannt.

Herzfehler oft zusammen mit Chromosomenanomalien

Prävalenz, Inzidenz: Ungefähr eines von 100 Neugeborenen kommt mit einem angeborenen Herzfehler zur Welt, das sind ca. 6.000 Kinder pro Jahr in Deutschland.

Hauptsymptome: Je nach Art und Ausprägung des Herzfehlers kommt es zu einer verminderten Leistungsfähigkeit (z.B. starkes Schwitzen beim Stillen oder Füttern,

1 *Hinweis:* Internetquellen werden aus Gründen der Übersichtlichkeit und Aktualität nur in einigen Fällen genannt. Das Film- und Informationsmaterial kann über die angegebenen Titel bzw. Autor:innen problemlos mit Hilfe von Suchmaschinen im Internet recherchiert werden. Um Dopplungen zu vermeiden, wird in den folgenden „Hilfreiche Materialien“-Kästen in der Regel nur auf zusätzliche hilfreiche Quellen verwiesen, die hier genannten Materialien werden jedoch nicht erneut aufgelistet.

Trinkschwäche, sehr langsames Gedeihen), Blauverfärbung der Haut und der Schleimhäute (Zyanose), Herzrhythmusstörungen, Atembeschwerden, Lebervergrößerungen, Wachstumsstörungen. Es kann auch vorkommen, dass sich Symptome erst im späteren Leben manifestieren.

Behandlungsformen: Ungefähr ein Drittel der Herzfehler wird bereits im Rahmen der pränatalen Diagnostik festgestellt. In einigen Fällen muss unmittelbar nach der Entbindung der Herzfehler operativ korrigiert werden, in anderen Fällen werden operative Eingriffe erst später erforderlich. In einigen Fällen werden Herzfehler bereits intrauterin operiert. Je nach Art des Herzfehlers sind Katheterinterventionen möglich, häufig werden eine oder mehrere Operationen am offenen Herzen notwendig. Zudem ist oft eine längere medikamentöse Behandlung erforderlich.

Besonderheiten angeborener Herzfehler

Folgebelastungen: Kinder mit angeborenen Herzfehlern sind häufig, zumindest bis zu einer Korrektur, körperlich nur eingeschränkt belastbar und können deshalb an manchen alterstypischen Aktivitäten nicht teilnehmen. Mit zunehmendem Lebensalter kann die Auseinandersetzung mit dem eigenen Körper, mit Narben oder Deformationen sowie mit einer evtl. durch Medikamente eingeschränkten Leistungsfähigkeit als belastend erlebt werden. Aufseiten der Patient:innen und Angehörigen resultieren aus den frühen Erfahrungen mit langen Krankenhausaufenthalten bzw. lebensbedrohlichen Situationen evtl. gravierende Ängste und/oder überbehütendes Verhalten. Manche Eltern zeigen auch Jahre nach einer erfolgreichen Korrektur des Herzfehlers des Kindes noch Anzeichen einer posttraumatischen Belastungsstörung. Auch Kinder können nach schweren Narkosen und intensivmedizinischen Behandlungen von einem postoperativen Delir betroffen sein (Meyburg et al., 2018). Im Kontext der Mangelversorgung des Gehirns bis zur Korrektur kann es zu kognitiven Funktionseinschränkungen (z. B. Lernstörungen, Konzentrationsprobleme) kommen. Im schulischen Umfeld sind deshalb häufig Nachteilsausgleiche oder sonderpädagogische Hilfen sinnvoll. Einige Kinder mit angeborenen Herzfehlern besuchen Sonderschulen mit dem Förderschwerpunkt Körper/Motorik.

Hilfreiche Materialien

- Informationen zum Thema Angeborene Herzfehler finden sich auf den Internetseiten des Bundesverband Herzkranke Kinder e. V., der Kinderherzen Fördergemeinschaft Deutsche Kinderherzzentren e. V. und des Kompetenznetz angeborene Herzfehler (vgl. auch M13 ab Seite 159).
- Auf der Internetseite www.herzklick.de finden Betroffene und Angehörige Informationen rund um das Thema Herzfehler und das Leben mit Herzfehler (Erklärvideos, Peers für ältere Patient:innen usw.).

1.2.2 Asthma bronchiale

Physiologische Grundlagen: Asthma bronchiale (kurz Asthma) ist ein heterogenes Krankheitsbild, das durch chronische Entzündungen der Atemwege, sowie in Stärke und Häufigkeit variierenden Symptomen mit Atemnot, Giemen, Brustenge, Husten und bronchialer Hyperreagibilität gekennzeichnet ist. Ursächlich wird ein multifaktorielles Geschehen angenommen, bei dem eine genetische Disposition mit exogenen und psychosozialen Faktoren zusammenspielt. In Abhängigkeit von der Pathophysiologie und Symptomatik werden allergisches und nicht allergisches Asthma unterschieden. Während erstere Form häufig mit anderen Allergien (z.B. Pollen, Schimmelpilze) einhergeht, können beim nicht allergischen Asthma beispielsweise Infektionen oder externe Reize (z.B. kalte Luft, Sport) Atemnotanfälle auslösen. Darüber hinaus gibt es weitere Formen, deren Unterscheidung wichtig ist für die weiterführende Therapie (Bundesärztekammer [BÄK], Kassenärztliche Bundesvereinigung [KBV] & Arbeitsgemeinschaft der Wissenschaftlichen Medizinischen Fachgesellschaften [AWMF], 2020).

Prävalenz, Inzidenz: Die 12-Monats-Prävalenz im Kindesalter liegt bei unter 1 % bei Kindern unter zwei Jahren und steigt mit zunehmendem Alter deutlich an. Übergreifend wird für 3- bis 17-Jährige in der 2. Welle der KiGGS-Studie im Jahr 2018 eine Prävalenz von 4 % angegeben, dabei sind Jungen etwas häufiger betroffen als Mädchen. Im Vergleich zur Basiserhebung aus den Jahren 2003 bis 2006 erscheint die Prävalenz stabil (Poethko-Müller, Thamm & Thamm, 2018).

Hauptsymptome: Das Hauptsymptom bei Asthma ist die wiederholt auftretende Atemnot, die anfallsartig einsetzt und lebensbedrohlich sein kann. In manchen Fällen ist ein hartnäckiger langanhaltender Husten das Leitsymptom. Die Betroffenen geben häufig ein Engegefühl in der Brust an, beim Abhören kann ein hochfrequentes Geräusch beim Ausatmen festgestellt werden (Giemen). Die Ausprägung der Symptome (Asthma-Kontrollgrad) wird durch gezielte Anamnese sowie Diagnostik der Lungenfunktion festgestellt. Patient:innen können ihre Lungenfunktion selbstständig regelmäßig mithilfe eines Peak-Flow-Meters bestimmen. Gemessen wird die Geschwindigkeit der Luft beim Ausatmen. Für die Einteilung in die Stufen „Kontrolliertes Asthma“, „Teilweise kontrolliertes Asthma“ und „unkontrolliertes Asthma“ werden die Häufigkeit von Symptomen, die Einschränkungen im Alltag, nächtliche Symptome, der Einsatz von Notfall-/Bedarfsmedikamenten und die Lungenfunktion herangezogen.

Asthmaschulung als wichtiger Teil des Behandlungskonzeptes

Behandlungsformen: Die Behandlung von Asthma basiert auf der medikamentösen Therapie mit meist zu inhalierenden Medikamenten, da die Wirkstoffe so gezielter und in höherer Dosis zum Zielort in die unteren Atemwege gelangen als bei einer systemischen Behandlung. Für die Behandlung akuter Symptome werden sogenannte „Reliever“ eingesetzt, die kurzfristig die Entspannung der Bronchialmuskulatur (Bronchospasmolytika) bewirken und die Bronchien erweitern (Bronchodilatans). Auch wenn keine akuten Symptome vorliegen, müssen täglich Medikamente eingenommen werden (sogenannte „Controller“). Diese vermindern die dem Asthma zugrunde liegende chronische Entzündung bzw. erweitern die Bronchien längerfristig. Die langfristige Therapie orientiert sich an einem Stufenplan, bei dem die Therapie in fünf Schritten angepasst werden kann, wenn die bisherige Behandlung nicht zur Kontrolle führt (BÄK et al., 2020). Die nicht medikamentöse Therapie des Asthmas beinhaltet spezielle Atemtechniken, die bei Symptomen Erleichterung verschaffen können, die Vermeidung von Auslösern und die Teilnahme an strukturierten, evaluierten Asthmaschulungen.

Bei vielen Kindern und Jugendlichen gelingt die Behandlung gut, sodass ein Leben ohne wesentliche Beeinträchtigungen möglich ist. Im Jugendalter verschwinden die Symptome bei Jungen etwas häufiger als bei Mädchen.

Besonderheiten asthmatischer Erkrankungen

Folgebelastungen: Ob und in welchen Bereichen Folgebelastungen bei Asthma entstehen, ist vermutlich multifaktoriell bedingt und nicht eindeutig an Krankheitsfaktoren gebunden. Zumindest aus Sicht der Kinder scheint ein Zusammenhang zwischen Krankheitsschwere (Kontrollgrad) und psychischen Problemen bzw. der Lebensqualität zu bestehen, des Weiteren sind altersgebundene Effekte anzunehmen (Miadich, Everhart, Borschuk, Winter & Fiese, 2015). Laut Ergebnissen der 2. Welle der KiGGS-Studie ist die gesundheitsbezogene Lebensqualität bei Asthma im Vergleich zu Gleichaltrigen nur geringfügig beeinträchtigt, und zwar vor allem im Bereich „körperliches Wohlbefinden" (Baumgarten et al., 2019). Aspekte, die zu Folgebelastungen führen können, sind z. B. die hohe Verantwortungslast für das Einhalten der Langzeittherapie, die Dauersensibilisierung und ggf. Angst vor Atemnotanfällen bei Betroffenen und der Umwelt, sowie Einschränkungen von Aktivitäten. Daraus können depressive Symptome wie Verlust von Freude oder Wut auf die Krankheit, Zukunftsängste, sozialer Rückzug oder auch Konflikte mit Erziehungspersonen resultieren. Das Erleben eines Asthmaanfalls mit erheblicher Atemnot kann mit Todesangst einhergehen und zu Traumafolgesymptomen führen. Bei nächtlichen Atemnotanfällen ist die Schlafqualität erheblich beeinträchtigt, sodass Konzentrations- und Leistungsprobleme den Alltag erheblich belasten können.

Hilfreiche Materialien

- Weitere Informationen zu Asthma bronchiale sind bei der Deutschen Atemwegsliga e. V., der Arbeitsgemeinschaft Allergiekrankes Kind, dem Deutschen Allergie- und Asthmabund e. V. sowie der Arbeitsgemeinschaft Asthmaschulung im Kindes- und Jugendalter e. V. zu erhalten (vgl. auch M13 ab Seite 159).

1.2.3 Cystische Fibrose (Mukoviszidose)

Physiologische Grundlagen: Cystische Fibrose (CF) ist eine autosomal-rezessiv vererbte Multiorganerkrankung, die nicht heilbar ist und trotz immer besserer Behandlungsoptionen lebensverkürzend verläuft. Als Ursache ist eine Dysfunktion bzw. das Fehlen des CFTR-Kanals (Cystic Fibrosis Transmembrane Conductance Regulator) auf Chromosom 7 bekannt, welches den Einbau von Chlorid-Kanälen in Zellwänden reguliert. Durch den Defekt bzw. das Fehlen kommt es zu einer veränderten Chloridkonzentration in Gewebezellen und in der Folge zu einer Eindickung von Sekreten in den betroffenen Organen. Im Bereich der Lunge kommt es so zur Erniedrigung und Eindickung der sogenannten periziliären Flüssigkeit, was wiederum die reinigende Funktion der Flimmerhärchen beeinträchtigt. Der alte Name der Krankheit „Mukoviszidose" leitet sich aus dem Lateinischen „mucus" für „Schleim" und „viscidus" für „zäh" bzw. „klebrig" ab und greift den physiologischen Prozess auf.

Prävalenz, Inzidenz: Cystische Fibrose gilt mit einer Inzidenz von 1 : 3.000 bis 1 : 3.500 als die häufigste lebensverkürzende, autosomal-rezessiv vererbte Multisystemerkrankung in kaukasischen Bevölkerungsgruppen. Wesentlich seltener kommt die Erkrankung in Japan, der Türkei und Südafrika vor.

Lebenserwartung bei CF steigt ständig an

Hauptsymptome: Typischerweise kommt es zu Entzündungen und Infektionen der Lunge, zu einer Gedeihstörung (bedingt durch exokrine Pankreasinsuffizienz sowie sekundäre Erkrankungen wie Osteoporose und Diabetes mellitus). Zusätzlich betroffen sind häufig Leber und Gallenwege, männliche Geschlechtsorgane und obere Atemwege. Die durchschnittliche Lebenserwartung ist seit den 1960er Jahren stark angestiegen und liegt inzwischen bei ca. 40 Jahren.

Behandlungsformen: Heute wird im Rahmen des Neugeborenenscreenings jedes Neugeborene auf Cystische Fibrose untersucht, sodass die Erkrankung oft bereits vor Auftreten der ersten Symptome diagnostiziert wird. Damit können Therapien bereits sehr früh auch schon präventiv geplant werden. In Deutschland werden Patient:innen an zertifizierten Mukoviszidose-Einrichtungen von multidisziplinären Teams betreut. Das Deutsche Mukoviszidose-Register sammelt systematisch Daten zu Diagnostik, Therapie und Verlauf. Die Prognose variiert extrem, da die Krankheit eine weite Spannbreite an klinischen Symptomen und Komplikationen aufweist. Grundsätzlich wird auf die ständig steigende Lebenserwartung durch neue Therapieoptionen hingewiesen. Die Behandlung besteht aus zahlreichen Bausteinen. Sogenannte CFTR-Modulatoren werden seit 2012 eingesetzt, um die Funktion des CFTR-Kanals zu verbessern. Des Weiteren kommen regelmäßig Schleimlöser, Medikamente gegen Infektionen und Entzündungen der Atemwege sowie zur Erweiterung der Atemwege zum Einsatz. Stammzellbehandlungen und Einsatz der sogenannten Genschere werden im Hinblick auf die CF derzeit intensiv erforscht. Andere Bausteine der Behandlung umfassen die Ernährung, Inhalation und Physiotherapie sowie eine bewusste Lebensführung und psychosoziale Angebote. Um Infektionen mit multiresistenten Keimen zu verhindern, müssen an CF erkrankte Personen umfangreiche Hygieneregeln beachten und sollen sich von anderen Menschen mit CF fernhalten.

Besonderheiten der Cystischen Fibrose (Mukoviszidose)

Folgebelastungen: Bei CF sind Folgebelastungen auf unterschiedlichen Ebenen zu erwarten. Die Unvorhersehbarkeit des Krankheitsverlaufes, akute Krisen mit schwerwiegenden Symptomen sowie krankheitsbedingte Schmerzen und körperliche Schwäche fordern die Patient:innen und ihre Familien gleichermaßen. Hinzu kommen Anforderungen durch die aufwändige Behandlung, welche sowohl zeitliche Ressourcen als auch einen hohen Grad an Disziplin fordert. Auch Rehabilitationsmaßnahmen sind immer wieder notwendig. Die soziale Integration kann durch sich entwickelnde körperliche Stigmata (z. B. Husten mit Auswurf, körperliche Schwäche, verspätete Pubertätsentwicklung) beeinträchtigt werden. Hilfen zum Umgang mit krankheitsbedingten Fehlzeiten und Leistungseinschränkungen sind in Schule und Beruf von großer Bedeutung. Nachteilsausgleiche oder Beschulung in einer sonderpädagogischen Einrichtung mit Förderschwerpunkt Körper/Motorik können sinnvoll sein, um diese Belastungen zu minimieren. Die Kooperation zwischen Stamm- und Klinikschule ist bei längerfristigen Klinikaufenthalten besonders wichtig. Patient:innen und das gesamte Umfeld müssen sich zudem mit den eingeschränkten Zukunftsperspektiven, der begrenzten Lebenserwartung und ggf. auch mit Abschied und Sterben auseinandersetzen (Koerner-Rettberg, Neumann & Ballmann, 2013).

Hilfreiche Materialien

- Umfangreiche Informationen zu Cystischer Fibrose sind in der aktuellen AWMF-Leitlinie der Gesellschaft für Pädiatrische Pneumologie (GPP) und der Deutschen Gesellschaft für Kinder- und Jugendmedizin (DGKJ) zu finden: *S3-Leitlinie: Mukoviszidose bei Kindern in den ersten beiden Lebensjahren, Diagnostik und Therapie* (AWMF-Registernummer 026–024).
- Informationen für Betroffene und Interessierte bietet auch Mukoviszidose e.V., der Bundesverband Cystische Fibrose mit Sitz in Bonn (vgl. auch M13 ab Seite 159).

1.2.4 Chronisch-entzündliche Darmerkrankungen (Morbus Crohn, Colitis ulcerosa)

Physiologische Grundlagen: Zu den chronisch-entzündlichen Darmerkrankungen (CED) zählen Morbus Crohn, Colitis ulcerosa, sowie die unklassifizierte Colitis. Bei allen diesen Krankheitsbildern kommt es zu Entzündungen im Verdauungstrakt. Während bei der Colitis ulcerosa die Entzündung fast ausschließlich vom Enddarm ausgehend den Dickdarm und hier die Darmschleimhaut (innere Schicht der Darmwand) betrifft, kann es beim Morbus Crohn im gesamten Verdauungstrakt vom Mund bis zum After zu Entzündungsherden kommen. Ferner können beim Morbus Crohn alle Schichten der Darmwand entzündet sein, es kann zu Fisteln und Verengungen kommen. Die Ursachen von CED sind noch ungeklärt. Anzunehmen ist jedoch ein Zusammenwirken aus erblicher Veranlagung und Umwelteinflüssen (z.B. westlicher Lebensstil in Bezug auf Ernährung und Stillen). Schlussendlich kommt es durch Fehlsteuerungen im Immunsystem zu Entzündungsprozessen als Abwehrreaktion auf Darmbakterien und Stoffe, die eigentlich sonst toleriert werden.

Weltweite Zunahme der Prävalenz von chronisch-entzündlichen Darmerkrankungen

Prävalenz, Inzidenz: Die Häufigkeit von CED nimmt weltweit und in allen Altersgruppen zu. In Deutschland sind aktuell ca. 55.000 Kinder und Jugendliche von einer CED betroffen. Bei ca. 25% der Fälle wird die Diagnose schon vor dem 10. Lebensjahr gestellt, auch Säuglinge können betroffen sein. Jüngere Studien schätzen die Prävalenz der CED im Kindes- und Jugendalter auf ca. 66 pro 100.000 Versicherten unter 18 Jahren (Wittig, Albers, Koletzko, Saam & von Kries, 2019).

Hauptsymptome: Die Symptome beginnen oft schleichend mit Appetitlosigkeit, Bauchschmerzen oder leichtem Durchfall, wobei die Symptome oft einzeln auftreten und dementsprechend oft erst spät einer CED zugeordnet werden können. Blutige Durchfälle kommen häufiger bei der Colitis ulcerosa vor. Beim Morbus Crohn kann es häufiger zu Komplikationen durch Fisteln und Verengungen im Darm kommen. Die Krankheiten verlaufen in der Regel schubweise und führen oft zu Gewichtsverlust und gerade bei Kindern und Jugendlichen zu Wachstumsverzögerungen. Außerhalb des Darms können Symptome mit Entzündungen der Haut, der Augen und der Gelenke auftreten.

Behandlungsformen: Die Behandlung der CED zielt darauf ab, die aktiven Entzündungen zum Stillstand zu bringen und möglichst anhaltende Entzündungsfreiheit zu erreichen. Die Darmschleimhaut sollte vollständig abheilen, sodass bleibende Schäden vermieden werden. Langfristig sollen neue Schübe verhindert und die Ausbreitung der Krankheit eingedämmt werden. Die Behandlung orientiert sich dabei an den akuten Symptomen und zielt darauf ab, Beschwerden zu mindern und Beeinträchtigungen der Wachstums- und Pubertätsentwicklung abzuwenden. Ein wesentliches Ziel ist die Reduktion von Einschränkungen im Alltag. Eine Ernährungstherapie in Form einer mehrwöchigen speziellen Trinknahrungskur kann erhebliche Besserung bewirken. Die medikamentöse Therapie wird je nach Krankheitsstadium und Art der CED mit Kortisonpräparaten, Immunsuppressiva und Biologika durchgeführt.

Besonderheiten chronisch-entzündlicher Darmerkrankungen (CED)

Folgebelastungen: Das Krankheitsmanagement bei CED erfordert in den akuten Phasen ein striktes Ernährungsmanagement, zudem können erhebliche Folgebelastungen durch Nebenwirkungen der Medikamente auftreten, z. B. Cushing-Syndrom bei Kortisonbehandlung oder MTX-Intoleranz. Abgesehen von den sehr schmerzhaften Entzündungen sind die Patient:innen durch den imperativen Stuhldrang und Durchfälle stark belastet. Nach außen sichtbare Krankheitsfolgen (z. B. Psoriasis, „Mondgesicht“) oder ein sich verändernder Körpergeruch, eine geringere Körpergröße und häufige und/oder längere Toilettengänge können zudem stigmatisierend wirken und den Alltag von Kindern und Jugendlichen mit CED erschweren. Relevante Einschränkungen der Teilhabe und der gesundheitsbezogenen Lebensqualität werden insbesondere im Schulalter berichtet. Schulische Fehlzeiten und geringeres Bildungsniveau sowie erhöhte Raten von Depression und Ängsten werden in der bislang noch wenig umfangreichen Literatur zu diesem Thema berichtet (Stapersma et al., 2019).

Hilfreiche Materialien

- Weitere Informationen zu chronisch-entzündlichen Darmerkrankungen bietet die Deutsche Morbus Crohn/Colitis ulcerosa Vereinigung (DCCV) e. V. (vgl. auch M13 ab Seite 159).

1.2.5 Diabetes mellitus Typ 1

Physiologische Grundlagen: Diabetes mellitus Typ 1 (kurz: Diabetes Typ I) ist eine Autoimmunerkrankung, bei der die insulinproduzierenden Beta-Zellen der Bauchspeicheldrüse zerstört werden, sodass durch den resultierenden kompletten Insulinmangel die Energieversorgung des Körpers gestört ist.

Prävalenz, Inzidenz: Nach wie vor gilt Diabetes Typ I als häufigste Stoffwechselerkrankung des Kindes- und Jugendalters. Die mittlere jährliche Neuerkrankungsrate (Inzidenzrate) stieg seit den 1990er Jahren von ungefähr 13 auf ca. 23 pro 100.000 Kinder an. Eine weitere Verdopplung wird für die kommenden 20 Jahre vorhergesagt (Bendas et al., 2015).

Hauptsymptome: Infolge des Insulinmangels kommt es zu typischen Symptomen wie z. B. häufiges Wasserlassen (Polyurie), massivem Durst (Polydipsie), Ketoazidose und

Gewichtsverlust. Eine allgemeine Schwäche, Müdigkeit am Tage, Kopf- und Bauchschmerzen, plötzlich trockene und juckende Haut können Warnsignale sein. Häufig zeigen sich die Symptome abrupt, während sich der Diabetes mellitus Typ II oft schleichend manifestiert. Als akute Komplikationen gelten die diabetische Ketoazidose (DKA), das hyperglykämische/hyperosmolare Syndrom HHS oder Hypoglykämie. Die DKA muss als häufigste Todesursache von Kindern mit Diabetes Typ I gelten und erfordert schnellstmögliche spezialisierte Behandlung. Als besonders schwere Komplikation im Kontext der DKA kann ein Hirnödem auftreten.

Behandlungsformen: Unmittelbar nach Diagnose des Typ-I-Diabetes muss mit der Insulintherapie begonnen werden, die dann lebenslang fortgesetzt wird. Dabei greifen Stoffwechselselbstkontrolle (Insulinmessung) und Insulinsubstitution eng ineinander. Die Behandlung erfolgt durch spezialisierte Behandlungsteams und zielt darauf ab, (1) schwere akute Stoffwechselentgleisungen (diabetisches Koma, Ketoazidose, Hypoglykämie) zu vermeiden und (2) Folgeerkrankungen vorzubeugen und dabei (3) eine normale körperliche Entwicklung und Leistungsfähigkeit zu erzielen. Zur qualifizierten Diabetesbehandlung ist deshalb ein interdisziplinäres Team mit Fachleuten aus den Bereichen Medizin, Diabetesberatung, Psychologie, Kinderkrankenpflege, Ernährungsberatung und Sozialarbeit erforderlich. Schulungen von Patient:innen und Angehörigen sind fester Bestandteil der Diabetesbehandlung und diese finden bereits ab Diagnosestellung in den jeweiligen Zentren statt (Danne, Kordonouri & Lange, 2016).

Interdisziplinäre Behandlungsteams bei Diabetes Typ I als Standard

Kinder und Jugendliche mit Diabetes Typ I können und sollen allgemeine Kindertageseinrichtungen und Schulen besuchen. Die betreuenden Einrichtungen müssen jedoch genau informiert und geschult werden, um die Kinder bzw. Jugendlichen in der Blutzuckermessung und Insulingabe zu unterstützen und in Notfällen richtig zu handeln. Unter diesen Voraussetzungen ist die Teilhabe an alterstypischen Aktivitäten mit nur wenigen Einschränkungen möglich.

Folgebelastungen: Die Behandlung und das Krankheitsmanagement fordert vom Zeitpunkt der Diagnose an eine besondere Anpassungsleistung von Betroffenen und deren Familien. Um eine möglichst normale Blutzuckereinstellung zu erreichen, müssen die Betroffenen umfangreiche Kenntnisse über Ernährung und Zusammensetzung von Nahrungsmitteln erwerben, die Messung des Blutzuckers vornehmen und das Insulin zuführen können. Das erforderliche strikte Einhalten von Regeln kann mit alterstypischen Selbstbestimmungsbedürfnissen in Konflikt geraten. Durch regelmäßiges Blutzuckermessen und regelmäßige Insulinzufuhr wird die Erkrankung mehrfach täglich ins Bewusstsein gerufen. Je nach Entwicklungsstand sind die Betroffenen abhängig von Hilfen durch andere, was z. B. Interaktionsprobleme begünstigen kann.

Von allen psychischen Komorbiditäten werden affektive Störungen bei Typ-I-Diabetes am häufigsten berichtet (Plener et al., 2015). Epidemiologische Studien zeigen, dass Kinder und Jugendliche mit Diabetes Typ I häufiger depressive Symptome, Angst und andere emotionale Störungen entwickeln als solche ohne eine chronische Krankheit (Reynolds & Helgeson, 2011). Außerdem hat eine erhöhte Depressivität einen negativen Einfluss auf das krankheitsbezogene Selbstmanagement und geht langfristig mit einer schlechteren Prognose bezüglich somatischer Komplikationen einher.

Essstörungen und Insulinmanipulationen im Zusammenhang mit Diabetes mellitus Typ I beachten

Ein erheblicher Anteil der Typ-1-Diabetiker:innen leiden in der Adoleszenz unter subklinischen Essstörungen oder Bulimia nervosa, wobei hier häufig Insulingaben ausgelassen werden (Insulin-Purging), um Gewichtszunahme zu vermeiden, schwere Hypoglykämien oder Ketoazidosen sind dementsprechend häufige Folgen. Die Häufigkeiten liegen bei 14 bis 30 % für subklinische Essstörungen und 6 bis 50 % beim Insulin-Purging. Unter anderem aufgrund des großen Schamgefühls und der fehlenden Anamnese hierzu muss von einer sehr hohen Dunkelziffer ausgegangen werden. Das Thema Essstörungen sollte daher in jedem Fall angesprochen werden. Anorexia nervosa liegt mit einer Punktprävalenz von ca. 0.4 % (Frauen zwischen 15 und 35 Jahren) bei einem ähnlichen Wert wie in der Durchschnittsbevölkerung (Geisbüsch & Bühren, 2015). Insulinmanipulationen (Über- oder Unterdosierungen, Weglassen, Insulin-Purging) können einerseits auf Probleme im Krankheitsmanagement hinweisen, sind allerdings häufig Ausdruck von Non-Compliance und psychiatrischer Komorbidität. Besondere Aufmerksamkeit muss in der Exploration auf selbstverletzende Verhaltensweisen bzw. suizidale Gedanken und Absichten gelegt werden, da die Insulinmanipulation bei Diabetes Typ 1 als Suizidmethode stets verfügbar ist.

Hilfreiche Materialien

- Umfangreiche Informationen zu Diabetes Typ I lassen sich in der S3-Leitlinie der AWMF zu Diabetes mellitus im Kindesalter (Deutsche Diabetes Gesellschaft [DGG] & Arbeitsgemeinschaft für Pädiatrische Diabetologie [AGPD], 2015) finden, die sich derzeit in Überarbeitung befindet.
- Weitere Informationsquellen sind die Deutsche Diabetes-Hilfe, die Arbeitsgemeinschaft für Pädiatrische Diabetologie und das nationale Diabetesinfor mationsportal diabinfo. Außerdem bietet die Initiative Diabetes-Kids ein kostenloses Forum für Kinder und Jugendliche mit Typ-1-Diabetes sowie deren Eltern (vgl. auch M13 ab Seite 159).

1.2.6 Epilepsie

Physiologische Grundlagen: Epilepsie ist ein heterogenes Krankheitsbild, bei dem aus sehr verschiedenen bzw. unbekannten Gründen (z. B. Entzündungen, genetische Ursachen, Tumore, Hirnfehlbildungen) die elektrische Reizweiterleitung im Gehirn vorübergehend gestört wird. Bezüglich der Ursachen werden bekannte oder vermutete genetische Epilepsien (z. B. Dravet-Syndrom) und strukturelle oder metabolische Epilepsien (z. B. nach Schlaganfall, bei Stoffwechselerkrankungen) unterschieden. Einige Epilepsien müssen als Mischformen angesehen werden, da die auslösenden strukturellen Läsionen vermutlich oder gesichert eine genetische Komponente haben (z. B. tuberöse Sklerose, kortikale Fehlbildungen). Immer noch bleibt bei einer erheblichen Zahl von Epilepsien die Ursache unbekannt („idiopathische Epilepsien"). Diejenigen Formen von Epilepsie, die durch umschriebene elektroklinische Merkmale beschrieben werden können, werden als elektroklinische Syndrome eingeordnet (z. B. kindliche Absence-Epilepsie, selbstlimitierende Epilepsie mit zentro-temporalen Spikes/Rolando-Epilepsie) (Berg et al., 2010; Fisher et al., 2014; Panzer et al., 2015).

Prävalenz/Inzidenz: Mit einer Prävalenz von 0.5 bis 1% gilt die Epilepsie als eine der häufigsten neurologischen Erkrankungen. Neuerkrankungen treten gehäuft in den ersten fünf Lebensjahren und im höheren Alter auf.

Epilepsie als heterogene Krankheitsgruppe

Hauptsymptome: Die epileptischen Anfälle stellen das Hauptsymptom der Epilepsie dar und sind Ausdruck einer in der Regel selbstlimitierenden, vorübergehenden Funktionsstörung des Gehirns. Epileptische Anfälle werden nach ihrer Ausbreitung im Gehirn unterschieden in sogenannte *generalisierte* bzw. *fokale Anfälle.* Die Verhaltensmanifestation eines epileptischen Anfalls variiert von quasi nicht von außen bemerkbar (z. B. aufsteigendes Übelkeitsgefühl, sehr kurze Absencen) bis hin zu dramatisch (z. B. bilateraler tonisch-klonischer Anfall, „Grand-Mal"). Abzugrenzen sind sie von sogenannten provozierten Anfällen, die z. B. bei Fieber, Drogenkonsum, Schädel-Hirn-Trauma oder Schlafmangel bei jedem Menschen auftreten können. Auch dissoziative Symptome sehen epileptischen Anfällen oft sehr ähnlich und müssen differenzialdiagnostisch abgegrenzt werden.

Behandlungsformen: Die Pharmakotherapie mit anfallssuppressiven Medikamenten ist der wichtigste Baustein der Behandlung und führt bei bis zu 75% der Patient:innen mit einem einzigen Medikament zur Anfallsfreiheit. Bei therapieschwierigen fokalen Epilepsien kommt auch im Kindesalter ein epilepsiechirurgischer Eingriff infrage. Dabei werden umschriebene epileptogene Areale, Läsionen, Teile oder komplette Hirnlappen und Strukturen operativ entfernt oder in ihren Verbindungen unterbrochen (Malmgren et al., 2015). Weitere Behandlungsmöglichkeiten kommen nur für Subgruppen infrage, z. B. die ketogene Diät und die Vagusnervstimulation. Psychologische Techniken, z. B. Biofeedback und Anfallsselbstkontrolle, kommen im Kindesalter nur für wenige Patient:innen infrage, da sie hohe Anforderungen an die Reflexionsfähigkeit stellen. Psychoedukative Programme existieren für verschiedene Altersgruppen (Kinder, Jugendliche, Erwachsene) und für Eltern und haben sich als sehr nützlich zur Stressreduktion, Krankheitsbewältigung und Verbesserung der Behandlungscompliance erwiesen (Jantzen et al., 2003; Rau, May, Pfafflin, Heubrock & Petermann, 2006).

Folgebelastungen: Folgebelastungen bei Epilepsie sind individuell verschieden und variieren in Abhängigkeit von der Ätiologie, dem Epilepsiesyndrom und dem Alter bei Erkrankung. Auch junge Patient:innen mit Epilepsien haben sehr häufig (in ca. 25% der Fälle) depressive Symptome und/oder Angststörungen (LaGrant, Marquis, Berg & Grinspan, 2020). Das Erleben von Kontrollverlust im Kontext von Arztbesuchen oder Klinikaufenthalten wird von Kindern und Jugendlichen häufig als belastend erlebt und kann in der Folge deutliche Anpassungsstörungen nach sich ziehen. Eltern, die die Anfälle ihrer Kinder selbst erleben, erleben dies häufig als stark belastend und können mit anhaltender Angst, teils auch mit Symptomen einer posttraumatischen Belastungsstörung reagieren.

Kognitive und psychische Symptome bei Epilepsien beachten

Beeinträchtigungen kognitiver Funktionen (insbesondere der sogenannten Exekutivfunktionen, der Aufmerksamkeit und der Verarbeitungsgeschwindigkeit) sowie emotionale Labilität und Impulsivität sind zum einen im Kontext der Funktionsstörung der elektrischen Reizweiterleitung erklärbar, zum anderen als unerwünschte Nebenwirkungen der erforderlichen Medikamente oder auch im Kontext von Anpassungsstörungen möglich. In der kleinen Gruppe, bei der anfallssuppressive Medikamente nicht ausreichend zur Anfallskontrolle wirken, ist die Rate von schweren kognitiven Entwicklungsstörungen und Mehrfachbehinderungen deutlich erhöht.

Langfristig sind oft trotz günstiger Anfallssituation relevante psychosoziale Auswirkungen der Epilepsie zu verzeichnen, da das Krankheitsbild nach wie vor mit Ängsten und Befürchtungen verbunden ist, die z. B. im Schulalltag zu Verunsicherung führen können. Manchmal führen umschriebene Auslöser (z. B. Flackerlicht, Schlafentzug) regelmäßig zu Anfällen und müssen vermieden werden, was je nach Lebenssituation eine mehr oder weniger starke Belastung darstellen kann. Je nach Art der Epilepsie können evtl. auch Freizeitaktivitäten nicht mehr ausgeübt werden (z. B. Schwimmen) oder es kann die Teilhabe an alterstypischen Aktivitäten eingeschränkt sein (z. B. Fahrtauglichkeit).

Hilfreiche Materialien

- Weitere Informationen zu Epilepsie bieten die Deutsche Epilepsievereinigung und die Deutsche Gesellschaft für Epileptologie (vgl. auch M13 ab Seite 159).

1.2.7 Migräne und Spannungskopfschmerz

Physiologische Grundlagen: Sowohl die Migräne als auch der Spannungskopfschmerz zählen zu den primären Kopfschmerzen, deren genaue physiologischen Grundlagen bislang als teilweise ungeklärt gelten müssen. Es ist davon auszugehen, dass unterschiedliche Mechanismen auf verschiedenen anatomischen Ebenen ineinandergreifen. Bei der Migräne wird angenommen, dass durch eine neurovaskuläre Funktionsstörung vasodilatorische Proteine ausgeschüttet werden und zu einer Gefäßerweiterung in der Dura mater (äußeren Gehirnhaut) führen und zugleich die Aktivierung von schmerzerzeugenden Substanzen bewirken.

Hauptsymptome: Die Kopfschmerzepisoden bei einer kindlichen Migräne sind von mittlerer bis hoher Intensität (Schmerzintensität 6 bis 10 auf einer numerischen Analogskala von 0 bis 10), dauern 2 bis 72 Stunden an, werden häufiger beidseitig als einseitig angegeben, oft mit frontaler Betonung. Häufig bestehen vegetative Symptome mit Übelkeit, Erbrechen oder Bauchschmerz. Bei Kindern besteht in der Schmerzattacke oft ein starkes Schlafbedürfnis und es kann zu Vorläufersymptomen mit Stimmungsschwankungen kommen. Appetitveränderung, Blässe, Harndrang, Lichtempfindlichkeit werden häufig berichtet. Beim Spannungskopfschmerz treten sehr ähnliche Symptome wiederholt, episodisch oder chronisch auf, sind jedoch von geringerer Intensität, führen zu geringeren Alltagsbeeinträchtigungen und lassen sich besser durch Ablenkung und leichte körperliche Aktivität verbessern.

Prävalenz, Inzidenz: Bereits im Vorschulalter klagen mehr als 20 % aller Kinder gelegentlich über Kopfschmerzen, nach Beendigung der Grundschule haben deutlich mehr als die Hälfte aller Kinder Erfahrungen mit Kopfschmerzen gemacht. Die Inzidenz für Kopfschmerz steigt mit dem Lebensalter weiter an. Für Migräne wird die Lebenszeitprävalenz bis zum 12. Lebensjahr zwischen 3.7 und 10.6 % angegeben. Für Spannungskopfschmerz sind die Lebenszeitprävalenzangaben sehr ungenau und variieren zwischen 0.9 % und 72.8 % (Evers, Kropp, Pothmann, Heinen & Ebinger, 2008).

Behandlungsformen: Die Behandlung von primären Kopfschmerzen mit kompliziertem Verlauf erfolgt multimodal und basiert auf einem biopsychosozialen Schmerzmodell. Während beim Spannungskopfschmerz Schmerzmittel defensiv eingesetzt werden, gilt es eine Migräneattacke durch ein gut wirksames Medikament frühzeitig und offensiv zu unterbrechen. In beiden Fällen werden zunächst nicht steroidale Antiphlogistika (NSAID) erprobt. Bei unzureichender Wirksamkeit bei Migräne kommen Triptane in Betracht, teils in Kombination mit NSAID. Psychologische Interventionen zur Stressbewältigung, Verbesserung der Körperwahrnehmung, Stärkung der Autonomie und zum Erarbeiten von Coping-Strategien gehören zum multimodalen Behandlungsansatz. Insbesondere für Progressive Muskelentspannung, Muskuläres Biofeedback und Kognitive Verhaltenstherapie sind gute Wirksamkeit mit Effektstärken > 0.5 im Rahmen der Migränetherapie belegt (Bonfert et al., 2019).

Psychologische Interventionen bei Schmerz als zentrale Therapiebausteine

Besonderheiten bei Migräne und Spannungskopfschmerz

Folgebelastungen: Schmerz ist eine subjektive Erfahrung, weshalb Folgebelastungen nur individuell beschrieben werden können. Kinder mit chronischen Schmerzen zeigen oft nicht mehr die spezifischen Schmerzverhaltensweisen (Laute, Mimik, Körperhaltung) wie nach akuten Schmerzen, sondern diffuse Gefühls- und Verhaltensänderungen, wie z. B. bedrückte Stimmung, Reizbarkeit, Veränderungen im Essverhalten und in der Schulleistung. Diese Signale können zu einer Fehleinschätzung des Leidens eines Kindes führen, was wiederum zur Verunsicherung des Kindes beitragen kann. Kinder setzen zur Bewältigung chronischer Schmerzen häufig passive Bewältigungsstrategien ein, die von Eltern evtl. noch verstärkt werden (Rückzug, Schonung, Vermeiden körperlicher Aktivität). Dadurch können weitere somatische und psychische Symptome (Angst, Depressivität, katastrophisierende Gedanken) begünstigt werden, da durch die Passivität die Aufmerksamkeit vorwiegend auf das Schmerzerleben gerichtet wird und so in einem Teufelskreis aus Schmerz, Angst und Vermeidung mündet (Dobe & Zernikow, 2019). Verbunden mit dem Schmerz-Angst-Vermeidungs-Verhalten kann es zu erheblichen Schulfehlzeiten kommen, die wiederum Leistungs- und soziale Probleme begünstigen können.

Hilfreiche Materialien

- Weitere Informationen zu Migräne und Kopfschmerzen erhalten Sie auf den Internetseiten der Deutschen Migräne- und Kopfschmerzgesellschaft (DMKG) e.V., des Kopfschmerzregisters der DMKG und der MigräneLiga e.V. (vgl. auch M13 ab Seite 159).
- Das Deutsche Kinderschmerzzentrum Datteln bietet auf seiner Internetseite zahlreiche Informationen für Kinder, Jugendliche und Eltern und Erklärfilme an. Auch die Schmerzklinik Kiel hat auf ihrer Internetseite Erklärfilme und altersgerechte Entspannungsübungen (vgl. auch Tabelle 14, S. 123ff, Film- und Videomaterial zum Einsatz in der Psychotherapie).

1.2.8 Neurodermitis

Physiologische Grundlagen: Der chronisch-entzündlichen Hauterkrankung Neurodermitis liegt eine genetisch bedingte Überempfindlichkeitsreaktion (Atopie) zugrunde, die zu einer erhöhten Antikörperproduktion (Immunglobulin E [IgE]) oder zu anderen Abwehrreaktionen führt, die sich in Entzündungsreaktionen von Haut (Atopische Dermatitis), Augen und Bronchien auf auslösende Substanzen (z.B. Staub, Pollen) äußert.

Hauptsymptome: Neurodermitis verläuft in der Regel in Schüben mit unterschiedlichsten krankhaften Hautveränderungen (Rötungen, Bläschen, Schuppungen, Krustenbildung usw.) mit gleichzeitig sehr starkem Juckreiz. Die akuten Entzündungssymptome können Tage bis Wochen andauern. In den subakuten Phasen schuppt die Haut, begleitet von Spannungsgefühlen, langfristig kommt es zu verschiedenen Hautveränderungen. Der Verlauf variiert abhängig vom Umgang mit dem Juckreiz bzw. Kratzen, den psychologischen Belastungen und dem Einhalten der Behandlungsschritte.

Prävalenz, Inzidenz: In Studien aus Japan, Dänemark und Schweden liegt die kumulative Inzidenz zwischen 11 und 21%. Die Prävalenz ist prinzipiell im ersten Lebensjahr am höchsten (18 bis 27%) und sinkt mit höherem Alter ab (mit 16 Jahren ca. 7%) (Volc-Platzer & Rappersberger, 2019). Bei Vorschulkindern liegt die Prävalenz für Neurodermitis bei ca. 11% und nimmt mit dem Alter ab. Mädchen sind 2.6-mal häufiger betroffen als Jungen, außerdem sind Kinder aus Familien mit höherem Sozialstatus stärker betroffen als solche aus Familien mit niedrigerem Sozialstatus. Die Prävalenz von Neurodermitis nahm in den letzten Jahrzehnten vor allem in den Industrienationen zu.

Behandlungsformen: Die Behandlung umfasst das Erlernen von Verhaltensmustern (insbesondere Kontrolle des Drangs zu Kratzen und Alternativen dazu), Ernährungsumstellung, Allergenvermeidung, Hautpflege und Medikamente. Antihistaminika können zum Stillen des Juckreizes eingesetzt werden, bei schweren Verläufen werden Kortisonpräparate entweder über die Haut oder systemisch gegeben. Der Hautpflege kommt ein hoher Stellenwert zu, sie ist zugleich sehr zeitaufwändig.

Besonderheiten bei Neurodermitis

Folgebelastungen: Bei jungen Kindern ergeben sich Probleme vor allem in der Interaktion mit den Eltern, die die Kratzanfälle kontrollieren und die Hautpflege und Behandlung mit dem Kind gemeinsam durchführen müssen. Im Schulalter können durch Nebenwirkungen der Medikamente und nächtliche Symptome, Konzentrationsprobleme und Müdigkeit auftreten, was die Lernleistung beeinträchtigen kann. Sichtbare Entzündungen, blutige und teils entstellende Hautveränderungen können mit Stigmatisierungen, Hänseleien oder offener Ablehnung einhergehen, was je nach Persönlichkeit der Betroffenen entsprechende Reaktionen mit Rückzug, Kontaktangst oder Aggressivität begünstigen kann. Im Jugendalter können die auffälligen Hautveränderungen die Integration in die Peergroup und den Aufbau einer Partnerschaft erschweren. Durch die Hautkrankheit kann die Berufswahl eingeschränkt sein. Insgesamt werden Krankheitslast und Auswirkungen auf die Lebensqualität bei schwerer Neurodermitis im Vergleich zu anderen chronischen körperlichen Krankheiten als relativ hoch eingeschätzt.

Hilfreiche Materialien

- Weitere Informationen zu Neurodermitis und Hauterkrankungen bieten die Deutsche Haut- und Allergiehilfe e.V., der Bundesverband Neurodermitis e.V. und der Deutsche Neurodermitis Bund (DNB) (vgl. auch M13 ab Seite 159).

1.2.9 Tumore des zentralen Nervensystems (ZNS-Tumore)

Physiologische Grundlagen: Erkrankungen mit bösartigem (malignem) Zellwachstum werden als onkologische Erkrankungen bzw. Krebserkrankungen bezeichnet und können prinzipiell in jedem Körpergewebe und im Blut auftreten. ZNS-Tumore betreffen sämtliche Strukturen des zentralen Nervensystems (ZNS). In den letzten Jahren konnten zahlreiche molekulargenetische Mutationen in Tumorgewebe beschrieben werden, die zu bösartigem Zellwachstum führen. Damit einhergehend verändern sich diagnostische und therapeutische Strategien. Als Risikofaktoren für die Entstehung von ZNS-Faktoren gelten Röntgenstrahlung oder besondere Immunschwächen. Zusammenhänge zwischen Stress oder Virus- und Krebserkrankungen sind hingegen nicht belegt. Die Prognose variiert stark in Abhängigkeit von der Malignität, der Lokalisation, der Operabilität, dem Tumorstadium, der Toxizität der Behandlung, dem Nachweis von Metastasen sowie dem Alter bei Erkrankung (Kaatsch & Spix, 2015).

Hauptsymptome: Oft liegen zwischen den ersten oft unspezifischen Symptomen (z. B. Kopfschmerz, Erbrechen, diffuse Wesensveränderungen) und Diagnosestellung mehrere Monate. In manchen Fällen wird die Diagnose nach einem ersten fokalen epileptischen Anfall, bei Paresen, visuellen Auffälligkeiten, Ataxien, Nystagmus oder Schiefhals gestellt. Bezüglich der Wachstumsrate der Tumorzellen werden nach WHO vier Tumorgrade unterschieden: Grad I (gutartig) bis Grad IV (hoch maligne), die Histologie wird für die weitere differenzierte Klassifizierung herangezogen (Louis, Ohgaki, Wiestler & Cavenee, 2016). Erst seit Kurzem werden kindliche Tumorerkrankungen als eigenständige Gruppe mehrdimensional auch unter Berücksichtigung molekularer Besonderheiten klassifiziert (Pfister et al., 2021).

Prävalenz, Inzidenz: Nach den Leukämien (ca. 24.7%) sind ZNS-Tumore mit 17.2% die zweitgrößte Gruppe der onkologischen Erkrankungen im Kindesalter. Die Inzidenz wird mit 3 bis 4 pro 100.000 angegeben. Pro Jahr werden in Deutschland 410 neu erkrankte Kinder gemeldet. Erstdiagnosen werden häufig zwischen dem dritten und neunten Lebensjahr gestellt.

Behandlungsformen: Die Behandlung von ZNS-Tumoren erfolgt im Rahmen von Studienprotokollen und Therapieoptimierungsstudien, deren Daten in Registern und Studienzentralen zusammengeführt werden. Bei niedriggradigen ZNS-Tumoren gilt die möglichst komplette neurochirurgische Resektion als Therapiemethode der Wahl. Im Anschluss daran erfolgt die Weiterbehandlung anhand der „Watch-and-Wait"-Strategie, solange kein weiteres Tumorwachstum zu beobachten ist. Eine Chemotherapie wird entweder vor der Operation (neoadjuvant) oder im Anschluss (adjuvant) eingesetzt. Die dafür eingesetzten Zytostatika werden meist als mehrstündige Infusion, seltener als Tabletten oder Kapseln verabreicht. In der Regel wird dazu ein zentraler Venenkatheter (Port-Katheter oder Hickman-Katheter) durch eine Operation angelegt. Wenn im Tumor molekulardiagnostisch bestimmte Mutationen nachgewiesen werden können (z. B. BRAFV600), kann eine gezielte Behandlung mit darauf abgestimmten Medikamenten erfolgen. Diese Behandlung findet in der Regel im Rahmen von speziellen Studien statt. Für einige Tumore ist die Bestrahlungstherapie Methode der Wahl. Bestrahlungs- und Che-

Organisch bedingte kognitive und Verhaltensstörungen bei Hirntumoren sind möglich

motherapie betreffen immer auch gesundes Hirngewebe und können deshalb zu erheblichen Langzeitfolgen für Kognition und Verhalten im Sinne von organisch bedingten kognitiven Störungen oder Verhaltensstörungen führen, zusätzlich zu oder unabhängig von den Auswirkungen des Tumors bzw. der Tumorresektion.

Besonderheiten bei ZNS-Tumoren

Folgebelastungen: Die Auseinandersetzung mit der oft sehr plötzlichen, potenziell lebensbedrohlichen Erkrankung, das Erdulden schmerzhafter Prozeduren, der Abbruch alltäglicher Aktivitäten und sozialer Kontakte bei langen Krankenhausaufenthalten stellen für viele Patient:innen mit ZNS-Tumoren Folgebelastungen dar. Zudem können deutliche Veränderungen des Körperbildes (Haarverlust, sichtbare Narben, Hemiparesen, sichtbare venöse Zugänge, extreme Gewichtszunahme) das Selbstbild verändern. Einige ZNS-Tumore können psychische und kognitive Veränderungen auslösen (z. B. schwere Gedächtnisstörungen, Konzentrationsstörungen, zwanghaftes bzw. suchtartiges Essverhalten, Störungen der Impulskontrolle), die für die Betroffenen und das Umfeld gleichermaßen belastend sind. Zukunfts- und Rezidivängste stellen weitere Herausforderungen dar.

Hilfreiche Materialien

- Weitere Informationen zu onkologischen Erkrankungen bietet das Informationsportal zu Krebserkrankungen im Kindes- und Jugendalter (www.kinderkrebsinfo.de) und die Deutsche Kinderkrebsstiftung (www.kinderkrebsstiftung.de). Auf beiden Portalen finden sich auch aktuelle Broschüren zum kostenlosen Download (vgl. auch M13 ab Seite 159).

1.2.10 Rheuma bei Kindern – Juvenile idiopathische Arthritis (JIA)

Physiologische Grundlagen: Entzündliches Rheuma bezeichnet eine Gruppe von Autoimmunerkrankungen, die durch genetische Disposition und Umweltfaktoren (Infektionen, Ernährung, Klima, Lebensbedingungen usw.) ausgelöst werden. Psychische Faktoren können zwar Krankheitsschübe auslösen, sind jedoch nicht ursächlich für die Erkrankung. Die Untergruppen unterscheiden sich durch Krankheitsbeginn, Art des Gelenkbefalls, mögliche Beteiligung anderer Organe und den Verlauf. Die häufigste chronisch-entzündliche rheumatische Erkrankung des Kindes- und Jugendalters ist gekennzeichnet durch Entzündungen der Gelenkschleimhaut in einem oder mehreren Gelenken (Arthritis). Da die Ursachen unbekannt sind („idiopathisch"), erfordert die Diagnose im Wesentlichen einen Ausschluss anderer Erkrankungen. Unter dem Begriff der juvenilen idiopathischen Arthritis (JIA) werden verschiedene Formen des Gelenkrheumas bei Kindern und Jugendlichen zusammengefasst. Eine Gruppe der entzündlichen rheumatischen Erkrankungen, die auch bei Kindern und Jugendlichen vorkommen, sind die Kollagenosen. Dazu zählen unter anderem die Sklerodermie und der Systemische Lupus Erythematodes (SLE).

Hauptsymptome: Die Gelenkentzündungen äußern sich durch Schwellungen, Überwärmung, starke Bewegungseinschränkungen. Schmerzen treten begleitend auf, werden jedoch oft altersabhängig nicht genau angegeben, sondern führen zu Verhaltensänderungen, Rückzug, Weinerlichkeit. Sekundär können Gelenkfehlstellungen durch Schonhaltung begünstigt werden. Bei vielen Patient:innen sind auch andere Organe jenseits der Gelenke, beispielsweise die Augen, mitbetroffen.

Prävalenz, Inzidenz: Schätzungen aufgrund von Abrechnungsdaten von Krankenversicherungen zu Neuerkrankungsraten von JIA liegen bei 101 pro 100.000 Kinder. Mädchen sind durchweg fast doppelt so häufig betroffen wie Jungen (Thomschke, Schulz & Bätzing, 2018).

Behandlungsformen: In der Behandlung der JIA werden Medikamente, Physiotherapie und psychosoziale Hilfen kombiniert. Nichtsteroidale Antirheumatika (NSAR) wirken entzündungshemmend, schmerzstillend und fiebersenkend. Sie gehören ebenso wie Kortisongaben in die entzündeten Gelenke zur Initialbehandlung der Arthritis. Immunmodulierende Medikamente (z.B. Methotrexat [MTX]) sind oft zur kompletten Kontrolle der rheumatischen Entzündungsaktivität erforderlich. Gezielt in den Entzündungsprozess eingreifende Substanzen (Biologika und Januskinase-Hemmer) wurden in den letzten Jahren für die Behandlung der JIA zugelassen und finden zunehmend Anwendung. Physiotherapie und physikalische Maßnahmen sind wichtige begleitende Therapieelemente, die vor allem die Beweglichkeit erhalten bzw. verbessern und Schmerzen bzw. Verspannungen reduzieren sollen.

Belastungen durch körperliche Veränderung bei rheumatischen Erkrankungen

Folgebelastungen: Durch die Krankheit bzw. Behandlung kann es zu körperlichen Veränderungen kommen, die als deutliche Belastung wahrgenommen werden können. Wachstumsverzögerungen, Pubertätsverzögerungen, sichtbare Gelenkdeformationen, medikamentös bedingte Gewichtszunahme, Hautauffälligkeiten und Operationsnarben können hier auslösende Faktoren sein. Die häufig deutlich reduzierte körperliche Fitness und Belastbarkeit, morgendliche Steifigkeit, Schmerzen und Beeinträchtigungen der Selbstständigkeit bzw. vermehrte Abhängigkeit von Hilfen können das Selbstwerterleben betreffen und zu Rückzug oder auch zu aggressiver Abwehr führen. In Zusammenhang mit der Einnahme von MTX kann es zu einer Intoleranzsymptomatik mit schwerem Erbrechen und Übelkeit kommen. Diese Symptomatik generalisiert häufig als konditionierte Reaktion auf unterschiedliche Situationen (z.B. Farbe Gelb als Auslöser für Übelkeit) und stellt somit eine enorme Herausforderung für die interdisziplinäre Behandlung dar (Hügle, 2019).

Hilfreiche Materialien

- Weitere Informationen zu rheumatischen Erkrankungen erhalten Sie auf den Internetseiten der Deutschen Rheuma-Liga und des Bundesverbandes Kinderrheuma e.V. (vgl. auch M13 ab Seite 159).
- Das Informationsportal „Mein Rheuma wird erwachsen" richtet sich an junge Menschen mit Rheuma zwischen 16 und 20 Jahren und bietet eine interaktive Austausch- und Hilfeseite.
- Die Gesellschaft für Kinder- und Jugend-Rheumatologie (www.gkjr.de) bietet auf ihrer Internetseite neben Informationen zum Thema auch eine Versorgungslandkarte von Behandler:innen.
- Informationen speziell zum Thema Lupus finden Sie auf der Internetseite der Lupus Selbsthilfe (www.lupus-selbsthilfe.de).

1.2.11 Seltene Erkrankungen

Physiologische Grundlagen und Prävalenzen: Krankheiten mit einer Prävalenz von weniger als 5 von 10.000 (in Europa) gelten als selten. Von den weltweit ca. 30.000 bekannten Krankheiten zählen ca. 8.000 zu diesen sogenannten Seltenen Erkrankungen (SE) oder „Orphan Diseases". Geschätzt sind derzeit ungefähr 4 Millionen Menschen in Deutschland an einer SE erkrankt. Der Großteil (ca. 80 %) der SE ist genetisch bedingt, viele werden ab Geburt oder in der frühen Kindheit symptomatisch. Dabei ist die Gruppe der SE heterogen, die Krankheiten sind häufig komplex und verlaufen oft lebensbedrohlich oder haben schwere Behinderungen zur Folge.

Behandlungsformen: Auch wenn die Pathomechanismen vieler SE bekannt sind, gelten die meisten SE als nicht heilbar. Behandlungsmaßnahmen fokussieren häufig auf die Linderung von Schmerzen oder umschriebenen Symptomen. Die Seltenheit der Erkrankung erschwert zudem die medizinische Versorgung und Forschung aufgrund von ungenügenden strukturellen, medizinischen und ökonomischen Voraussetzungen. Um diese Probleme zu mindern und die Koordination der Patientenversorgung sowie Forschung zu SE zu verbessern wurde im Jahr 2010 ein Nationales Aktionsbündnis für Menschen mit Seltenen Erkrankungen (NAMSE) gegründet, als Zusammenschluss der Bundesministerien für Gesundheit (BMG) und Forschung (BMBF), der Allianz Chronischer Seltener Erkrankungen e. V. (ACHSE) sowie zahlreichen anderen Bündnispartnern. Die Erforschung innovativer Diagnostik- und Therapiemöglichkeiten steht auch heute im Zentrum der Aktivitäten dieses Bündnisses (NAMSE, 2020).

Besonderheiten seltener Erkrankungen

Folgebelastungen: Abgesehen von den Folgebelastungen durch die jeweilige Erkrankung, Behandlung und Behinderungen stellt die „Seltenheit" der Krankheit eine besondere Herausforderung dar und kann von den Familien als belastend erlebt werden. Langandauernde diagnostische Prozesse bis zu einer Aufklärung über das seltene Krankheitsbild sowie die geringen Erfahrungen mit Behandlungsmöglichkeiten können stark verunsichernd wirken. Zudem erfolgt die Behandlung in der Regel an weit vom Wohnort entfernten spezialisierten Zentren. Auch die Vernetzung mit anderen Betroffenen kann häufig nur über die Distanz erfolgen. Damit verbunden sind zeitliche, organisatorische und emotionale Folgebelastungen.

Hilfreiche Materialien

- Verschiedene Aktionsbündnisse und Forschungsprojekte widmen sich der medizinischen und psychosozialen Versorgung von Familien mit einer Seltenen Erkrankung. Weitere Informationen erhalten Sie bei den folgenden Organisationen:
  - Nationales Aktionsbündnis für Menschen mit Seltenen Erkrankungen (www.namse.de)
  - Deutsche Homepage des Portals für Seltene Krankheiten und Orphan Drugs (www.orpha.net)
  - Zentrales Informationsportal für Seltene Erkrankungen (ZIPSE; www.portal-se.de)
  - Versorgungsatlas für Menschen mit Seltenen Erkrankungen (www.se-atlas.de)

  - Allianz Chronischer Seltener Erkrankungen (ACHSE) e.V. (www.achse-online.de)
  - Elternnetzwerk „Gemischte Tüte“ für Eltern von Kindern mit seltenen Krankheiten (www.gemischtetuete.org)
- Eine *Familienintervention* (CARE-FAM) und eine *Online-Intervention* (WEP-CARE) wurden im Rahmen eines multizentrischen Forschungsprojektes konzipiert und unter Praxisbedingungen auf ihre Wirksamkeit hin evaluiert (Wiegand-Grefe, 2017).
- Mit einem *jährlichen Aktionstag* am letzten Tag im Februar (also am 28. bzw. 29. Februar) wird auf die besonderen Bedürfnisse von Menschen mit Seltenen Erkrankungen aufmerksam gemacht (Rare Disease Day).

1.2.12 Exkurs: Myalgische Enzephalomyelitis/ Chronic Fatigue Syndrom (ME/CFS)

Weltweite Zunahme von ME/CFS im Kontext der COVID-19-Pandemie

Bereits vor Beginn der COVID-19-Pandemie wurde – auch bei Kindern und Jugendlichen – das komplexe Krankheitsbild der ME/CFS beschrieben, von dem in Deutschland ca. 40.000 Kinder und Jugendliche betroffen waren. Die Fallzahlen nehmen im Kontext der Pandemie vermutlich weltweit zu (Renz-Polster, Broxtermann & Behrends, 2022). Soweit bisher bekannt, steht am Beginn meist eine akute Infektionserkrankung, die nachfolgend eine unphysiologische Aktivierung des Immunsystems auslöst. Genaue Pathomechanismen sind noch nicht aufgeklärt und Gegenstand aktueller Forschung, z.B. durch den Aufbau eines multizentrischen, altersübergreifenden Registers und der Bio-Datenbank Immune Mechanisms of ME (IMMME) (Charité Berlin, 2022).

Symptomverschlechterung nach Belastung bei Myalgischer Enzephalomyelitis/ Chronic Fatigue Syndrom (ME/CFS)

Die Betroffenen leiden unter einer enormen Erschöpfung mit einem breiten Symptomspektrum von Schmerzen, Schlafstörungen, Konzentrations- und Gedächtnisstörungen, Reizempfindlichkeit und einem Krankheitsgefühl, das oft als grippeähnlich beschrieben wird. Besonders charakteristisch für ME/CFS ist eine ausgeprägte Symptomverschlechterung nach (oft sehr geringer) körperlicher, mentaler oder emotionaler Anstrengung, die sogenannte Post-Exertionelle Malaise (PEM). Die Diagnostik erfolgt unter Bezug auf international anerkannte klinische Kriterien. Spezifische Biomarker zur Diagnose sind noch nicht vorhanden, sodass die Ausschlussdiagnostik anderer Ursachen für die Fatigue wesentlich ist. Die Behandlung erfolgt symptomorientiert und beinhaltet vor allem eine Anleitung und Unterstützung im Selbstmanagement mit einem „Pacing“, sodass Patient:innen ihre individuellen Energiereserven gut kennenlernen und ihr Verhalten entsprechend anpassen. Des Weiteren sind Komponenten aus der Schmerztherapie, achtsamkeitsbasierte Techniken und Entspannungsverfahren wesentliche Behandlungsschwerpunkte. In jüngster Zeit entstehen in Deutschland spezialisierte Ambulanzen und Rehabilitationsangebote für Kinder und Jugendliche mit ME/CFS.

1.3 Chronische körperliche Krankheit und psychische Störung – Multimorbidität

Multimorbidität oder Polymorbidität (Mehrfacherkrankung) bedeutet das gleichzeitige Bestehen mehrerer Krankheiten bei einer einzelnen Person, unabhängig davon, ob es sich um akute oder chronische, somatische oder psychische Krankheiten handelt. Ein Zusammenhang zwischen den verschiedenen Krankheiten ist möglich, aber nicht immer vorhanden. Dabei können die Kombinationen, der Schweregrad der jeweiligen Krankheiten und Folgen für die Personen und für die Versorgung sehr unterschiedlich sein. Obwohl alle epidemiologischen Studien eine hohe Prävalenz von Multimorbidität vor allem im Alter belegen, können auch bei Kindern und Jugendlichen mehrere Krankheiten parallel vorliegen. Im Jahr 2017 wurden bei mindestens 7.6 % aller Kinder mindestens zwei verschiedene Krankheiten ärztlich dokumentiert. Bei ungefähr 1.4 % der Kinder lag eine chronische körperliche Erkrankung und parallel eine (potenziell) chronische psychische Erkrankung vor. Dabei war die Prävalenz von Multimorbidität bei Jungen grundsätzlich etwas höher als bei Mädchen. Während bereits ab dem Säuglingsalter in ca. 1.4 % der Fälle somatische Multimorbidität vorliegt, ist die Prävalenz von paralleler chronischer körperlicher und psychischer Erkrankung bis zum Schulalter sehr gering (ca. 0.1 %) und steigt dann bis zur Adoleszenz auf ca. 2.7 % (Greiner, Batram & Witte, 2019).

Implikationen von Multimorbidität bei chronischen körperlichen Erkrankungen

Das Vorliegen einer chronischen körperlichen Krankheit im Kindes- und Jugendalter stellt einen relevanten Risikofaktor für das parallele Auftreten einer psychischen Krankheit dar, insbesondere für Depressionen und Angststörungen. Ebenso ist die Rate parallel auftretender somatischer Symptome (insbesondere Schmerzen) beim Vorliegen einer psychischen Erkrankung erhöht. Die Wirkmechanismen bei Multimorbidität müssen also auch bei Kindern und Jugendlichen in verschiedene Richtungen analysiert werden.

1.3.1 Gesundheitsbezogene Lebensqualität

Gesundheitsbezogene Lebensqualität wichtiger Faktor bei chronischen körperlichen Erkrankungen

Übergeordnet wird die Lebensqualität eines Menschen definiert als die Wahrnehmung seiner Position im Leben im Kontext seiner Kultur und seines Wertesystems und in Relation zu seinen Zielen, Erwartungen, Standards und Sorgen. Gesundheitsbezogene Lebensqualität als ein Teilaspekt meint Ziele, Erwartungen, Standards oder Sorgen mit Bezug zur allgemeinen und speziellen Gesundheit und gesundheitsbezogenen Domänen.

Angesichts der immensen Fortschritte in der medizinischen Versorgung geraten auch bei Kindern mit chronischen körperlichen Erkrankungen die psychosoziale Situation und die Teilhabemöglichkeiten an alterstypischen Aktivitäten zunehmend in den Fokus der Aufmerksamkeit. Diagnostisch werden Aspekte der gesundheitsbezogenen Lebensqualität mithilfe von Fragebogeninstrumenten erfasst, die sich hinsichtlich des Schwerpunktes (generisch oder krankheitsspezifisch), der Altersgruppe, der Adressat:innen (Eltern/Bezugspersonen, Kinder oder beide), des Zeitrahmens sowie des Umfangs und im Hinblick auf psychometrische Aspekte unterscheiden (Brockmann et al., 2019; Haverman, Limperg, Young, Grootenhuis & Klaassen, 2017). Generische Verfahren können in Gruppen mit unterschiedlichen Krankheiten angewendet werden und die generelle gesundheitsbezogene Lebensqualität erfragen. Krankheitsspezifische Aspekte werden ausschließlich in spezifischen Verfahren abgebildet. Gängige Verfahren zur Erfassung der gesundheitsbezogenen Lebensqualität sind in Kapitel 3 in der Übersicht zu diagnostischen Verfahren aufgeführt (vgl. Tabelle 12).

Eltern von Kindern mit unterschiedlichen chronischen körperlichen Erkrankungen beschreiben die gesundheitsbezogene Lebensqualität ihrer Kinder aufgrund der Symptomlast bzw. Krankheitsschwere und aufgrund der Belastungen durch Behandlungsprozeduren häufig als eingeschränkt (Miadich et al., 2015; Puka & Smith, 2015). Kinder selbst geben diese Einschränkungen in Befragungen nicht immer im gleichen Ausmaß an (Lundberg, Lindh, Eriksson, Petersen & Eurenius, 2012).

1.3.2 Exkurs: Nutzung von komplementären/alternativen medizinischen Maßnahmen (CAM) bei chronischer körperlicher Krankheit

Unter dem Dachbegriff der komplementären/alternativen medizinischen Maßnahmen (CAM) werden unterschiedliche Behandlungsmethoden zusammengefasst, die nicht im klassischen Heilmittelkatalog enthalten sind, jedoch von einer großen Zahl an Patient:innen zur Behandlung ihrer Beschwerden eingesetzt werden. Es werden (1) biologische Produkte (z.B. Vitamine, Kräuter, Öle), (2) körperbezogene oder körpermanipulative Verfahren (z.B. Massagen, Osteopathie, Chiropraktik), (3) Verfahren mit Bezug zu seelischen/psychischen und körperlichen Prozessen (z.B. Meditation, Hypnose) und (4) Verfahren mit Hypothesen zu biologischen Prozessen (Akupunktur, Homöopathie) unterschieden. Familien mit einem chronisch körperlich kranken Kind nutzen signifikant häufiger solche Methoden als andere Familien. So gaben über 35% von 132 befragten Eltern mit einem epilepsiekranken Kind an, irgendein alternativmedizinisches Verfahren zu nutzen. Allerdings informierte nur etwa die Hälfte der Eltern ihre Fachärzt:innen über diese zusätzliche Behandlung (Doering, Reuner, Kadish, Pietz & Schubert-Bast, 2013). In einer populationsbasierten Analyse aus 2012 in den USA ergaben sich ähnlich hohe Angaben zum Nutzen von komplementärmedizinischen Methoden bei Kindern mit Schmerzsymptomen. Ungefähr ein Fünftel der Eltern von Kindern mit Schmerzen wendete zusätzliche Verfahren an, während nur 8% der Kinder ohne Schmerzsymptome mit CAM behandelt wurde (Groenewald, Beals-Erickson, Ralston-Wilson, Rabbitts & Palermo, 2017). Ein möglicher Grund für den Einsatz könnte eine sehr lange Erkrankungsdauer sein. Damit verbunden könnten frustrane Erfahrungen mit den klassischen medizinischen Behandlungen oder eine hohe Rate an Nebenwirkungen der Behandlung den Einsatz von CAM begünstigen. Auf der Suche nach erfolgreicher Behandlung und für eine optimale Unterstützung der gesundheitsbezogenen Lebensqualität des Kindes möchten Eltern alle Möglichkeiten ausschöpfen, die für sie erreichbar sind. Offensichtlich beeinflussen vor allem Krankheits- und Gesundheitskonzepte der Eltern sowie deren weltanschauliche Ausrichtung, ob CAM in der Behandlung genutzt werden.

Einsatz von komplementären/alternativen Behandlungsmaßnahmen erfragen

1.3.3 Altersbezogene Aspekte

Interaktion zwischen Herausforderungen der Krankheit und Entwicklungsaufgaben

In seinem Konzept der Entwicklungsaufgaben formulierte Havighurst (1953) eine Reihe von lebensalterstypischen Aufgaben. Durch eine erfolgreiche Auseinandersetzung mit diesen Aufgaben können sich Fertigkeiten und Kompetenzen entwickeln, die wiederum die Persönlichkeitsentwicklung unterstützen und Lösung künftiger Entwicklungsaufgaben erleichtern. Bei chronisch körperlich kranken Kindern und Jugendlichen interagieren die krankheitsspezifischen Herausforderungen mit den jeweiligen alterstypischen Entwicklungsaufgaben, sodass spezifische kritische Konstellationen entstehen können. So können z. B. sehr früh in der Kindheit beginnende chronische körperliche Krankheiten, die mit häufigen Krankenhausaufenthalten verbunden sind, mit den für Kleinkinder besonders wichtigen Entwicklungsaufgaben der sozialen Bindung (social attachment) und der Entwicklung und Verfeinerung motorischer Funktionen in Konflikt stehen. Eine wichtige Entwicklungsaufgabe des Schulalters ist die Entwicklung sozialer Kompetenzen und Gruppenbildung. Krankheiten, die zeitweise Isolation erfordern, die nach außen besonders auffällig sind bzw. die das Einhalten vieler Sonderregeln erfordern, können dementsprechend für Schulkinder die Auseinandersetzung mit diesen Entwicklungsaufgaben erschweren. Ein erforderliches striktes Krankheitsmanagement und eine krankheitsbedingte Abhängigkeit von Hilfe, z. B. durch die Eltern, widersprechen evtl. den Autonomiebestrebungen der Adoleszenz und Jugendphase.

Auch subjektive Krankheitskonzepte im Sinne von Wissen über Krankheitssymptome, -ursachen, -verläufe, Konsequenzen und Behandlungsmöglichkeiten (Leventhal, Nerenz & Steele, 1984) entwickeln sich altersabhängig und in engem Zusammenspiel mit der Denkentwicklung.

Bereits ab dem Kleinkindalter entwickelt sich das Wissen darüber, dass Lebewesen erkranken, von der Erkrankung geheilt werden können, über Selbstheilungskräfte verfügen, an Krankheiten sterben können (biologisches Basiswissen). Die grundlegende Fähigkeit, zwischen Lebewesen und unbelebten Objekten zu unterscheiden, lässt sich bei Säuglingen durch Analyse des Blickverhaltens erschließen (Pauen, 1996). Spätestens mit drei bis vier Jahren lernen Kinder, dass es eine Vielzahl an Unterschieden zwischen diesen beiden Kategorien gibt, dazu gehört auch die Möglichkeit von Lebewesen zu erkranken. Je nach kognitiver Reife basiert das Krankheitskonzept von Kindern im Vorschulalter dann eher auf den unmittelbar erfassbaren Krankheitszeichen, z. B. Verletzungen, Narben, Schmerzen. Ein Verständnis für nicht unmittelbar erfahrbare Aspekte der Krankheit ist weniger gut möglich (z. B. für Stoffwechselprozesse, die zu Entgleisungen bei Diabetes Typ I oder bei anderen Stoffwechselerkrankungen führen können, oder für die elektrische Reizweiterleitung im Gehirn, die bei epileptischen Anfällen gestört ist). Ab dem Grundschulalter können Kinder häufiger auch unsichtbare Symptome nennen und entwickeln ihr Krankheitskonzept unabhängiger von konkreten eigenen Erfahrungen. Ab dem Jugendalter differenziert sich das Konzept weiter aus. Die Zahl von beschreibbaren sichtbaren und unsichtbaren Krankheitssymptomen nimmt weiter zu. Außerdem können Jugendliche physiologische und psychologische Aspekte von Symptomen beschreiben. Für die Krankheitsverursachung geben Vorschulkinder häufig zirkuläre, magische oder globale Erklärungen an. Sie zählen eher Symptome auf oder sehen die Ursache in ihrem eigenen Verhalten. Im Grundschulalter werden die Konzepte über Krankheitsverursachung konkreter und spezifischer. Kinder dieser Altersgruppe können eine Reihe von realistischen Ursachen angeben, z. B. direkter Kontakt mit schädigenden Substanzen oder Handlungen (Kontamination), aber auch Fehlfunktionen von inneren Organen oder externe Ursachen (Kälte, Hitze). Diese Konzepte differenzieren sich im Jugendalter weiter aus. So werden von Jugendlichen physiologische Erklärungen angegeben, die sich auf Fehlfunktionen von Organen beziehen und im Zusammenspiel mit anderen Faktoren dann eine Krankheit verursachen. Außerdem werden physiologische und psychische Faktoren in ihrer Interaktion verstanden und die Annahme, dass Gedanken und Gefühle das Krankheitsgeschehen mitbeeinflussen, wird in das Krankheitskonzept integriert (Ball & Lohaus, 2010; Lohaus, 2013).

Entwicklung des Krankheitskonzeptes

Die Entwicklung des subjektiven Krankheits- und Behandlungskonzeptes wird, abgesehen von Lebensalter und kognitiver Entwicklung, auch vom subjektiven Erleben emotionaler Belastungen, von Kontrollüberzeugungen und allgemeinem Selbstwirksamkeitserleben stark beeinflusst. Das individuelle Körperkonzept und die bisherigen Krankheitserfahrungen sind weitere Einflussfaktoren. Das Krankheitswissen und die Krankheitsvorstellungen von Eltern prägen wesentlich die Krankheitsvorstellungen der Kinder (Petermann & Wiedebusch, 2001).

In der pädiatrisch-psychologischen Diagnostik wird die Entwicklung von Krankheitskonzepten bis heute noch wenig beachtet und es liegen nur wenige spezifische Erhebungsverfahren für das Kindesalter vor. Im deutschsprachigen Raum fand dieser Aspekt im Deutschen Schmerzfragebogen für Kinder und Jugendliche (DFS-KJ) Eingang (Schroeder et al., 2010).

1.3.4 Transition: Übergang in die Erwachsenenmedizin

Chronische körperliche Krankheiten, die in der Kindheit oder Jugend beginnen, dauern oft bis ins Erwachsenenalter an. Gerade im Lebensabschnitt zwischen 16 und 24 Jahren befinden sich heranwachsende Patient:innen in einer kritischen Phase und durchlaufen umfangreiche Entwicklungsschritte in der Autonomie- und Persönlichkeitsentwicklung sowie in der Zukunftsorientierung. Diese Entwicklung verläuft selten linear, vielmehr sind insbesondere bei zusätzlichen Belastungen durch chronische körperliche Krankheit Entwicklungssprünge und -regressionen in Krisensituationen zu erwarten. Diesem hoch dynamischen Entwicklungsgeschehen stehen die eher starren Regelungen des medizinischen Versorgungssystems gegenüber, wonach die somatische stationäre und ambulante Behandlung in der Pädiatrie und Kinder- und Jugendpsychiatrie nur bis zum 18. Geburtstag möglich ist und dann in den Bereich der Erwachsenenmedizin übergeben werden muss. Ambulant tätige Kinder- und Jugendlichenpsychotherapeut:innen hingegen können bis zum 21. Lebensjahr eine Behandlung beginnen und dann bis Therapieende weiterbehandeln. 18- bis 20-jährige Patient:innen können also wählen, ob sie eine Kinder- und Jugendlichenpsychotherapie oder eine Erwachsenenpsychotherapie beginnen. Außerdem können Behandlungen, die bis zum vollendeten 21. Lebensjahr begonnen wurden, bis zum Therapieende fortgesetzt werden. Zwischen den Versorgungssystemen für Kinder und Jugendliche und dem für Erwachsene bestehen ausgeprägte Unterschiede, in der Psychotherapie ebenso wie im medizinischen Bereich (Banaschewski et al., 2019; vgl. Tabelle 3).

Tabelle 3: Altersabhängige Prinzipien der medizinischen und psychotherapeutischen Versorgung

Kinder und Jugendliche	Erwachsene
• Familien- bzw. Systemzentrierung. • Familienangehörige und Umfeld, Peers werden regelmäßig mit einbezogen.	• Vorrangig individuumszentriert. • Angehörige, Umfeld, Peers können mit einbezogen werden.
• Sorgeberechtigte müssen in die Behandlung einwilligen (In der Psychotherapie Ausnahmen ab 15 Jahren möglich)	• Patient:innen entscheiden selbst über die Behandlung.
• Überschneidung von psychotherapeutischen/psychiatrischen und pädagogischen Aufträgen (z. B. Vermitteln von Normen und Regeln in der Psychotherapie, therapeutisches Nutzen von pädagogischen Situationen in Klinikschulen).	• In der Regel wenig Überschneidung mit beruflicher Umwelt. • Kooperationen mit psychosozialen Hilfen sind möglich.
• Viele Medikamente werden bei unzureichender Datenlage im „Off-Label-Use" angewendet.	• Breite Auswahl an zugelassenen Medikamenten.

Transition: Übergang in die Versorgungssysteme für Erwachsene

Um Behandlungsunterbrechungen zu verhindern, sollte der Übergang möglichst systematisch strukturiert und koordiniert werden. Für diesen Prozess des zielgerichteten, geplanten Übergangs von Jugendlichen und jungen Erwachsenen mit chronischen Beeinträchtigungen vom kindzentrierten zum erwachsenenorientierten Gesundheitsversorgungssystem hat sich der Begriff der Transition etabliert (Gesellschaft für Transitionsmedizin, 2021). Für verschiedene Erkrankungsgruppen konnte umfangreich belegt werden, dass ein strukturierter Transitionsprozess den Krankheitsverlauf und die Behandlung langfristig positiv beeinflusst und die Rate an Therapieabbrüchen deutlich reduziert. Es liegen sowohl übergeordnete als auch krankheitsspezifische evidenzbasierte Empfehlungen vor, wie Transitionsabläufe günstig gestaltet werden können. Möglichst frühzeitig, spätestens jedoch um den 16. Geburtstag herum, sollte in einem ausführlichen Gespräch die Transitionsbereitschaft und -befähigung der Betroffenen erfasst und die einzelnen Maßnahmen in einem individuellen Transitionsplan festgehalten werden. Im Optimalfall wird eine gemeinsame Sprechstunde von Pädiatrie und weiterbehandelnden Erwachsenenmediziner:innen angeboten. Auf jeden Fall sollte eine strukturierte Epikrise zum bisherigen Verlauf die relevanten Vorbefunde für Patient:innen und Weiterbehandler:innen zusammenfassen. Für einige Erkrankungen gibt es bereits sogenannte „Transitionspässe", in denen die wichtigsten Angaben zur Erkrankung festgehalten und die bei den behandelnden Ärzt:innen vorgelegt werden können. Auch werden von immer mehr Praxen und Behandlungszentren sogenannte „Transitionssprechstunden" angeboten, in denen der Übergang von Fachärzt:innen im Kindes- und Jugendalter zu Fachärzt:innen im Erwachsenenalter gezielt unterstützt wird.

Allerdings muss sich der Zeitpunkt der Überleitung an den individuellen Besonderheiten der Person und Erkrankung orientieren, die Altersangaben sind als Orientierungshilfen zu verstehen. Bei Patient:innen mit kognitiven Einschränkungen müssen die Eltern bzw. zuständigen Betreuungspersonen verpflichtend miteinbezogen werden. Jugendrelevante Themen, wie z.B. Sexualität, Familienplanung, Schlaf-Wach-Rhythmus, Konsum von Alkohol, Nikotin, illegalen Substanzen, deren Wechselwirkung mit Erkrankung und Therapie, müssen konkret angesprochen werden. Ein Screening auf psychische Belastungen und Auffälligkeiten sollte bei chronischen Krankheiten zur Behandlungsroutine im Rahmen der Transition gehören. Besonders wichtig ist, die Verantwortung für das Krankheitsmanagement schrittweise auf die Jugendlichen zu übertragen. Eine Beratung der Jugendlichen zu beruflichen und sozialen Fragen im Zusammenhang mit deren chronischen Erkrankung ist ebenso wichtiger Teil der Transition wie das Verweisen auf relevante Selbsthilfevereinigungen.

Begleitende Rolle der Psychotherapie im Transitionsprozess

Besonders der Aspekt der Transitionsbereitschaft ist für die Psychotherapie relevant, da viele der vorausgesetzten Faktoren aufseiten von Patient:innen, Eltern und Behandler:innen im Behandlungsverlauf adressiert werden können. Hierzu zählen insbesondere (Schwartz, Tuchman, Hobbie & Ginsberg, 2011):

- Wissen,
- Skills, Selbstwirksamkeitserleben,
- Glaubenssätze, Erwartungen,
- Entwicklungsstand,
- Ziele, Motivation,
- Beziehungen, Kommunikation,
- Emotionen.

Damit wird deutlich, dass Transition als interdisziplinärer Prozess zu verstehen ist. Psychotherapeut:innen können darin eine wichtige begleitende Funktion einnehmen (vgl. Leitlinie L6.9).

1.4 Psychische Anpassung an chronische körperliche Krankheit

Selbst bei ähnlichen Krankheitsbedingungen können die Anpassungsprozesse an die Herausforderungen einer chronischen körperlichen Krankheit individuell sehr verschieden verlaufen (vgl. hierzu auch die Beispiele von zwei Kindern, die an einer ähnlichen Form von Epilepsie erkrankt sind). Denn auch wenn Studien an mehr oder weniger homogenen Patientengruppen Hinweise auf eine höhere Auftretenswahrscheinlichkeit von bestimmten Belastungen geben, können in vielen Fällen individuelle Faktoren oder Kompensationsmechanismen ausgleichend wirken.

Beispiel: Intelligenzdiagnostik[2] bei Epilepsie – Kind 1

Psych.: Warum sollen kranke Kinder zu Hause bleiben und nicht in die Schule gehen?

Kind 1: Damit sie sich schnell erholen und andere nicht anstecken.

2 Die Fragen entstammen einer früheren Version eines Wechsler Intelligenztests für Kinder.

Psych.: Machst du das denn auch so? Du bist doch auch krank, oder?
Kind 1: *(überrascht und energisch)* Nein, ich bin doch nicht krank. Ich habe doch bloß Epilepsie.

Beispiel: Intelligenzdiagnostik bei Epilepsie – Kind 2

Psych.: Nenne mir Gründe, warum es besser ist, die Nachrichten in der Zeitung zu lesen, anstatt sie im Fernsehen zu sehen.
Kind 2: In der Zeitung steht es viel ausführlicher und ich kann es nachlesen, wann ich will. *(zögerlich und dann sehr angespannt)* ... Ich habe übrigens letztens gelesen, dass jemand an Epilepsie gestorben ist. Muss ich auch bald sterben?

Im Folgenden soll auf mögliche Risikokonstellationen und Einflussfaktoren eingegangen werden, die Anpassungsprozesse erschweren können und damit für die Psychotherapie relevant sind.

Zweifach erhöhtes Risiko für psychische Erkrankung bei chronisch körperlich kranken Kindern

Generell erscheint das Risiko für psychische Probleme beim Vorliegen einer chronischen Erkrankung erhöht zu sein. So findet eine populationsbasierte Studie aus Norwegen ein etwa doppelt so hohes Risiko für Verhaltens- und emotionale Störungen bei Grundschulkindern mit einer chronischen Krankheit im Vergleich zu nicht chronisch kranken Mitschüler:innen, und zwar unabhängig vom Geschlecht (Hysing, Elgen, Gillberg, Lie & Lundervold, 2007). Auch die Ergebnisse einer Metaanalyse von 569 Studien unterstreichen eine erhöhte Vulnerabilität für psychische Störungen im Jugendalter, wenn eine chronische körperliche Krankheit vorliegt, allerdings mit insgesamt kleinen Effekten (Pinquart & Shen, 2011b). Ob die Vulnerabilität für psychische Probleme krankheitsspezifisch variiert, wurde verschiedentlich untersucht, jedoch mit uneinheitlichen Ergebnissen. Ein Faktor, der mit einer höheren Auftretenswahrscheinlichkeit von psychischen Störungen einhergeht, scheint die äußere Sichtbarkeit der Erkrankung zu sein. Eine weitere Metaanalyse konnte aufzeigen, dass Kinder und Jugendliche mit einer chronischen körperlichen Krankheit häufiger Opfer von Bullying werden als Kinder ohne diese Bedingungen (Pinquart, 2017). Gleichzeitig war auch die Rate von Täter:innen unter den chronisch kranken Kindern erhöht. In der Zusammenschau bestätigen alle Befunde die erhöhte Auftretenswahrscheinlichkeit psychischer Störungen in dieser Gruppe, sie können jedoch auch als Hinweis darauf verstanden werden, dass individuelle Faktoren maßgeblich zu einer gelingenden Anpassung bei chronischer körperlicher Krankheit beitragen.

Zur Langzeitentwicklung der psychischen Gesundheit bei chronischer körperlicher Krankheit liegen nur wenige Daten vor. In einem systematischen Review mit einer Metaanalyse von 37 Studien zeigte sich ein erhöhtes Risiko für psychische Störungen im Erwachsenenalter, wenn in der Kindheit eine chronische körperliche Krankheit bestanden hat (Secinti, Thompson, Richards & Gaysina, 2017). Unklar bleibt, ob psychische Symptome aus Kindheit oder Jugend im Verlauf stabil bleiben, sich verschlechtern oder verbessern. Dass sich chronische körperliche Erkrankungen langfristig auf Bildungskarrieren auswirken, moderiert durch die Schwere der Krankheit, Auswirkungen von Behandlungen und den sozioökonomischen Status (Lum et al., 2017), kann jedoch als Hinweis darauf verstanden werden, dass chronische körperliche Krankheiten über die Lebensspanne sämtliche Entwicklungsbereiche empfindlich belasten können.

1.4.1 Das biopsychosoziale Modell

Das biopsychosoziale Modell (Engel, 1976), welches auf systemtheoretischen Arbeiten der 70er Jahre des letzten Jahrhunderts basiert (von Bertalanffy, 1967), gilt heute im medizinischen und psychotherapeutischen Kontext als eines der einflussreichsten Modelle zur Erklärung der Beziehungen zwischen körperlichen und psychischen Prozessen. Eine zentrale Annahme ist dabei die hierarchische Ordnung von Teilsystemen in jeder komplexen natürlichen Struktur. Im System „Mensch" steht so z. B. auf der obersten Hierarchieebene die physische Gestalt mit ihren komplexen Verhaltensweisen. Darunter, in absteigender Komplexität, befinden sich Organe, Gewebe, Organellen, Moleküle, Atome, subatomare Teilchen. Jedes einzelne Niveau stellt wiederum ein in sich organisiertes, dynamisches System dar, das mit anderen Ebenen verbunden ist. Veränderungen in einem Teilsystem erfolgen niemals isoliert, sondern betreffen immer auch benachbarte Systeme und andere Hierarchieebenen. Der Begriff der Emergenz steht für eine weitere zentrale Annahme des Modells, nämlich der Annahme, dass höherliegende Systembereiche Phänomene hervorbringen, die auf einer darunterliegenden Ebene noch nicht möglich waren. Dies hat zur logischen Folge, dass Verhaltensweisen auf einer höheren Komplexitätsstufe grundsätzlich nicht vollständig durch Prozesse auf einer niedrigeren Hierarchiestufe erklärt werden können. Gefühle, Gedanken und Verhalten (höchste Stufe) sind demnach niemals ausschließlich durch biochemische Muster auf molekularer oder organischer Ebene erklärbar.

Relevanz des biopsychosozialen Modells bei chronischen körperlichen Erkrankungen

Daraus ergibt sich eine wichtige Schlussfolgerung für die Behandlung von Kindern und Jugendlichen mit einer chronischen körperlichen Krankheit: Jeder Prozess, der zu Symptomen führt, ist immer zugleich biologisch und psychisch. Es gibt keine „ausschließlich biologisch" oder „ausschließlich psychisch" bedingten Symptome. Ebenso wenig sind die mit einer chronischen körperlichen Krankheit verbundenen psychischen Folgen niemals „nur psychisch", genauso wenig wie die körperliche Krankheit „ausschließlich somatisch" verstanden werden kann. Nach dem biopsychosozialen Modell kann „Gesundheit" als die Fähigkeit des Systems verstanden werden, mögliche pathogene Faktoren wirksam zu kontrollieren, sodass das System ausreichend stabil funktioniert. In einem Zustand von „Krankheit" wäre das System auf einer beliebigen Ebene nicht ausreichend in der Lage, Störungen zu kontrollieren oder zu regulieren, sodass Regelkreise ausfallen oder nur unzureichend funktionieren. Da aber alle Teilsysteme miteinander vernetzt sind, ist nicht der Ort bzw. die Hierarchieebene relevant, sondern der Schaden, den die Störung auf der jeweiligen Systemebene oder auf mit dem Teilsystem über- oder untergeordneten Systemen bewirkt (Egger, 2005). Obwohl das biopsychosoziale Modell in der Medizin und der medizinischen Lehre inzwischen etabliert ist, herrscht in der unmittelbaren Patientenversorgung und im allgemeinen Krankheitsverständnis vieler Patient:innen häufig noch ein monokausales somatisches Modell vor. Zu Beginn einer Psychotherapie muss deshalb häufig zunächst auf ein gemeinsames Verständnis unter Bezugnahme auf das biopsychosoziale Modell hingearbeitet werden.

1.4.2 Coping

Unter Coping werden generell diejenigen Verhaltensweisen zusammengefasst, die Menschen in Reaktion auf Stress zeigen. Je nach Ausrichtung umfassen die Definitionen von Coping entweder (1) intendierte und bewusste Verhaltensweisen in Reaktion auf Stress (z. B. Compas, Jaser, Dunn & Rodriguez, 2012), (2) intendierte, bewusste oder unbewusste Reaktionen (Lazarus & Folkman, 1984) oder (3) intendierte oder automatische Reaktionen auf Stress (Skinner & Wellborn, 1994). Um zu verstehen, warum manche Personen eine somatische Krankheit als schwere Belastung einordnen oder weitere Symptome auf der psychischen Ebene entwickeln, während andere eine ähnliche Krankheitssituation als höchstens „lästig" einordnen oder sogar eine Bereicherung darin erkennen können, kann das transaktionale Stressbewältigungsmodell von Lazarus und Folkman (1984) hilfreich sein. Dieses Modell entstand vor allem in Reaktion auf frühere Stresstheorien, die Stress entweder als charakteristisches menschliches Reaktionsmuster erachten (z. B. Selyes reaktionsbezogene Stresstheorie) oder aber die besonderen Qualitäten von stressauslösenden Ereignissen (Stressoren) fokussierten (z. B. stimulusorientierte Stresstheorien, Life-event-Forschung). Lazarus und Folkman postulierten hingegen, dass Stress vor allem durch die individuelle kognitive Bewertung einer Situation entsteht und durch situative und personale Faktoren moderiert wird. Stress entsteht demnach immer dann, wenn äußere oder innere Anforderungen (oder beides) die Anpassungsfähigkeit eines Individuums stark beanspruchen oder übersteigen (Lazarus & Launier, 1981). Im Zentrum des transaktionalen Stressmodells stehen deshalb die subjektiven Bewertungen und die daraus resultierenden Bewältigungsversuche. Coping ist demnach die verdeckte oder offene Anstrengung des Individuums, mit den Anforderungen an das System umzugehen, und zielt darauf ab, ein Gleichgewicht zwischen Anforderungen und Ressourcen herzustellen. Drei verschiedene Coping-Strategien, die Personen in Reaktion auf Stressoren nutzen, werden unterschieden (Lazarus & Folkman, 1984):

1. *Problemorientiertes Coping* (z. B. durch Informationssuche, direktes Handeln oder Unterlassen von bestimmten Handlungen; Coping auf Ebene des Reizes bzw. der Situation).
2. *Emotionsorientiertes Coping* (auch intrapsychisches Coping, z. B. durch Abbau der durch Stress entstandenen emotionalen Erregung).
3. *Bewertungsorientiertes Coping* (auch kognitives Coping, Neubewertung bzw. Umdeutung der Situation als Herausforderung anstatt als Belastung).

Adaptive und maladaptive Coping-Strategien

Ob eine gewählte Coping-Strategie hilfreich (adaptiv) oder weniger hilfreich (maladaptiv) ist, kann nur unter Berücksichtigung der individuellen Situation und aufgrund von Personenmerkmalen entschieden werden. In Weiterentwicklungen des Modells wurden später zahlreiche weitere Strategien herausgearbeitet, von denen einige als Subtypen des problemorientierten bzw. emotionsorientierten Copings eingeordnet werden können, andere werden als „weniger hilfreiche Coping-Strategien" bezeichnet (z. B. Fokus auf Emotionen, Verhaltens-Disengagement, kognitives Disengagement) (Carver, Scheier & Weintraub, 1989).

Untersuchungen mit einem auf dem Coping-Modell nach Lazarus basierendem Fragebogen geben Hinweise, dass Kinder (8 bis 13 Jahre) mit chronischen körperlichen Krankheiten im Vergleich zur (gesunden) Normierungsstichprobe häufiger günstige und seltener ungünstige Stressverarbeitungsstrategien einsetzen. Kinder mit Asthma bronchiale und Neurodermitis setzten z. B. weniger häufig die ungünstige Strategie der „passiven Vermeidung" ein (Hampel, 2001). Unterschiede zur Normierungsstichprobe im Hinblick auf die Stressverarbeitungsstrategien fanden sich auch für onkologisch kranke Kinder, auch hier mit Hinweisen auf vermehrten Einsatz günstiger und selteneren Einsatz ungünstiger Stressverarbeitungsstrategien (Rudolph, Petermann, Laß-Lentzsch, Warnken & Hampel, 2002). Obwohl sie insgesamt mit mehr Stressoren konfrontiert werden, scheinen Kinder und Jugendliche mit chronischen körperlichen Erkrankungen alltägliche Belastungen besser zu bewältigen als Gesunde. Unklar ist, in welchem Ausmaß die krankheitsbedingten Lernerfahrungen dazu beitragen, ob die günstigeren Stressbewältigungsstrategien auch in krankheitsbezogenen Stressereignissen genutzt werden können und welchen Einfluss weitere moderierende Variablen haben (z. B. Geschlecht, Alter, Erkrankungsdauer).

Elterliches Coping-Verhalten als wichtiger Faktor für die Familien-Anpassung

In Familien mit einem chronisch körperlich kranken Kind ist zudem das elterliche Coping-Verhalten ein wichtiger Faktor für die Anpassung des Familiensystems an die Herausforderungen. In ihrem Resilienzmodell der familiären Anpassung an Stress unterschieden McCubbin und McCubbin (1996) fünf verschiedene familiäre Coping-Ebenen:

1. Direkte Handlungen, um die Anforderungen in Intensität oder Umfang zu reduzieren (z. B. Reduktion von Arbeitszeit, Vermeiden eines Umzugs).
2. Direkte Handlungen, um zusätzliche Ressourcen zu erschließen (z. B. Aufsuchen bestimmter Versorgungsangebote).
3. Aufrechterhalten vorhandener Ressourcen, um anhaltende oder wechselnde Anforderungen zu kompensieren (z. B. Aufrechterhalten von sozialen Beziehungen).
4. Umgang mit emotionaler Spannung, die aus der anhaltenden familiären Belastung resultiert (z. B. Ausdruck von Gefühlen).
5. Bewertung der Situation zur besseren Kontrolle (z. B. positive Umdeutung, Skalierung, Reduktion von Erwartungen, Optimismus).

1.4.3 Non-Compliance/Non-Adhärenz mit der Behandlung der chronischen körperlichen Krankheit

Die Bereitschaft von Patient:innen mit einer chronischen körperlichen Krankheit und des unmittelbaren Umfeldes, die medizinisch empfohlenen Behandlungsmaßnahmen konsequent und zuverlässig umzusetzen, wird unter dem Begriff der Therapiemitarbeit bzw. der Compliance zusammengefasst. Um die aktive Zusammenarbeit zwischen Patient:innen und Ärzt:innen im Sinne einer gemeinsamen Entscheidungsfindung zu beschreiben, wird vorwiegend der Begriff der Adhärenz verwendet. Dieses problemorientierte Coping-Verhalten entwickelt sich über die Lebensspanne in engem Zusammenspiel mit den Verhaltensweisen des unmittelbaren Umfeldes. Beim jungen Kind übernehmen Eltern/Bezugspersonen wichtige stützende Funktionen, wenn sie z. B. mit dem Kind gemeinsam die erforderlichen medizinischen Maßnahmen durchführen (z. B. Inhalieren, Spritzen, Medikamente einnehmen oder Hautpflege). Mit zunehmendem Alter übernehmen die Betroffenen selbst die wichtigsten Aufgaben im Krankheitsmanagement. Von Non-Compliance bzw. Non-Adhärenz spricht man dementsprechend, wenn Patient:innen die vorgeschlagenen und gemeinsam vereinbarten medizinischen Maßnahmen zur Behandlung nicht umsetzen. Non-Compliance bzw. Non-Adhärenz kann in allen Altersstufen auftreten, die Gründe können sehr unterschiedlich sein, z. B. mangelnde Handlungskompetenz, mangelndes krankheitsspezifisches Wissen oder auch krankheitsbedingte oder -unabhängige psychische Störungen. Junge Kinder erleben die Behandlungsroutinen häufig als aversiv, weil sie sie in ihrer Bewegungsfreiheit beschränken, unangenehm schmecken oder riechen oder auch schmerzhaft sind, und verweigern dementsprechend die Kooperation (z. B. das Schlucken oder Stillhalten). Dabei sind die Wahrnehmungen von Geschmack oder Struktur der erforderlichen Medikamente individuell höchst verschieden und auch zwischen Kind und Eltern nicht unbedingt übereinstimmend (Herziger et al., 2022). In höheren Altersgruppen werden die Behandlungsmaßnahmen evtl. als lästig erlebt und können in Konflikt mit den alterstypischen Autonomiebestrebungen geraten. Einige Behandlungsmaßnahmen erfordern praktische Fertigkeiten, die erst noch erworben werden müssen. In diesem Zusammenhang sind Patientenschulungen wichtige Instrumente, die die Compliance bzw. Adhärenz stärken.

Eingeschränktes Selbstmanagement und psychische Störungen als mögliche Gründe für Non-Compliance

Non-Compliance bzw. Non-Adhärenz kann auch Ausdruck übergeordneter oder krankheitsbedingter psychischer Störungen sein. So kann z. B. ein insulinmanipulierendes Verhalten bei Kindern und Jugendlichen ein wichtiger Hinweis auf eine Depression und ggf. auch Suizidalität sein (Plener et al., 2015).

In pädiatrischen Patientengruppen wird die Behandlung maßgeblich durch die Eltern gesteuert. Durch Non-Compliance der Sorgeberechtigten entstehen dementsprechend besondere Herausforderungen. Wenn Eltern lebensnotwendige Behandlungsschritte ablehnen oder für die langfristige Lebensqualität entscheidende Interventionen nicht zuverlässig umsetzen, kommt es für das somatische Behandlungssystem zu kritischen Situationen, denn die Einschätzungen zwischen Eltern und medizinischem System zum Schaden bei Unterlassung einer Maßnahme divergieren häufig. Und obwohl die individuelle Haltung der Eltern zur gesundheitlichen Betreuung ihres Kindes ein enormes Gewicht in der Entscheidungsfindung hat, dürfen Eltern andererseits die körperliche Unversehrtheit ihres Kindes nicht riskieren. Im Zweifelsfalle müssen entsprechende Situationen familiengerichtlich geklärt werden (Berthold, 2019).

1.4.4 Chronische körperliche Krankheit und traumatischer Stress

Ohnmacht und Hilflosigkeit sowie existenzielle Bedrohung sind Erfahrungen, die im Kontext einer chronischen körperlichen Krankheit häufig gemacht werden. Die Diagnose einer lebensbedrohlichen oder schweren Krankheit gilt dementsprechend im DSM-5 als potenziell traumatisierendes Ereignis (A-Kriterium). Unabhängig von der medizinischen Krankheitsschwere oder Lebensbedrohung bestimmt das subjektive Erleben, ob es zu maladaptiven Verarbeitungsprozessen kommt, sodass dysfunktionale Wahrnehmungen und Gefühle assoziativ mit der primären belastenden Erfahrung verbunden und zu individuellen Triggern erlernt werden (Hensel, 2017).

Die Spannbreite von Traumafolgesymptomen im Kindesalter ist enorm, oft ähneln sie den Symptomen anderer psychischer Störungsbilder. Besonders zu beachten sind Überschneidungen zwischen einem Hyperarousal als Ausdruck einer Traumafolgestörung und Hyperaktivität bzw. Aufmerksamkeitsstörungen bei ADHS (Landolt & Hensel, 2016).

Bisherige Studien zu pädiatrischem traumatischem Stress bezogen sich auf Kinder und Jugendliche mit unfallbedingten Verletzungen und lebensbedrohlichen Krankheiten. Populationen schwer kranker Kinder (insbesondere mit onkologischen Erkrankungen, Organtransplantationen, Herzoperationen, schweren Epilepsien) zeigten übereinstimmend erhöhte Auftretenswahrscheinlichkeiten von Traumafolgesymptomen im Vergleich zu gesunden Kindern. Die umfangreichen Arbeiten der Arbeitsgruppe um Anne Kazak am Kinderspital Philadelphia zu traumatischem Stress in der Pädiatrie (pediatric medical traumatic stress) wurden im *Integrative Trajectory Model of Pediatric Medical Traumatic Stress* zusammengefasst (Price, Kassam-Adams, Alderfer, Christofferson & Kazak, 2016; vgl. Abbildung 2).

Wichtige Grundannahmen in diesem Modell sind (1) die hohe Variabilität der Verläufe bei unterschiedlichen Krankheiten, (2) die enorme Bedeutung der subjektiven Bewertung eines Ereignisses für das Entstehen von traumatischem Stress und (3) die moderierende Funktion von Personenfaktoren und des familiären Umfeldes. Basierend auf einer umfangreichen Studienlage konnten verschiedene Verläufe herausgearbeitet werden: Während die Mehrzahl der Familien nach einem traumatisierenden medizinischen Ereignis in relativ kurzer Zeit einen resilienten Verlauf zeigt, kann es in Abhängigkeit von zahlreichen Risikofaktoren zu einem langandauernden hohen posttraumatischen Stress kommen, der wiederum im weiteren Verlauf (1) stabil hoch bleiben (d.h. *chronisch* werden) kann, (2) eine *Erholung* erfahren kann oder (3) sogar *eskalieren* kann. Aus diesem Phasenmodell ergeben sich wichtige Implikationen für die Diagnostik und Behandlung in der Pädiatrie. In der peritraumatischen Phase (Phase I) sollte die medizinische Versorgung unter Kenntnis der möglichen Reaktionen erfolgen (traumainformierte Versorgung) und grundsätzlich ein Screening der Risikofaktoren erfolgen. In der Phase II, der akuten medizinischen Versorgung, sollte das Risiko weiterhin diagnostisch erfasst werden, traumatischer Stress vermieden bzw. erkennbarer traumatischer Stress unmittelbar behandelt werden. In der Langzeitversorgung bzw. nach Entlassung (Phase III) sollte das Screening fortgesetzt erfolgen und ggf. eine Behandlung initiiert werden.

Hohe Symptomrate und PTBS bei Eltern schwer kranker Kinder

Eltern von schwer kranken Kindern und Jugendlichen zeigen nach übereinstimmender Studienlage eine noch höhere Symptomrate und PTBS als die pädiatrischen Patient:innen selbst (Carmassi et al., 2020; Woolf, Muscara, Anderson & McCarthy, 2016). In einer Metaanalyse, in die 184 Studien zu unterschiedlichen chronischen Krankheiten einflossen, erfüllten 18.9 % der Eltern die Kriterien einer PTBS und sind somit wesentlich häufiger betroffen als Eltern von gesunden Kindern. Einige Krankheiten (Epilepsie und Diabetes Typ I) waren mit einem höheren Risiko für eine PTBS bei den Eltern verbunden, Mütter waren häufiger betroffen als Väter. Die Krankheitsschwere und Dauer bzw. Intensität der Behandlung sowie posttraumatische Stresssymptome bei den Kindern wurden als weitere Risikofaktoren identifiziert. Eine längere Dauer der Krankheit und ein größerer zeitlicher Abstand zur letzten Behandlung sowie bessere soziale Ressourcen waren mit geringeren Symptomraten bei den Eltern verbunden (Pinquart, 2019b).

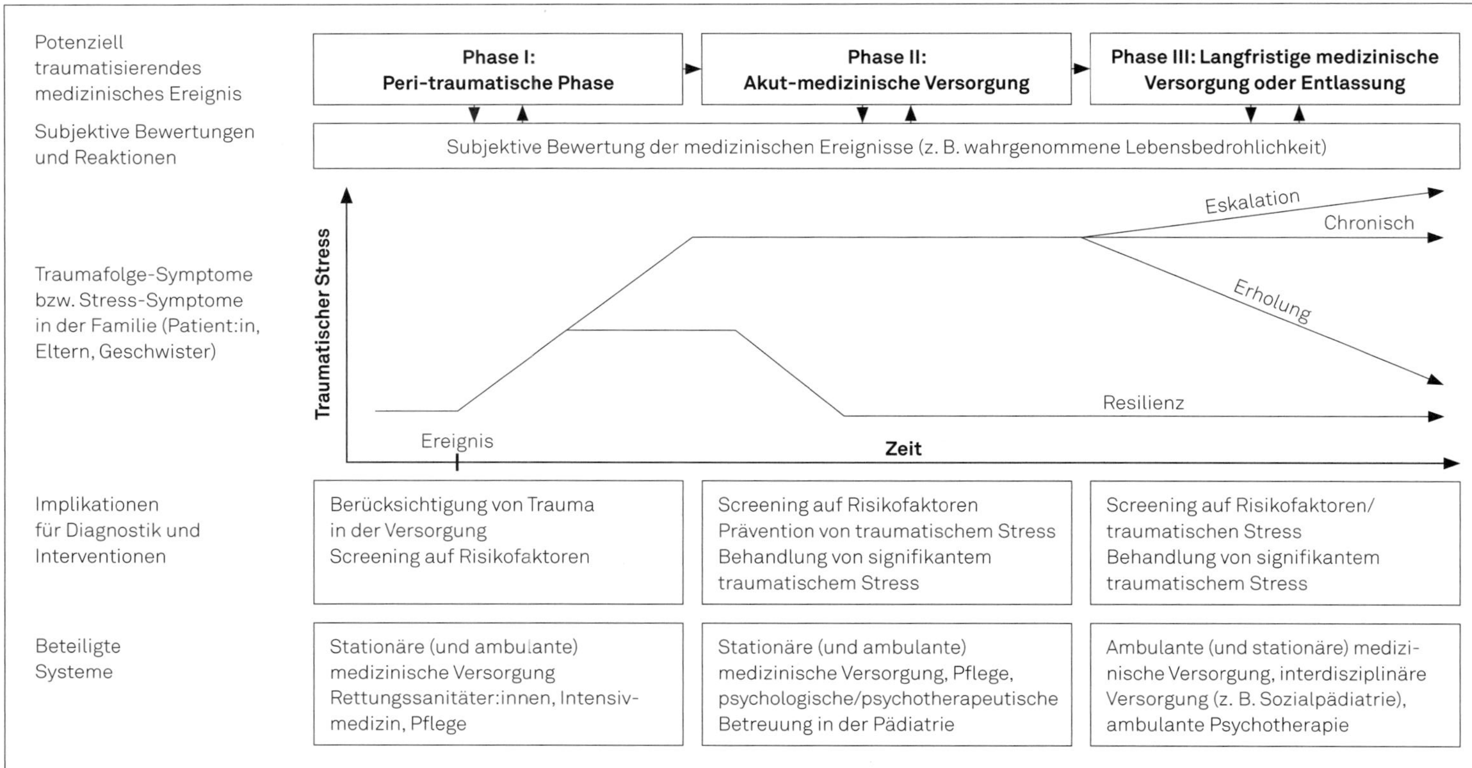

Abbildung 2: Integratives Verlaufsmodell von traumatischem Stress in der Pädiatrie (erweitert nach Price et al., 2016)

Traumatischen Stress und Traumafolgesymptome explorieren

Traumatischer Stress und Traumafolgesymptome bei Patient:innen und Familienangehörigen müssen konsequenterweise in der psychotherapeutischen Versorgung von Kindern und Jugendlichen mit chronischer körperlicher Krankheit grundsätzlich berücksichtigt werden. Die Sorge, dass eine gezielte Befragung nach traumatischen Erfahrungen Kinder übermäßig belasten könnte, erwies sich dabei als unbegründet. Tatsächlich stellte eine solche Befragung für Kinder ohne traumatische Erfahrung keine nennenswerte Belastung dar. Kinder mit traumatischen Erfahrungen, insbesondere nach sexuellem Missbrauch oder bei mehreren Traumaerfahrungen, beschrieben sich durch die Befragung eher als belastet (Skar, Ormhaug & Jensen, 2019). Allerdings benötigen gerade diese Kinder die entsprechende psychotherapeutische Hilfe, sodass die kurzfristige Stresserfahrung durch die daraus resultierende Behandlung kompensiert werden kann.

Die psychotherapeutische Behandlung folgt in dieser Patientengruppe denselben Prinzipien wie in der speziellen Traumatherapie. Da Kinder und Jugendliche mit einer chronischen körperlichen Krankheit im Verlauf von unterschiedlichen Systemen versorgt werden, müssen sich diese jeweils mit der Problematik auseinandersetzen und für die Versorgungssituation passende Interventionen entwickeln. So sollten in der peritraumatischen Phase Rettungsdienste, Notfallambulanzen, Intensivmedizin und hoch spezialisierte Einheiten mit medizinischem Fachpersonal eine traumainformierte Behandlung übernehmen und bereits Risikofaktoren für traumatischen Stress beobachten. In der Phase der akuten Behandlung sind häufig interdisziplinäre Behandlungsteams aus Medizin, Pflege, Therapie und Psychologie mit der Betreuung befasst. Auch in dieser Phase ist das Wahrnehmen von Risikofaktoren für traumatischen Stress zentral, die Behandlung und Pflege kann stressoptimiert ausgerichtet werden und erste psychologische bzw. psychotherapeutische Interventionen sind möglich. Ambulante Psychotherapeut:innen (ggf. mit Spezialisierung in Traumatherapie) sind in der Regel erst in der dritten Phase in die Behandlung eingebunden. Da die Symptome mit Verhaltensänderungen ggf. durch die somatische Krankheit überdeckt und erst mit zeitlicher Verzögerung als Traumafolgesymptome eingeordnet werden, ist eine enge Vernetzung mit dem medizinischen Behandlungsteam von großer Bedeutung. Bei manchen Kindern mit chronischer körperlicher Krankheit kommt es zudem zu wiederholten traumatisierenden Behandlungsschritten, sodass eine Abstimmung hinsichtlich der Behandlung unter den verschiedenen beteiligten Systemen über einen längeren Zeitraum hinweg erforderlich wird.

1.4.5 Exkurs: Pädiatrisches Delir

Bereits im Säuglingsalter und dann in jeder Altersstufe kann es im Anschluss an umfangreiche Operationen, lange Narkosen bzw. langandauernde Beatmung zu einem Delir kommen, welches sich altersabhängig durch schwere Arousalstörungen, Aufmerksamkeitsstörungen, Störungen des Schlaf-Wach-Rhythmus, Denkstörungen sowie eine gestörte Verhaltens- und Impulskontrolle äußert. Im Kindesalter stehen die Verhaltensänderungen deutlich im Vordergrund, häufig eingeleitet durch allgemeine Krankheitsanzeichen wie Appetitverlust, Müdigkeit, Interessenverlust und/oder gesteigerte Schmerzreaktionen. Die Langzeitfolgen von pädiatrischem Delir sind noch wenig untersucht, jedoch weisen Patient:innen mit pädiatrischem Delir in mehreren Studien deutlich längere Genesungsverläufe und langwierige Beeinträchtigungen der Lebensqualität auf (Meyburg et al., 2018). Ein erheblicher Anteil der Patient:innen entwickelt im Verlauf Symptome einer PTBS (5 bis 28 %), in noch größerem Umfang werden Symptome erkennbar, die nicht vollständig die Diagnosekriterien einer PTBS erfüllen, aber dennoch behandlungsbedürftig erscheinen (35 bis 62 %) (Siegel & Traube, 2020; Turkel, 2017).

1.4.6 Systemische Aspekte bei chronischer körperlicher Erkrankung

Disability-Stress-Coping-Modell nach Wallander und Varni

Das Zusammenwirken von Merkmalen der Krankheit, anderen Stressoren, Zeitaspekten und Faktoren, die sich aus dem jeweiligen Familiensystem ergeben, wird durch einige systemische Modelle beschrieben, die durch empirische Befunde gestützt werden. Eines der ersten dieser Modelle ist das Disability-Stress-Coping-Modell nach Wallander und Varni (1998). Potenzielle Stressoren sind in den jeweiligen Merkmalen der somatischen Krankheit und deren Behandlungsanforderungen begründet. Außerdem müssen Eigenschaften des Kindes (z. B. seine funktionellen Einschränkungen oder Verhaltensprobleme) und psychosoziale Einschränkungen (z. B. Einschränkungen beruflicher und privater Ziele und Wünsche, innerfamiliäre Konflikte, Alltagsstress) berücksichtigt werden. Die individuellen Merkmale der Eltern/Bezugspersonen, d. h. ihre adaptiven Coping-Strategien, individuellen Ressourcen und sozialen bzw. ökologischen Ressourcen, bedingen die elterliche psychosoziale Anpassung und können damit als Resilienzfaktoren verstanden werden.

Family Systems Health Model nach Rolland

Die Passung zwischen psychosozialen Merkmalen der Krankheit, der Phase im Krankheitsprozess und den Schlüsselfunktionen des Familiensystems wird krankheitsübergreifend im Family Systems Health Model nach Rolland (2003) aufgegriffen. Dabei spielt die Vorhersehbarkeit des Krankheitsverlaufes bzw. die Kontrollmöglichkeit als übergeordnete Variable eine wesentliche Rolle. Zur psychosozialen Charakterisierung einer Krankheit unterscheidet das Modell (1) den Beginn einer Erkrankung (akut oder schleichend), (2) den Verlauf (voranschreitend, konstant, episodisch, schubweise), (3) das zu erwartende Outcome (verkürzte Lebenserwartung oder nicht) und (4) das Ausmaß der Behinderung (Kognition, Beweglichkeit, Entstellung usw.). Die Ausprägung auf diesen drei Dimensionen bildet ein Raster, das die jeweilige individuelle Krankheitssituation beschreibt. In der Auseinandersetzung mit einer Krankheit nennt das Modell drei große zeitliche Abschnitte: Die erste Phase der Krise, in der evtl. weit vor einer Diagnose Symptome bestehen, umfasst den Zeitpunkt der Diagnosestellung und die folgende initiale Anpassung nach Diagnoseeröffnung. Der zweite Abschnitt, der je nach Krankheit sehr unterschiedlich lang verlaufen kann, wird als „chronische Phase" oder „der lange Weg" bezeichnet. In dieser Phase müssen je nach Krankheit viele Krisen gemeistert und regelmäßige Routinen im Alltag eingehalten werden. Als dritte und letzte Phase wird die terminale Phase einer Krankheit genannt, in der die Auseinandersetzung mit der Endlichkeit des Lebens, dem Sterben und dem Tod erfolgen muss. Die vielfältigen Schlüsselfunktionen des Familiensystems umfassen unter anderem Kohärenzerleben, affektive Stile, Phasen in der Familienentwicklung, Werte und transgenerationale Erfahrungen (vgl. Abbildung 3).

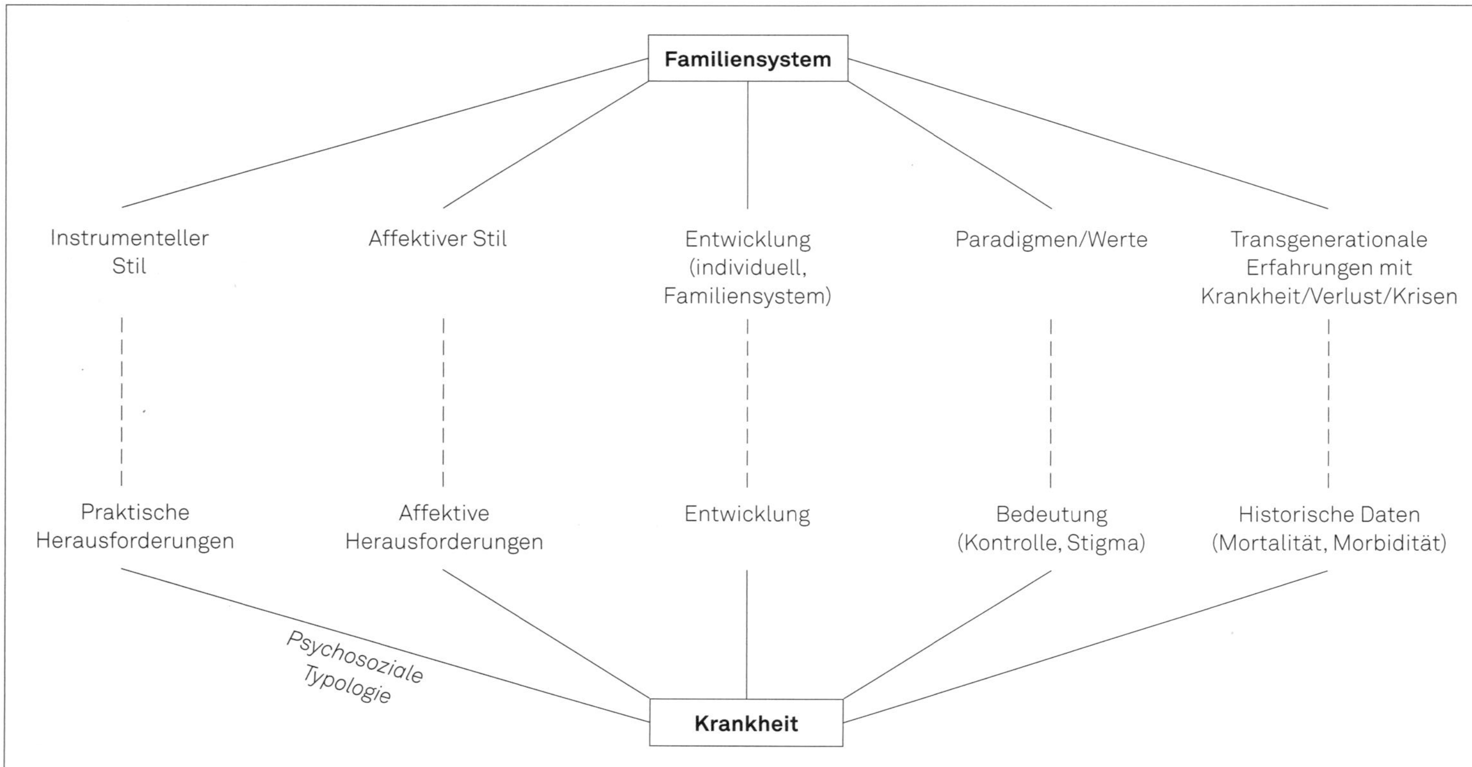

Abbildung 3: Zusammenspiel von chronischer Krankheit und Familiensystem (adaptiert nach Rolland, 2003)

Die Herausforderungen einer chronischen körperlichen Erkrankung betreffen alle Mitglieder des Familiensystems, sodass die psychotherapeutische Behandlung die Bedürfnisse von Angehörigen grundsätzlich berücksichtigen muss (Retzlaff, 2010). Dass Eltern von chronisch kranken Kindern im Vergleich zu Eltern gesunder Kinder höhere Belastungen angeben, wurde auch in umfangreichen Metaanalysen bestätigt (Pinquart, 2018, 2019a).

Risiken und Chancen für gesunde Geschwister

Die Datenlage zur Auswirkung der körperlichen Erkrankung auf die Geschwister ist heterogen (Vermaes, van Susante & van Bakel, 2012). Im Rahmen von qualitativen und quantitativen Studien zur Situation gesunder Geschwister werden vier wichtige Themen untersucht: (1) Erfahrungen im Kontext der chronischen körperlichen Erkrankung, (2) psychosoziale Anpassungsprozesse, (3) Coping und (4) Kommunikation (Lummer-Aikey & Goldstein, 2021). In einem risikoorientierten Forschungsansatz wird insbesondere untersucht, ob Geschwister chronisch körperlich kranker Kinder und Jugendlicher selbst in ihrer Entwicklung gefährdet sind. Aus der überwiegend krankheitsspezifischen Forschung mit einem großen Schwerpunkt in onkologischen Gruppen wurden die eingeschränkte Verfügbarkeit der Eltern, soziale Herausforderungen, erhöhter innerfamiliärer Stress bei gleichzeitiger Reduktion von Außenkontakten als wesentliche Risikofaktoren für die psychische Entwicklung von Geschwistern gefunden. In welcher Weise sich eine chronische Krankheit bzw. eine Behinderung auf die Geschwisterbeziehung auswirkt, ist Gegenstand der Beziehungsforschung. Für gesunde Geschwister von chronisch körperlich kranken Kindern und Jugendlichen bestehen offensichtlich Herausforderungen und Belastungen ebenso wie Möglichkeiten, durch die besondere Situation Stärken zu entwickeln. Auf der einen Seite werden gesunde Geschwister mit abweichenden Alltagserfahrungen konfrontiert, mit Rollenveränderungen in der Familie und starken Emotionen. Auf der anderen Seite bieten sich ihnen Gelegenheiten, sozial-emotionale Kompetenzen, Empathie und Mitgefühl zu entwickeln.

1.4.7 Exkurs: Auswirkungen der COVID-19-Pandemie auf Kinder und Jugendliche mit chronischer körperlicher Krankheit

Die psychische Belastung für Kinder, Jugendliche und Familien während der COVID-19-Pandemie war vielfältig und insgesamt sehr hoch. Die deutschlandweite, repräsentative Studie Corona und Psyche (COPSY; Ravens-Sieberer, Kaman, Erhart et al., 2021) verglich Angaben zur psychischen Gesundheit und Lebensqualität von Kindern und Jugendlichen während der COVID-19-Pandemie mit Ergebnissen einer Befragung vor Beginn der Pandemie (Befragung zum seelischen Wohlbefinden und Verhalten [BELLA]; Otto et al., 2017). Angst und andere psychische Symptome hatten pandemiebedingt deutlich zugenommen. Darüber hinaus fanden sich im Rahmen der COPSY-Studie ein verändertes Gesundheitsverhalten mit erhöhtem Medienkonsum und verringerter körperlicher Aktivität im Vergleich zu Daten vor Pandemiebeginn. Deutliche Risikofaktoren für die psychische Gesundheit fanden sich auch bei den Eltern. Besonders stark scheinen sozial benachteiligte Kinder und Jugendliche betroffen zu sein (Ravens-Sieberer, Kaman, Otto et al., 2021).

Erhöhte psychische Belastung von chronisch kranken Kindern und deren Eltern in der COVID 19-Pandemie

Ob die Auswirkungen der COVID-19-Pandemie für Familien von Kindern und Jugendlichen mit chronischer körperlicher Krankheit nochmals gravierender sind, ist Gegenstand der aktuellen Versorgungsforschung. Abgesehen von den Stressoren, die alle Familien in der Pandemie bewältigen mussten, standen Familien mit komplex chronisch kranken Kindern in dieser Zeit vor zusätzlichen Herausforderungen: Vor allem im Rahmen des Lockdowns der ersten Pandemiewelle im Jahr 2020 fielen für diese Familien wichtige Unterstützungen (Therapie, soziale Netzwerke) weg. Finanzielle Schwierigkeiten betrafen diese vulnerable Gruppe noch umfangreicher als Familien mit gesunden Kindern (Langer & Barth, 2021). Eltern mussten mit der Angst vor einem erhöhten Erkrankungsrisiko (z.B. aufgrund einer Immunsuppression oder anderer erhöhter Infektanfälligkeit) leben. Zudem bestand für viele Kinder mit chronischer körperlicher Erkrankung ein höheres Risiko für schwere oder sogar tödliche Verläufe einer COVID-19-Infektion. Daraus resultierten häufig ausgeprägte Ängste, die wiederum zu deutlich strengeren Kontaktbeschränkungen und Isolation führten, wodurch schlussendlich psychische Symptome aufseiten der Kinder begünstigt werden konnten. Falls eine Isolation zur Ansteckungsvermeidung nicht möglich war (z.B. wegen Berufstätigkeit der Eltern und erforderlicher Notbetreuung), konnten aufseiten der Eltern Schuldgefühle und weitere verstärkte Ängste entstehen. Die pandemiebedingten Sonderregeln und Kontakteinschränkungen (Ausgangssperren, Maskenpflicht, begrenzte Anzahl von Personen in Räumen) konnten die auch unter Normalbedingungen komplexe Organisation der Pflege und Betreuung der Kinder erheblich erschweren (z.B. wenn für Arztbesuche öffentliche Verkehrsmittel in Anspruch genommen werden müssen oder wenn bestimmte Medikamente und Pflegeprodukte regelmäßig erworben werden müssen). Schlussendlich konnten pandemiebedingter Stress und Angst die Symptome der körperlichen Krankheit verstärken, sodass ein Teufelskreis der Belastungen anzunehmen war.

Bisher liegt in Deutschland nur eine Studie vor, die pandemiebedingte Belastungen von Familien mit unterschiedlich komplex chronisch kranken Kindern und gesunden Kindern vergleicht. Im Rahmen der umfangreichen, wenn auch nicht repräsentativen, Online-Befragung an 1619 Eltern (davon 58 % Eltern von gesunden Kindern, 12 % Eltern von Kindern mit einer chronischen Krankheit und 30 % Eltern von Kindern mit einer komplexen chronischen Krankheit) konnte die erhöhte Belastung von Kindern und Jugendlichen mit komplexen chronischen Krankheiten und deren Eltern aufgezeigt werden. Insgesamt berichteten mehr als die Hälfte der Eltern von psychischen Problemen ihrer Kinder und knapp ein Drittel der Eltern gab erhöhte Werte in einem Depressivitäts-Screening an. Das Risiko von Kindern mit einer komplexen chronischen Krankheit für psychische Symptome war im Vergleich zu gesunden Kindern ungefähr dreifach erhöht. Das Risiko erhöhte sich nochmals deutlich, wenn diese Familien zusätzlich einen niedrigen sozioökonomischen Status hatten (Geweniger et al., 2022). Die langfristigen Auswirkungen der COVID-19-Pandemie auf die psychische Gesundheit von chronisch somatisch kranken Kindern als besondere Risikogruppe muss auch in der Zukunft genau untersucht werden.

1.5 Interventionen

Die vorwiegend durch die somatische Medizin gesteuerte Behandlung von Kindern und Jugendlichen mit chronischen körperlichen Krankheiten ist grundsätzlich multimodal und setzt verschiedene Schwerpunkte. Verhaltensmedizinische Maßnahmen dienen vorrangig der somatischen Symptomreduktion und Linderung der Beschwerden. Psychologische und psychotherapeutische kindzentrierte Interventionen, wie z. B. spezifische Schulungen, Verhaltenstraining und Psychoedukation, verfolgen dieses Ziel, indem die Behandlungscompliance und die kindlichen Ressourcen gestärkt werden. Schulungs- und Beratungsangebote für die Familie und das Umfeld der Patient:innen können die psychosoziale Situation positiv beeinflussen und so ebenfalls maßgeblich zur Krankheitsverbesserung beitragen.

Multimodale, interdisziplinäre Behandlung erforderlich

Für einige chronische körperliche Krankheiten existieren Behandlungsleitlinien, die explizit auf multimodale Interventionsprogramme verweisen (z. B. Nachsorge von onkologischen Erkrankungen, Diabetes, Mukoviszidose usw.). Sowohl den Patient:innen als auch Angehörigen werden im Rahmen von stationären und Rehabilitationsaufenthalten auch psychotherapeutische Angebote gemacht. In vielen Fällen findet eine psychotherapeutische Behandlung jedoch außerhalb der spezialisierten medizinischen Versorgung statt. In der ambulanten Versorgung ist die Interaktion zwischen den medizinischen Behandlungszentren und den psychotherapeutischen Behandler:innen weniger strukturiert und erfordert erhebliche Ressourcen, um den erforderlichen interdisziplinären Austausch zu gewährleisten.

Patientenschulungen reduzieren krankheitsbezogene Ängste

Psychoedukative Patientenschulungen und Präventionsprogramme haben inzwischen in der Versorgung chronisch körperlich kranker Kinder einen hohen Stellenwert. Es existieren eine Reihe von krankheitsspezifischen Programmen zur Psychoedukation bzw. Prävention von Langzeitfolgen. Dabei handelt es sich in der Regel um Gruppenprogramme für Kinder und/oder Jugendliche unterschiedlicher Altersstufen bzw. deren Eltern. Einige Programme sind auch für pädagogische Situationen und den Unterricht konzipiert. Positive Effekte dieser Programme auf somatische, psychosoziale und gesundheitsökonomische Parameter sind inzwischen umfangreich belegt. Schulungsprogramme und Patientenschulungen stärken die Kompetenzen der Patient:innen und Eltern (Empowerment), verbessern die gesundheitsbezogene Lebensqualität und reduzieren die Inanspruchnahme von Arztkontakten. Randomisierte kontrollierte Studien (RCT) und Wartekontrollgruppen-Studien belegen die Wirksamkeit einiger Programme hinsichtlich Patientenzufriedenheit, Zunahme von krankheitsbezogenem Wissen, Verbesserung des Krankheitsmanagements, Reduktion krankheitsbezogener Sorgen und Ängste (Eltern und Kind), Reduktion von Krankenhausaufenthalten bzw. Inanspruchnahme des Gesundheitswesens. Indirekt kann somit davon ausgegangen werden, dass Patientenschulungen und Psychoedukationsprogramme auch zu einer Kostenreduktion im Gesundheitswesen beitragen können. Eine spezifische Qualifikation der Trainer:innen durch theoretische und praktische Ausbildung in Seminaren, Hospitationen und die Durchführung eigener Schulungen unter Supervision dient der Qualitätssicherung. Für diejenigen Programme, die im Rahmen von Disease-Management-Programmen anerkannt wurden, erfolgt automatisch eine Kostenerstattung durch die gesetzliche Krankenversicherung. Dennoch müssen die

Familien selbst bei einer Reihe von systematisch evaluierten Programmen die Kostenerstattung im Einzelfall bei den Krankenversicherungen beantragen und können diese nicht selbstverständlich voraussetzen. Krankheitsübergreifende Programme existieren z. B. zum Thema Transition (Ernst & Bomba, 2016). In der psychotherapeutischen Behandlung von Kindern und Jugendlichen mit chronischen körperlichen Erkrankungen können die Psychoedukationsprogramme grundsätzlich auch im Einzelsetting aufgegriffen werden.

Zahlreiche krankheitsspezifische Studien weisen einheitlich darauf hin, dass gerade affektive Störungen, insbesondere Depressionen, bei Kindern und Jugendlichen mit einer chronischen körperlichen Krankheit deutlich häufiger auftreten als bei körperlich gesunden Kindern und Jugendlichen (Erhart, Weimann, Bullinger, Schulte-Markwort & Ravens-Sieberer, 2011; Hanns et al., 2018; Hysing et al., 2007; LaGrant et al., 2020; Pinquart & Shen, 2011a, 2011b, 2011c; Sengler et al., 2019). Häufige Diagnosen zur Indikation für eine Psychotherapie in dieser Gruppe sind dementsprechend Anpassungsstörungen oder depressive Erkrankungen. Bei chronischen körperlichen Krankheiten, die das zentrale Nervensystem betreffen, sind organisch bedingte Verhaltens- und Persönlichkeitsstörungen sowie organisch bedingte leichte kognitive Störungen Vorstellungsanlässe in der psychotherapeutischen bzw. klinisch-neuropsychologischen Praxis. Hierzu zählen beispielweise Störungen der Impulskontrolle oder Affektregulation, z. B. bei einem postenzephalitischen Syndrom, einem postkontusionellen Syndrom, nach einem Schädel-Hirn-Trauma, bei bestimmten Hirntumoren oder bei Epilepsien. Diese vermischen sich häufig mit erschwerten Anpassungsprozessen und psychischen Symptomen, die aus den komplexen Interaktionen von Risiko- und Schutzfaktoren entstehen. Dementsprechend wichtig ist es für die Behandlung dieser Patient:innen, auch neuropsychologische Kenntnisse in die Behandlung einzubringen oder sich mit entsprechend zusätzlich qualifizierten Fachleuten auszutauschen (Lidzba, Everts & Reuner, 2019).

Psychotherapeutische und neuropsychologische Interventionen

Dass die Bezugspersonenarbeit in der Psychotherapie mit Kindern und Jugendlichen mit chronischer Erkrankung eine zentrale Rolle spielt, wird durch Ergebnisse eines Cochrane Reviews untermauert (Law, Fisher, Eccleston & Palermo, 2019). Bei Eltern von Kindern und Jugendlichen mit onkologischen Erkrankungen, Diabetes Typ I, chronischen Schmerzen und nach Schädel-Hirn-Trauma wirken sich kognitiv-verhaltenstherapeutische Interventionen erkennbar positiv auf die seelische Gesundheit der Eltern aus.

2 Leitlinien

Dieses Kapitel gibt in Form von Leitlinien Empfehlungen für die Psychotherapie bei Kindern und Jugendlichen mit einer chronischen körperlichen Erkrankung. Eine Übersicht über alle Leitlinien findet sich in Tabelle 4. Es werden dabei Aspekte der Diagnostik, der Verlaufskontrolle und Qualitätssicherung, der Wahl des Behandlungssettings, der Gestaltung der Rahmenbedingungen der Therapie sowie unterschiedliche Aspekte der Therapiegestaltung aufgegriffen.

Tabelle 4: Übersicht über die Leitlinien zur Psychotherapie bei Kindern und Jugendlichen mit einer chronischen körperlichen Krankheit

L1	Exploration bei Vorliegen einer chronischen körperlichen Krankheit
L1.1	Gestaltung des Erstkontaktes
L1.2	Exploration des Kindes/Jugendlichen und der Eltern/Bezugspersonen
L1.3	Exploration der allgemeinen Verhaltensentwicklung, der krankheitsspezifischen Entwicklung, des Krankheitskonzeptes und der Krankheitsanpassung
L1.4	Exploration von krankheitsbedingtem traumatischem Stress und anderer Traumata
L1.5	Exploration von krankheitsbedingten/-spezifischen Einschränkungen, Krankheitsmanagement sowie sozialrechtlichen Belangen
L1.6	Exploration von Ressourcen und der Lebensqualität
L1.7	Exploration der Erzieher:innen, Lehrkräfte und anderer wichtiger Bezugspersonen
L1.8	Exploration der mitbehandelnden Ärzt:innen
L2	Besonderheiten in der Diagnostik
L3	Integration der diagnostischen Befunde in die Bedingungsanalyse, die Definition von Behandlungszielen und die Therapieplanung
L4	Verlaufskontrolle und Qualitätssicherung
L5	Indikationen für die Wahl des Behandlungssettings (ambulant, teilstationär, stationär, Rehabilitation, multimodal)
L6	Therapie
L6.1	Besonderheiten in der Gestaltung der Rahmenbedingungen
L6.2	Besonderheiten in der Therapieplanung
L6.3	Besonderheiten in der Psychoedukation
L6.4	Allgemeine und spezifische Coping-Strategien

Tabelle 4: Fortsetzung

L6.5	Compliance und Non-Compliance in der Psychotherapie
L6.6	Akzeptanz und Selbstwert
L6.7	Krankheitsbedingte Sonderrolle und Stigmatisierung
L6.8	Wut, Trauer und Abschied
L6.9	Besonderheiten bei der Transition in die Erwachsenenbehandlung

2.1 Leitlinien zur Diagnostik und Verlaufskontrolle

Dieses Kapitel gibt Empfehlungen zur Diagnostik und Verlaufskontrolle bei Kindern und Jugendlichen mit einer chronischen körperlichen Krankheit in der Psychotherapie. Grundsätzlich basiert die spezifische Diagnostik bei Vorliegen einer chronischen körperlichen Krankheit auf dem aktuellen Forschungsstand (vgl. Kapitel 1) und folgt den allgemeinen Prinzipien der Diagnostik bei Kindern und Jugendlichen mit psychischen Störungen (Döpfner & Petermann, 2012).

Manche Patient:innen kommen mit Verweis auf psychische Probleme im Zusammenhang mit dem Vorliegen einer chronischen körperlichen Erkrankung in die Praxis. Andere erwähnen das Vorliegen selbiger gar nicht von allein, sondern nur auf Nachfrage. Manche Patient:innen sind auch erstaunt, warum ihre chronische körperliche Erkrankung im Rahmen der Vorstellung in einer psychotherapeutischen bzw. psychiatrischen Praxis eine Rolle spielen sollte.

Daher sollte bereits im Erstkontakt die Frage nach dem Vorliegen einer chronischen körperlichen Erkrankung standardmäßig gestellt werden. Bestätigen die Bezugspersonen oder Patient:innen das Vorliegen, muss diesem Umstand besondere Beachtung geschenkt werden. Die Exploration des betroffenen Kindes sowie deren Bezugspersonen ist wichtigster Ausgangspunkt der Diagnostik und Grundlage für die Therapieplanung. Bereits die Vorbereitung des Erstkontaktes und Gestaltung erster Begegnungen sind maßgeblich für eine gelingende Exploration (vgl. Leitlinie L1).

Auch beim Vorliegen einer somatischen Krankheit sind standardisierte Fragebogeninstrumente bzw. psychometrische Verfahren zur Leistungsdiagnostik wichtige diagnostische Instrumente. Diese müssen häufig an die besonderen Zugangsvoraussetzungen angepasst werden (vgl. Leitlinie L2).

Die Ergebnisse der Exploration, Verhaltensbeobachtung und weiteren Diagnostik werden zu einer klinischen Diagnose integriert, die auf dem multiaxialen Klassifikationsschema der ICD-10 basiert. Dadurch kann ein gemeinsames Störungsmodell und biopsychosoziales Krankheitsverständnis hergestellt werden (vgl. Leitlinie L3).

Auch wenn die Verlaufskontrolle und Qualitätssicherung den allgemeinen Prinzipien folgt, gilt es, in der Behandlung von Kindern und Jugendlichen mit chronischer körperlicher Krankheit Besonderheiten zu beachten (vgl. Leitlinie L4).

2.2 Exploration bei Vorliegen einer chronischen körperlichen Krankheit

Die Leitlinie L1 gibt eine Übersicht über wichtige Aspekte, die in der psychotherapeutischen Exploration bei Vorliegen einer chronischen körperlichen Krankheit zu berücksichtigen sind. Grundsätzlich basiert die Exploration auf den allgemeinen Explorationsleitlinien für Kinder und Jugendliche mit psychischen Störungen, die im Leitfaden zur Diagnostik psychischer Störungen bei Kindern und Jugendlichen erläutert werden (Döpfner & Petermann, 2012). In acht Unterpunkten wird auf diejenigen Besonderheiten eingegangen, die bei der Vorstellung zur Psychotherapie und gleichzeitigem Vorliegen einer chronischen körperlichen Krankheit besondere Aufmerksamkeit erfordern. Dabei ist die Reihenfolge flexibel und nicht jeder Aspekt bei jeder zu behandelnden Person von gleicher Bedeutung. Dennoch sollten während der Exploration zu allen genannten Bereichen grundlegende Informationen eingeholt werden.

L1 Leitlinie 1: Exploration bei Vorliegen einer chronischen körperlichen Krankheit

1. Rahmenbedingungen für die Exploration bei Vorliegen einer chronischen körperlichen Krankheit

- Die Exploration folgt den grundlegenden Prinzipien der Exploration bei psychischen Störungen und dient dem Beziehungsaufbau, der Informationssammlung sowie der Therapieplanung.
- Bereits im Erstkontakt bzw. in den ersten Kontakten sollte nach dem Vorliegen einer chronischen körperlichen Krankheit gefragt werden.
- Anamnesebögen sollten eine Frage zum Vorliegen einer chronischen körperlichen Krankheit enthalten.
- In der Exploration muss besonders auf das Zusammenspiel biologischer, psychischer und sozialer Faktoren geachtet werden.

2. Besonderheiten in der Exploration bei Vorliegen einer chronischen körperlichen Krankheit

- Die Gestaltung des Erstkontaktes (vgl. Leitlinie L1.1).
- Die Exploration des Kindes/Jugendlichen und der Eltern/Bezugspersonen (vgl. Leitlinie L1.2).
- Die Exploration der allgemeinen Verhaltensentwicklung und der spezifischen Krankheitsentwicklung, sowie des Krankheitskonzeptes und der Krankheitsanpassung (vgl. Leitlinie L1.3).
- Die Exploration krankheitsbedingter und anderer Traumata (vgl. Leitlinie L1.4).
- Die Exploration von krankheitsbedingten/-spezifischen Einschränkungen, Krankheitsmanagement sowie sozialrechtlichen Belangen (vgl. Leitlinie L1.5).
- Die Exploration von Ressourcen und der Lebensqualität (vgl. Leitlinie L1.6).
- Die Exploration der Erzieher:innen, Lehrkräfte und anderer wichtiger Bezugspersonen (vgl. Leitlinie L1.7).
- Die Exploration der mitbehandelnden Ärzt:innen (vgl. Leitlinie L1.8).

Falls zur Vorbereitung von Erstkontakten Anamnesebogen verwendet werden, gehört die Frage nach dem Vorliegen einer chronischen körperlichen Krankheit unbedingt dazu. Bestätigen die Bezugspersonen oder Patient:innen das Vorliegen, muss diesem Umstand im diagnostischen Prozess und in der Therapieplanung und Behandlung besondere Beachtung geschenkt werden. Die Exploration von Kindern und Jugendlichen sowie deren Bezugspersonen ist wichtigster Ausgangspunkt der Diagnostik und Grundlage für die Therapieplanung. Bereits die Vorbereitung des Erstkontaktes und die Gestaltung erster Begegnungen sind maßgeblich für eine gelingende Exploration. Im diagnostischen Prozess muss grundsätzlich geklärt werden, welche Krankheit vorliegt, welche krankheitsspezifischen Einschränkungen bzw. Belastungen vorliegen, in welchen Situationen diese besonders auftreten, welche Funktionalitäten bestimmte Bewältigungsmuster haben und welche Ressourcen und Bewältigungsstile vorhanden sind. Besonders berücksichtigt werden muss in diesem Falle das Zusammenwirken von biologischen, psychischen und sozialen Faktoren bei der Symptomentstehung, sowie das Verständnis zur Entstehung und Aufrechterhaltung der Erkrankung.

2.2.1 Gestaltung des Erstkontaktes

Die Leitlinie L1.1 fasst Besonderheiten bei der Gestaltung des Erstkontaktes zusammen, die möglichst schon bei der Vorbereitung, spätestens jedoch im Erstkontakt selbst bedacht werden sollten.

L1.1 Leitlinie 1.1: Gestaltung des Erstkontaktes

1. Fragen zu chronischen körperlichen Krankheiten in den Anmelde-/Anamnesebogen aufnehmen.
2. Informationen über wesentliche Aspekte der Erkrankung und deren Behandlung zu einem möglichst frühen Zeitpunkt einholen (ggf. vor Erstkontakt).

Um die Exploration den individuellen Gegebenheiten anzupassen, sollte bereits für den Erstkontakt nach dem Vorliegen einer chronischen körperlichen Krankheit gefragt werden. Dies kann z. B. im Rahmen eines Anmelde-/Anamnesebogens erfolgen. Standardmäßig sollten folgende Aspekte abgefragt werden:

- Art der Krankheit(en) (medizinischer Name),
- Beginn der Erkrankung(en),
- aktuelle medizinische Behandlung (Medikamente, stationäre Behandlungen),
- ambulante Therapien,
- behandelnde Ärzt:innen,
- aktuelle krankheitsbedingte Einschränkungen bzw. Sonderregeln (z. B. Nachteilsausgleich),
- sozialrechtliche/-medizinische Aspekte (z. B. Vorliegen eines Schwerbehindertenausweises bzw. Pflegegrades).

Vorbereitung des Erstkontaktes

Psychotherapeut:innen sollten sich anhand der ersten Angaben über die entsprechende Krankheit überblicksartig informieren, wenn sie mit dieser noch nicht vertraut sind. Dabei ist kein Expertenwissen erforderlich. Dennoch unterstützt die Vorbereitung das vertrauensvolle Verhältnis bei der Exploration und signalisiert den Patient:innen und Angehörigen Wertschätzung für die besonderen Bedingungen. Ein gewisses medizinisches Grundverständnis erleichtert es außerdem, die Rolle der chronischen körperlichen Krankheit für die Problemgenese zu verstehen und die Funktion der Krankheit in ein biopsychosoziales Bedingungsmodell zu integrieren. Außerdem ist dieses Hintergrundwissen wichtig, um bei der späteren Exploration die subjektive Bedeutung der Krankheit aus Patientensicht in das Bedingungsmodell einzuordnen.

Wissenschaftlich fundierte und aktuelle Informationen zu sehr vielen somatischen Störungsbildern finden sich in den Leitlinien der AWMF, der einschlägigen Fachliteratur (Lohaus & Heinrichs, 2013; Pinquart, 2013a; Warschburger, 2000) und in Kapitel 1 dieses Bandes. Außerdem bieten die Internetpräsenzen von medizinische Fachgesellschaften, Dachverbänden und Selbsthilfeorganisationen viele nützliche Informationen (vgl. hierzu auch M13 ab S. 159).

2.2.2 Exploration der Kinder/Jugendlichen und der Eltern/Bezugspersonen

Die Leitlinie L1.2 widmet sich den Besonderheiten bei der Exploration des Kindes/Jugendlichen sowie der Eltern bzw. der relevanten Bezugspersonen.

L1.2 | Leitlinie 1.2: Exploration des Kindes/Jugendlichen und der Eltern/Bezugspersonen

- Von Anfang an sollte auf ein ausgewogenes Verhältnis in der Exploration der krankheitsbezogenen und der allgemeinen Verhaltensentwicklung geachtet werden.
- Erfahrungen von Familien mit Vorstellungen bei Fachärzt:innen bzw. medizinischen Spezialist:innen müssen berücksichtigt werden.
- Familientypische Bezeichnungen für die Krankheit sollten erfragt werden.
- Belastungen der jeweiligen Familienmitglieder separat explorieren, insbesondere auch Belastungen von Geschwistern (falls vorhanden) müssen exploriert werden.
- Belastungen durch die Krankheit sind zu berücksichtigen und ggf. durch getrennte Exploration von Patient:in und Eltern aufzufangen bzw. zu stabilisieren.
- Psychotherapeut:innen sollten auf mögliche starke emotionale Reaktionen der Patient:innen und Eltern in der Exploration bei chronischer körperlicher Krankheit vorbereitet sein.

Wenn eine chronische körperliche Krankheit vorliegt, muss diese von Anfang an ausgewogen in die Exploration einbezogen werden. Gleichzeitig ist sehr darauf zu achten, dass somatische Faktoren in der Exploration nicht überbetont werden, da sonst die Gefahr eines Halo-Effektes besteht und die allgemeine Verhaltensentwicklung der:des Patient:in vorrangig unter Berücksichtigung der körperlichen Krankheit exploriert wird. Die Krankheit sollte deshalb von Anfang an aktiv angesprochen und es sollte ihr genügend Raum gegeben werden, jedoch sollte immer betont werden, dass die somatische Krankheit nur einer von vielen Aspekten ist, der bei der Exploration interessiert. Auf diese Weise sollte bereits frühzeitig auf ein biopsychosoziales Bedingungsmodell hingewirkt werden.

Unterschiede zwischen somatischer Medizin und Psychotherapie

Vor allem jüngere Kinder mit chronischen Krankheiten haben möglicherweise im Rahmen von Vorstellungen bei Fachärzt:innen oder in medizinischen Spezialambulanzen die Erfahrung gemacht, dass Ärzt:innen mit den Eltern über die Krankheit sprechen, während sie selbst im Hintergrund bleiben. Diese Haltung könnten sie deshalb auch bei der Erstvorstellung in der Psychotherapie einnehmen. Es bietet sich also an, im gemeinsamen Kontakt mit Eltern und den Kindern/Jugendlichen die Unterschiede zwischen somatischer Medizin und Psychotherapie kurz zu erklären. Auch der Hinweis darauf, dass es für die Psychotherapie zwar wichtig ist, etwas über die körperliche Erkrankung zu erfahren, aber dass die Krankheit selbst nicht in der Psychotherapie behandelt wird, sollte bereits in der Exploration erfolgen. Zur Verdeutlichung des engen Zusammenspiels zwischen Körper, Gedanken, Gefühlen und Verhalten können bei Bedarf bereits in der Exploration kurze psychoedukative Sequenzen eingebaut werden.

Belastungen bei Geschwisterkindern beachten

Im Rahmen der Exploration sollten die unterschiedlichen Belastungen der Familienmitglieder erfragt werden. Dabei sollte (wenn vorhanden) besonders auf die Situation von Geschwisterkindern abgezielt werden. In vielen Fällen bietet es sich an, gemeinsame Sprechstundentermine mit der:dem Patient:in und ihren:seinen Geschwistern zu machen (vgl. hierzu auch „Geschwister-Steckbrief“ in M02 ab S. 138).

Exploration familientypischer Bezeichnungen für die Krankheit

Im Rahmen der Exploration sollte auf jeden Fall auch konkret nach der Bezeichnung der Krankheit in der Familie gefragt werden. Diese deckt sich längst nicht immer mit der medizinischen Bezeichnung. Nicht selten werden von Familien bildhafte Umschreibungen oder eigene Bezeichungen für Symptome bzw. Krankheiten verwendet. Die Exploration familientypischer Bezeichnungen für die Krankheit ermöglicht es zum einen, das explizite Krankheitswissen abzuschätzen, und gibt zum anderen Hinweise auf Ressourcen und dysfunktionale Muster im Hinblick auf die Krankheitsanpassung. Die gewonnenen Informationen sollten in der Verhaltensanalyse und Therapieplanung mitberücksichtigt werden.

Fallbeispiel: Epilepsie

Ein 8-jähriges Mädchen wird zur psychotherapeutischen Sprechstunde vorgestellt, da es seit der Diagnose einer Epilepsie vom Rolando-Typ vor einigen Monaten starke Emotionsausbrüche mit Weinen, Wutanfällen, Schreien und Um-sich-Schlagen hat, die zu Hause, beim Sport, in der Schule und ganz besonders ausgeprägt bei allen ärztlichen Vorstellungen auftreten.

Th.: Ihr habt mir ja schon erzählt, dass du diese Krankheit hast, die Ärzte nennen das „Epilepsie“. Mich interessiert, wie ihr zu Hause dazu sagt. Wie sagt ihr denn zu deiner Krankheit? Sagen alle das gleiche dazu?

Mutter und Kind zögern.

Mutter: Nein, das Wort Epilepsie vermeiden wir. Für mich klingt das Wort so schrecklich und macht mir Angst. Wir sagen dann immer „Du hattest wieder so ein Gewitter im Kopf“, wenn sie wieder einen Anfall hatte.

Kind: (ergänzt) Ich habe so Angst vor Gewittern, da erschrecke ich immer ganz schlimm. Ich hasse Gewitter. Wie schreibt man eigentlich Epilepsie?

Fallbeispiel: Juvenile idiopathische Arthritis (JIA)

Eine 15-Jährige mit systemischer juveniler idiopathischer Arthritis, die sich auf eigene Initiative mit einer bereits diagnostizierten chronischen Schmerzstörung mit psychischen und körperlichen Faktoren zur Psychotherapie anmeldet, antwortet auf die Frage nach einer Bezeichnung für ihre Krankheit: „Wenn mich jemand fragt, warum ich so oft aufstehe oder warum ich so komische Ringe trage, dann sag ich einfach ‚Ich habe Rheuma'. Das reicht meistens. Mit systemischer JIA kann doch keiner was anfangen. Dabei wäre das eigentlich richtiger. Meine Rheuma-Ärztin sagt das immer."

Belastung der Eltern und Patient:innen beachten

Beachte

Falls erkennbar wird, dass die Eltern und/oder das Kind durch die chronische körperliche Krankheit stark belastet sind, einen sehr hohen Mitteilungsbedarf dazu haben oder auf konkrete Fragen zur Krankheit ausweichend geantwortet wird, sollte eine getrennte Exploration von Bezugspersonen und Patient:in erfolgen. Manche Eltern halten im gemeinsamen Gespräch mit dem Kind bestimmte ihnen bekannte Details zur körperlichen Erkrankung zurück, aus Sorge, ihre Kinder könnten stark verängstigt werden. Auch Kinder bzw. Jugendliche scheuen manchmal aus ähnlichen Gründen ein offenes Gespräch zu Gefühlen und Gedanken in Bezug auf die Krankheit in Gegenwart der Eltern/Bezugspersonen. Auch wenn es im Therapieverlauf wichtig ist, Ängste in Bezug auf die Krankheit offen anzusprechen, ist im Rahmen der Exploration zum Aufbau eines vertrauensvollen Verhältnisses ein vorsichtiges Vorgehen zu bevorzugen.

Da die chronische körperliche Erkrankung eines Kindes stets als potenziell traumatisierendes Ereignis gelten muss, kann es bei der Exploration sowohl bei Eltern als auch bei Kindern bzw. Jugendlichen zu starken emotionalen Reaktionen bis hin zu Traumafolgesymptomen kommen (z. B. heftiges Weinen, Wutausbrüche, Hyperarousal mit Gedankenflucht oder flashbackartige Zustände). Darauf sollten Psychotherapeut:innen vorbereitet sein und für diese kritischen Situationen stabilisierende Strategien anwenden können (Skills).

Starkes Negieren von krankheitsbezogenen Emotionen sollte in der Exploration achtsam wahrgenommen und auf Vermeidungsverhalten in der weiteren Exploration genau geachtet werden. Differenzierte Angaben zur Exploration von Traumafolgesymptomen bei chronischer körperlicher Krankheit finden sich in der Leitlinie L1.4 (vgl. Kapitel 2.2.4).

2.2.3 Exploration der allgemeinen Verhaltensentwicklung, der krankheitsspezifischen Entwicklung, des Krankheitskonzeptes und der Krankheitsanpassung

Mit Hinblick auf den psychopathologischen Befund und die Verhaltensanalyse ist es wichtig, die Interaktionen zwischen allgemeiner Verhaltensentwicklung und krankheitsspezifischer Entwicklung zu verstehen. Deshalb sollten beide Aspekte ausgewogen in die Exploration einfließen. In Leitlinie L1.3 werden hierzu wichtige Hinweise gegeben.

L1.3 **Leitlinie 1.3: Exploration der allgemeinen Verhaltensentwicklung, der krankheitsspezifischen Entwicklung, des Krankheitskonzeptes und der Krankheitsanpassung**

Allgemeine Verhaltensentwicklung

- Biopsychosoziale Risikofaktoren bei Kind und Familie/Bezugspersonen erfragen.
- Vorerfahrungen mit Krankheit und Stress jeglicher Art erfragen.
- Allgemeine Vulnerabilität erfragen.
- Allgemeine Ressourcen erfragen.
- Besonderheiten im Familiensystem und in psychosozialen Umständen erfragen.

Krankheitsspezifische Entwicklung

- Mehrdimensionale Lebenslinie unter Berücksichtigung der allgemeinen und krankheitsspezifischen Verhaltensentwicklung erstellen.
- Ggf. Steckbrief zur chronischen körperlichen Krankheit erstellen (vgl. M01).
- Psychosoziale Merkmale der Erkrankung erfragen.
- Zeitliche Interaktion von Krankheitsfaktoren mit allgemeiner Verhaltensentwicklung erfragen.

Krankheitskonzept

- Krankheitskonzepte und Wissen zur eigenen Erkrankung (Symptome, Ursachen, Verlauf, Folgen, Behandlung) erfragen.
- Monokausale versus biopsychosoziale Modelle erfragen.
- Altersbezogene Aspekte in der Entwicklung des Krankheitskonzeptes berücksichtigen und mögliche dysfunktionale Verknüpfungen beachten.
- Religiöse, kulturelle und weltanschauliche Aspekte mit Bezug zu Krankheitskonzepten in der Familie erfragen.

Krankheitsanpassung

- Belastende Gedanken und Gefühle zur Erkrankung erfragen und bei Bedarf Auswahlmöglichkeiten anbieten (Menü-Technik).
- Bisherige Coping-Strategien erfragen (problemorientiert versus emotionsorientiert, aktiv, reaktiv, passiv).
- Ggf. getrennte Exploration der:des Patient:in und der Eltern/Bezugspersonen zu diesem Aspekt durchführen.

Die Exploration der allgemeinen Verhaltensentwicklung folgt bei Kindern bzw. Jugendlichen mit einer chronischen körperlichen Krankheit den allgemeinen Grundsätzen der psychotherapeutischen Exploration. Jedoch sollten spezifische Aspekte, die mit der chronischen Krankheit in Zusammenhang stehen, von Anfang an mitberücksichtigt werden. Grundsätzlich sollten biologische, psychische und soziale Risikofaktoren bei Patient:innen und Angehörigen erfragt werden. Vorerfahrungen mit Krankheit und Stress jeglicher Art sollten ebenso erfragt werden, um die Bedingungen der allgemeinen Verhaltensentwicklung besser einordnen zu können. Die allgemeine Vulnerabilität und allgemeine Ressourcen sowie Besonderheiten im Familiensystem und in den psychosozialen Umständen müssen wie in jeder anderen Exploration ebenfalls erfragt werden.

Um die unterschiedlichen Entwicklungsbedingungen zusammenzuführen, bietet sich das Erarbeiten einer Lebenslinie an, in die sowohl Aspekte der allgemeinen Verhaltensentwicklung als auch Aspekte der spezifischen Krankheitsentwicklung eingetragen werden. Je nach Alter des Kindes kann diese „mehrdimensionale Lebenslinie" mit dem Kind oder den Eltern allein oder auch gemeinsam erstellt werden. Anschaulich kann dieses Modell z. B. als eine Art „Partitur des Lebens" eingeführt werden. Es werden dann verschiedene „Instrumente" oder „Stimmen" betrachtet, davon eine für das Thema Krankheit, eine für das Thema Schule, eine für das Thema Familie, eine für Schmerzen, Stimmung usw. Bei der Erstellung einer Lebenslinie können auch viele andere kreative Methoden eingesetzt werden, um die krankheitsspezifische Entwicklung abzubilden, z. B. durch verschiedene Farben oder unterschiedliche (Woll-) Fäden, die entsprechend dem „Auf und Ab" einzelner Aspekte gelegt werden können.

Krankheitsspezifische Entwicklung in die Lebenslinie integrieren

Auf jeden Fall sollten im Rahmen der Exploration wichtige Merkmale der Krankheit erhoben werden. Dies kann auch in Form eines Steckbriefes zur chronischen körperlichen Krankheit erfolgen (vgl. M01, S. 137). So sollte erfragt werden, ob es sich um eine bereits lange bekannte Krankheit handelt oder ob die Diagnose erst vor kurzer Zeit gestellt wurde, ob es sich um eine eher schubweise oder eher kontinuierlich verlaufende Krankheit handelt, ob lebensbedrohliche Krisen auftreten können bzw. die Lebenserwartung durch die Krankheit wahrscheinlich verkürzt wird und ob die Krankheit mit bestimmten Einschränkungen des alltäglichen Lebens einhergeht, mit Schmerzen oder schmerzhaften Prozeduren verbunden ist. Bereits im Erstgespräch sollten diese wesentlichen psychosozialen Aspekte der chronischen körperlichen Krankheit erfragt werden. Dies kann z. B. in Anlehnung an das Modell der psychosozialen Typisierung schwerer Krankheit geschehen (Rolland, 2003) (vgl. Tabelle 5).

Tabelle 5: Psychosoziale Typisierung von schwerer körperlicher Krankheit angelehnt an Rolland (2003)

Wichtige Merkmale der Krankheit erfragen

Krankheitsbeginn	• Akut? • Schleichend?
Krankheitsverlauf	• Voranschreitend? • Konstant bzw. stabil? • In Schüben?
Erwartetes Outcome	• Tödlich? • Lebensverkürzend? • Keine Lebensbedrohung bzw. -verkürzung erwartet?

Tabelle 5: Fortsetzung

Behinderung bzw. Einschränkung durch Krankheit	• Kognition? • Sinne? • Motorik? • Soziale Stigmatisierung? • Ausprägung der Behinderung?
Vorhersehbarkeit des Krankheitsverlaufs?	• Grad der Unsicherheit?

Das Krankheitskonzept bzw. die Sicht der:des Patient:en und der Familienmitglieder auf die somatische Krankheit ist ein wesentlicher Aspekt der Exploration. Dabei ist die altersabhängige Entwicklung von Krankheitskonzepten zu beachten (vgl. Kapitel 1.3.3). Falls Hinweise auf Entwicklungsverzögerungen oder Intelligenzminderung vorliegen, muss der aktuelle Entwicklungsstand des Kindes bei der Exploration und für das Verständnis seines Krankheitskonzeptes berücksichtigt werden.

Hilfreiche Materialien

- Steckbrief zu meiner Krankheit (vgl. M01 ab S. 137).
- Geschwister-Steckbrief: Meine Familie und ich (vgl. M02 ab S. 138).
- Trauma-Screening-Instrumente (vgl. Tabelle 12 ab S. 112).
- Ratingskalen für die Kinder- und Jugendlichenpsychotherapie (Gräßer, Hovermann & Botved, 2017).

Kasten 1 enthält Beispiele für Fragen, die bei der Exploration des 8-jährigen Mädchens mit Rolando-Epilepsie (vgl. Fallbeispiel auf S. 54) gestellt werden können und als Leitfragen zur Exploration des Krankheitskonzepts dienen können.

Kasten 1: Leitfragen zur Exploration des Krankheitskonzeptes

- „Was denkst du, was bei deinen Anfällen passiert?" (Symptome)
- „Was denkst du, woher deine Krankheit kommt?" (Krankheitsursachen)
- „Was meinst du, wie wird es mit deiner Krankheit weiter gehen?" (Verläufe)
- „Was hat sich bei dir alles geändert, seitdem du diese Krankheit hast?", „Was könnte dir noch passieren?" (Folgen)
- „Was denkst du, was hilft am besten gegen deine Anfälle?", „Was hilft am besten, dass du keine oder weniger Anfälle hast?" (Behandlung)

Alters- und entwicklungsabhängige Krankheitskonzepte

Bei Vorschulkindern sollte darauf geachtet werden, ob ihr Krankheitskonzept vorwiegend unmittelbar erlebbare Aspekte der Krankheit (z. B. Schmerzen, Anfälle) beinhaltet, oder ob bereits indirekt erschließbare Aspekte verstanden werden (z. B. Stoffwechsellage bei Diabetes mellitus).

Hinweise auf irrationale Erklärungskonzepte, Übergeneralisierungen, magisches Denken oder Verzerrungen der zeitlichen Abläufe in der Sicht auf die Krankheit können entwicklungstypische Denkmuster darstellen. Dennoch muss in der Exploration des individuellen Krankheitskonzeptes genau darauf geachtet werden, ob durch irrationale Erklärungsansätze ungünstige Verknüpfungen entstanden sind, die zur Aufrechterhaltung dysfunktionaler Gedanken führen können.

Wichtig ist auch zu bedenken, dass sich das Krankheitskonzept in enger Interaktion mit dem der engsten Bezugspersonen entwickelt. Insofern ergibt die Exploration des kindlichen Krankheitskonzeptes wichtige Hinweise auf das Krankheitsverständnis der Eltern.

Beispiel: 8-jähriges Mädchen mit Epilepsie – Krankheitsursachen

Th.: Was denkst du, woher deine Krankheit kommt?

Pat.: Ich habe mich vor meinem ersten Anfall ganz schlimm mit meiner Schwester gestritten. Die war so gemein zu mir. Ich hatte bestimmt deshalb meinen Anfall, da war Kurzschluss in meinem Gehirn, weil ich mich so aufgeregt habe. *[irrationale Verknüpfung des Streits mit der Krankheitsursache, Möglichkeit der Schuldzuweisung an die Schwester, mit der auch bereits vor Erkrankung heftige Geschwisterrivalität bestand]*

Beispiel: 8-jähriges Mädchen mit Epilepsie – Folgen der Erkrankung

Th.: Was hat sich bei dir alles geändert, seitdem du diese Krankheit hast? Und was könnte dir noch passieren?

Pat.: Meine Eltern lassen mich nicht mehr allein aufs Klo und beim Klettern darf ich nicht mehr allein sein. Ich glaube, meine Mama hat Angst, dass mir in so einem Anfall was ganz Schlimmes passiert. Ist das wirklich so? *[Mögliche Übertragung der Angst der Mutter vor Krankheitsfolgen auf das Kind]*

Biopsychosoziales Modell explorieren

In der Regel entwickeln Kinder zunächst ein somatisches Krankheitskonzept und erst im späten Grundschulalter (ab dem formal-operationalen Entwicklungsstadium nach Piaget) ein Verständnis dafür, dass psychische und physische Dimensionen bei der Krankheitsentstehung oder -aufrechterhaltung zusammenspielen, also dass Symptome im Sinne eines biopsychosozialen Modells zu verstehen sind. Die Attribuierung der Krankheits- bzw. Symptomentstehung als „rein somatisch" oder „rein psychisch" sollte deshalb bei älteren Kindern bzw. Jugendlichen sehr genau exploriert werden, da es regelmäßig zu Konstellationen mit Symptomüberschneidungen zwischen einer chronischen körperlichen Krankheit und einer psychischen Störung kommt (z. B. Schwindel als Symptom eines epileptischen Anfalls und gleichzeitig als somatoformes Symptom bei Stress oder Überforderung; Bauchschmerz als Symptom bei einer CED und gleichzeitig als funktioneller Bauchschmerz z. B. bei Prüfungsangst). Falls Hinweise darauf bestehen, dass eine monokausale somatische Erklärung der psychischen Symptome vorherrschend ist, sollten frühzeitig psychoedukative Elemente geplant werden, um ein gemeinsames Verständnis im Sinne des biopsychosozialen Modells zu erzielen.

Religiöse, kulturelle und weltanschauliche Aspekte mit Bezug zu Krankheitskonzepten in der Familie müssen bei Bedarf auf jeden Fall erfragt werden, da diese von den Eltern/Bezugspersonen an die Kinder weitergegeben werden können. Da in einigen Kulturen und Religionen bestimmte chronische körperliche Krankheiten mit „göttlicher Strafe" oder „Schuld eines Elternteils" in Verbindung gebracht werden, sollte hier unbedingt kultursensibel vorgegangen werden. Andererseits sind religiöse und spirituelle Haltungen sowie kulturelle Besonderheiten im Umgang mit einer chronischen körperlichen Krankheit als wichtige Ressourcen für einen gelingenden Anpassungsprozess zu explorieren.

Hilfreiche Materialien

Informationen zu kulturspezifischen Besonderheiten und zu kultursensitiver Psychotherapie finden sich beispielsweise in Gavranidou (2010), Gräßer, Iskenius und Hovermann (2017) sowie von Lersner und Kizilhan (2017).

Für den psychotherapeutischen Befund muss nach der speziellen Sicht auf die Krankheit und der individuellen Krankheitsanpassung gefragt werden. Hierzu zählen insbesondere auch bisherige Coping-Strategien und deren Erfolg.

Getrennte Exploration von Betroffenen und Eltern zu Krankheitsanpassung

Da Kinder und Jugendliche mit einer chronischen körperlichen Krankheit Wut- oder Angstgefühle und -gedanken im Hinblick auf die körperliche Krankheit häufig ungern in Gegenwart der Eltern äußern, sollte auf jeden Fall auch genügend Raum für eine Exploration des Kindes bzw. der:des Jugendlichen allein eingeplant werden. Besonders wichtig ist das Erfragen von belastenden oder schambehafteten Gedanken und Gefühlen zur eigenen Erkrankung. Themen wie Angst, Wut, Trauer, Scham, Ekel und Hass sollten frühzeitig erfragt werden und bei Bedarf auch explizit als Auswahlmöglichkeiten angeboten werden (Menü-Technik). Zur Unterstützung bieten sich auch hier Skalierungsmethoden an, z. B. ein Thermometer für die Stärke von Emotionen.

2.2.4 Exploration von krankheitsbedingtem traumatischem Stress und anderer Traumata

Schwere körperliche Krankheit bzw. krankheitsbedingte Erfahrung von Kontrollverlust, Ohnmacht oder Bedrohung sind grundsätzlich im Sinne des A-Kriteriums (potenziell traumatisierende Erfahrungen) einzuordnen, sodass das Vorliegen von Traumafolgesymptomen bei Kindern und Jugendlichen mit chronischer körperlicher Erkrankung auf jeden Fall exploriert werden muss. Die Leitlinie L1.4 fasst hierzu die wichtigsten Aspekte zusammen.

L1.4 Leitlinie 1.4: Exploration krankheitsbedingter und anderer Traumata

- Krankheitsbedingte, potenziell traumatisierende Erfahrungen und Traumafolgesymptome sollten grundsätzlich exploriert werden. Dabei sollte insbesondere auch auf kumulative Traumatisierung bzw. Stressoren geachtet werden.
- Entscheidend ist die subjektiv erlebte Bedrohlichkeit bzw. der subjektiv erlebte Kontrollverlust.
- Alterstypische Traumafolgesymptome müssen berücksichtigt werden.

- Traumafolgesymptome bzw. Stressreaktionen bei Bezugspersonen (Eltern, Geschwister) müssen ebenfalls exploriert werden.
- Die PTBS einer Bezugsperson sollte ggf. auf Achse V mitkodiert und in das Bedingungsmodell miteinbezogen werden.

Trauma explorieren

Ein Screening auf traumatische Erfahrungen und Traumafolgesymptome sollte grundsätzlich in jeder psychotherapeutischen Exploration und Diagnostik erfolgen. Dies geschieht in der Regel durch systematische Exploration. Zur Unterstützung der Exploration sollten Screeningfragebögen (vgl. Tabelle 12 ab S. 112) bzw. gerade bei jüngeren Kindern auch Bild- und Buchmaterial zum Einsatz kommen (vgl. M14 ab S. 161). Generell sollte die Exploration traumatischer Erfahrungen mit Empathie und sachlich erfolgen.

Subjektiv erlebte Bedrohlichkeit von krankheitsbezogenen Erfahrungen erfragen

Im Kontext chronischer körperlicher Krankheit können traumatisierende Erfahrungen durch objektiv lebensbedrohliche Situationen gemacht werden, jedoch auch der Kontrollverlust im Rahmen einer Blutentnahme oder eines Ambulanztermins ohne jegliche körperliche Intervention können subjektiv als extrem belastende Erfahrungen bewertet werden. Unabhängig von der medizinischen Einschätzung der Krankheitsschwere muss deshalb unbedingt die subjektiv erlebte Bedrohlichkeit von mit der Krankheit verbundenen Erfahrungen erfragt werden. Besonders sollten Erfahrungen bei Eröffnung der Diagnose, während krankheitsbedingter körperlicher Krisen und/oder bei erforderlichen medizinischen Interventionen erfragt werden. Eine Frage nach dem „schlimmsten Erlebnis" in Zusammenhang mit der Erkrankung kann weitere wichtige Informationen erbringen.

Auf alterstypische Traumafolgesymptome achten

Bei der Exploration von Traumafolge-Symptomen ist bei Kindern grundsätzlich zu beachten, dass Intrusionen bzw. das Wiedererleben bei jüngeren Kindern nicht immer als typische Flashbacks angegeben werden können. Besonderes Augenmerk sollte deshalb auf Angaben zu Schlafstörungen, Alpträumen und Regulationsstörungen sowie ein andauerndes oder durch Trigger verstärktes Hyperarousal gelegt werden. Die Exploration kann angelehnt an die Leitfragen in Kasten 2 erfolgen.

Kasten 2: Leitfragen zur Exploration von traumatischen Erfahrungen und Traumafolge-Symptomen bei körperlicher Krankheit

- „Was war das schlimmste Erlebnis mit deiner Krankheit?"
- „Wenn du heute an deine Krankheit denkst: Was ist heute das Schlimmste in Zusammenhang mit deiner Krankheit?"
- „Welche Gefühle und Gedanken hattest du, als du erfahren hast, dass du ______ [Krankheit] hast?", „Wie ist das jetzt?"
- „Kommen dir diese Gedanken und Gefühle zu deiner Krankheit heute manchmal einfach so, obwohl du das gar nicht willst?"
- „Kommen sie nachts in deinen Träumen?"
- „Haben sich deine Gefühle seit diesem schlimmsten Erlebnis mit der Krankheit verändert?"
- „Denkst du manchmal, dass du einige Gefühle gar nicht mehr richtig merkst?"

Weitere Informationen zur Exploration bei Posttraumatischen Belastungsstörungen finden sich bei Steil und Rosner (2008).

Umgang mit Traumafolgen bei Bezugspersonen

Da Eltern und andere enge Bezugspersonen, insbesondere Geschwister, im Zusammenhang mit der chronischen körperlichen Krankheit des Kindes ebenfalls ein hohes Risiko für die Ausbildung einer Traumafolgesymptomatik haben, müssen diese ebenfalls gezielt exploriert werden. Im Falle einer erkennbaren oder auch nur vermuteten PTBS bei einer Bezugsperson sollte eine gezielte Diagnostik bei der jeweiligen Bezugsperson initiiert und entsprechende Behandlungsempfehlung zu einer traumafokussierten Psychotherapie gegeben werden. Die Behandlung des Kindes ohne Berücksichtigung von Traumafolgesymptomen bei den Eltern ist in der Regel nicht sinnvoll. Allerdings kann es sein, dass sich Bezugspersonen erst im Verlauf der Behandlung des Kindes zu einer eigenen Behandlung motivieren lassen. Im Falle einer parallelen Behandlung von Kind und Elternteilen sollte ein Austausch über die jeweiligen Therapieverläufe ebenfalls Bestandteil der Bezugspersonenarbeit sein. Der Austausch zwischen den beteiligten Psychotherapeut:innen sollte durch Schweigepflichtentbindungen möglich gemacht werden. Auch wenn die Belastungen der Bezugspersonen durch die chronische körperliche Krankheit des Kindes nicht die Kriterien einer PTBS erfüllen, müssen diese in das funktionale Bedingungsgefüge zur Therapieplanung mitaufgenommen werden.

2.2.5 Exploration von krankheitsbedingten/-spezifischen Einschränkungen, Krankheitsmanagement sowie sozialrechtlichen Belangen

Kinder und Jugendliche mit chronischer körperlicher Krankheit haben häufig spezifische Einschränkungen und müssen krankheitsbedingt Handlungen ausführen, die den Alltag einschränken können. In Leitlinie L1.5 werden diese Aspekte im Detail erörtert und Hilfen zur Exploration gegeben.

L1.5 **Leitlinie 1.5: Exploration von krankheitsbedingten/-spezifischen Einschränkungen, Krankheitsmanagement sowie sozialrechtlichen Belangen**

Krankheitsbedingte Einschränkungen und Folgebelastungen

Die Exploration krankheitsbedingter Einschränkungen und Folgebelastungen erfordert Fragen zu folgenden Aspekten:

- Krankheitsbedingte Einschränkungen,
- krankheitsbedingte Sonderregeln,
- Notwendigkeit einer besonderen Aufsicht bzw. Begleitung,
- Medikamenteneinnahme und sonstige medizinische Maßnahmen,
- Hilfsmittelbedarf,
- Ernährungsbesonderheiten,
- Auswirkung der Krankheit auf den Tagesrhythmus,
- Behandlung durch Therapien (z. B. Ergotherapie, Logopädie, Physiotherapie),
- komplementärmedizinische Behandlungen.

Schmerzen
• Erfragen von Vorhandensein und Art von Schmerzen. • Erfragen vom Umgang mit Schmerzen (Medikamenteneinnahme, andere Maßnahmen) und wie hilfreich der gewählte Umgang erlebt wird.
Krankheitsmanagement
• Verantwortlichkeiten für das Krankheitsmanagement klären (vgl. M05 und M06). • Kommunikation über die Krankheit mit dem Umfeld erfragen.
Sozialrechtliche Belange
• Grundlegende Informationen zu Ansprüchen und sozialrechtlichen Belangen einholen. • Interaktion zwischen sozialrechtlichen Aspekten und psychischer Stabilität beachten.

Exploration der krankheitsbedingten Einschränkungen für die Therapieplanung wichtig

Die Exploration von krankheitsbedingten Besonderheiten im Alltag, Behandlungsmaßnahmen, Einschränkungen von Krankheitsmanagement ist für eine realistische Therapieplanung von hoher Relevanz. Je nach Art der Erkrankung bietet es sich dafür an, einen Tages- oder Wochenplan mit krankheitsbedingten Aktivitäten (Arztbesuche, medizinische Therapien, Medikamenteneinnahme usw.) anzulegen. Auch eine Auflistung möglicher und krankheitsbedingt eingeschränkter Aktivitäten ist bereits im Rahmen der Exploration sinnvoll. Entsprechende Informationen helfen zur Formulierung realistischer Therapieziele genauso wie bei der Planung von Aktivierungsübungen. Da gerade bei chronischen körperlichen Krankheiten wesentlich häufiger komplementärmedizinische Behandlungen genutzt werden, sollten diese ebenfalls konkret exploriert werden. Für die Therapieplanung sind mögliche Überschneidungen und Interaktionen zwischen Behandlungsansätzen wichtig zu bedenken (z.B. ob Themen der Psychotherapie auch von anderen Behandler:innen adressiert werden). In Kasten 3 sind Leitfragen aufgeführt, die der Exploration krankheitsbedingter Besonderheiten im Alltag dienen können.

Kasten 3: Leitfragen zu Folgebelastungen und Einschränkungen sowie Besonderheiten im Alltag

- „Welche krankheitsbedingten Einschränkungen hast du?", „Kannst du manche Dinge wegen deiner Erkrankung nicht so machen wie andere Kinder?" (Lebensführung, Alltagsaktivitäten usw.)
- „Gibt es für dich besondere Regeln oder Dinge, die du wegen deiner Krankheit beachten musst?" Ernährung, Schlaf-Wach-Rhythmus, Sport, Tagesstruktur, nicht zu hoch klettern usw.)
- An das Kind: „Müssen die anderen wegen deiner Krankheit mehr auf dich aufpassen?"
- An die Eltern: „Benötigt Ihr Kind eine erhöhte Aufsicht oder Begleitung?" (nicht allein im Wartebereich sitzen, woanders übernachten, nicht allein ins Schwimmbad gehen usw.)
- „Musst du wegen deiner Krankheit jeden Tag Medikamente nehmen?"
- „Nimmst du Tabletten, musst du dich spritzen ...?" (z.B. Inhalieren, Tabletten, Saft, Spritzen)

- „Haben diese Medikamente auch irgendwelche besonderen Nebenwirkungen, außer dass sie gegen deine Krankheit helfen?"
- An die Eltern: „Kennen Sie unerwünschte Nebenwirkungen der Medikamente bei Ihrem Kind?" (insbesondere auf psychische und kognitive Faktoren)
- „Hast du ganz bestimmte Hilfsmittel wegen deiner Krankheit?"
- An die Eltern: „Benötigt Ihr Kind Hilfsmittel?" (z.B. Korsett, Gehhilfen, Rollstuhl)
- „Darfst du alles essen/trinken, was andere auch essen/trinken?", „Darfst du genauso viel essen/trinken wie die anderen bzw. wie du magst?"
- An die Eltern: „Müssen bei der Ernährung bestimmte Aspekte berücksichtigt werden?" (auch auf mögliche Verstärker achten!)
- „Wirkt sich die Krankheit auf deinen Tagesablauf aus?", „Musst du wegen deiner Krankheit mehr Pausen machen als andere oder früher ins Bett?", „Hast du wegen deiner Krankheit viel mehr Termine als andere?"
- „Wo gehst du wegen deiner Krankheit noch alles hin?", „Wer hilft dir noch alles mit deiner Krankheit?"
- An die Eltern: „Erhält Ihr Kind wegen der Erkrankung weitere Therapien oder pädagogische Hilfen?" (z.B. Physiotherapie, Ergotherapie, Logopädie, therapeutisches Reiten, Heilpädagogik)
- An die Eltern: „Nutzen Sie auch alternative/komplementärmedizinische Behandlungsmethoden?" (unter dem Begriff der komplementärmedizinischen Verfahren werden alle Ansätze zusammengefasst, die nicht im Heilmittelkatalog enthalten sind, z.B. Homöopathie, Bachblüten, Osteopathie, Heilpraktiker:in)

Schmerzen explorieren

Bei einer Vielzahl von chronischen körperlichen Krankheiten spielen Schmerzen im Krankheitsgeschehen eine zentrale Rolle und wirken sich fast immer auch auf die Krankheitsanpassung und andere psychische Anpassungsprozesse aus. Deshalb sollte grundsätzlich nach Schmerzen gefragt werden. Wichtig ist es auch zu explorieren, wie ggf. vorhandene Schmerzen wahrgenommen werden, z.B. in Form eines Dauerschmerzes, als Schmerzattacken oder Schmerzkrisen, in Verbindung mit bestimmten Prozeduren (z.B. Stechen) oder im Kontext einer medikamentösen Behandlung (z.B. Schmerzen im Rahmen einer Chemotherapie). Zur Strukturierung der Exploration des Schmerzerlebens können existierende Fragebögen genutzt werden, z.B. Deutscher Schmerzfragebogen für Kinder und Jugendliche (DSF-KJ; Schroeder et al., 2010) (vgl. Tabelle 12 ab S. 112).

Verantwortungsverteilung für das Krankheitsmanagement explorieren

Das Krankheitsmanagement wird von Familien höchst unterschiedlich gehandhabt und sollte ebenfalls frühzeitig exploriert werden. Erfragt werden sollte, wer für welche Bereiche verantwortlich ist und ob es gute Gründe für diese Aufgabenverteilung gibt. Eventuell ergibt sich bereits aus dieser Exploration ein Hinweis auf Veränderungsbedarf, da dysfunktionale Verhaltensweisen durch die aktuelle Handhabe aufrechterhalten werden. In diesem Falle sollte dieser Aspekt in die Therapieplanung einbezogen werden. Unterstützend kann der Fragebogen zur Verantwortungsverteilung im Krankheitsmanagement genutzt werden (vgl. M05 ab S. 141, und M06 ab S. 144).

Unter dem Aspekt des Krankheitsmanagements sollte auch exploriert werden, wie typischerweise die Kommunikation über die Krankheit mit dem Umfeld erfolgt. Dabei gehört unbedingt auch eine Frage nach bisherigen Mobbing-Erfahrungen in die Exploration. In Kasten 4 sind Leitfragen aufgeführt, die für die Exploration der Kommunikation über die Krankheit hilfreich sein können.

Kasten 4: Leitfragen zur Kommunikation über die Krankheit

- „Wer weiß alles von deiner Krankheit?"
- „Wie sprichst du über deine Krankheit?"
- „Mit wem sprichst du über die Krankheit?", „Mit wem nicht?", „Wer soll nichts wissen?"
- „Wer hat andere (z.B. Schule, Mitschüler:innen) über deine Krankheit informiert?", „Wünschst du dir Unterstützung, um andere zu informieren?"
- „Hast du wegen deiner Krankheit schon einmal Mobbing erlebt?"
- „Was sind nach deiner Meinung die zehn wichtigsten Dinge, die jemand über deine Krankheit wissen sollte?" (ggf. Liste erstellen, vgl. M03, S. 139)
- „Was ist gut an deiner Krankheit?", „Was ist gut daran, dass du diese Krankheit hast?"

Sozialrechtliche Aspekte beachten

Bei Patient:innen mit chronischen körperlichen Erkrankungen spielen sozialrechtliche Belange häufig eine zentrale Rolle und interagieren oft direkt mit der psychischen Stabilität. Psychotherapeut:innen sollten sich deshalb ebenso überblicksartig mit sozialrechtlichen Belangen auseinandersetzen, wie mit den medizinischen Grundlagen des Krankheitsbildes. Auch hier gilt: Es ist kein Expertenwissen erforderlich. Ausgewählte Hintergrundinformationen finden sich im Glossar zu sozialrechtlichen Aspekten in Kapitel 4 (vgl. M12 ab S. 155). Um die sozialrechtlichen Aspekte systematisch zu erfragen, eignet sich die Checkliste in Kapitel 4 (vgl. M11 ab S. 153).

Hilfreiche Materialien

- 10 Dinge, die du über meine Krankheit wissen solltest – Hilfen zur Kommunikation über die Krankheit (vgl. M03 ab S. 139).
- Fragebogen zur Verantwortungsverteilung im Krankheitsmanagement (vgl. M05 ab S. 141, und M06 ab S. 144).
- Deutscher Schmerz-Fragebogen für Kinder und Jugendliche (DSF-KJ) (Schroeder et al., 2010). Der Fragebogen ist auf der Internetseite des Deutschen Kinderschmerzzentrums kostenfrei herunterladbar.
- Liste mit Literaturempfehlungen (z.B. Kinderbücher, Elternratgeber) zu den verschiedenen Krankheitsbildern sowie weitergehenden Themen (vgl. M14 ab S. 161).
- Checkliste zur Erhebung sozialrechtlicher Aspekte (vgl. M11 ab S. 153).
- Glossar zu sozialrechtlichen Aspekten (vgl. M12 ab S. 155).
- Zahlreiche Internetseiten bieten Informationen zu sozialrechtlichen Themen sowie Hinweise für Bildungsangebote bei Handicap bzw. bei chronischen körperlichen Krankheiten (z.B. www.einfach-teilhaben.de, www.aktion-luftsprung.de, www.aktion-mensch.de, www.familienratgeber.de, www.planet-beruf.de, www.ausbildung.info, www.berufsorientierung.de, www.rehadat-bildung.de, www.studienwahl.de, www.myhandicap.de, www.vdk.de, www.wegweiser-arbeitsfaehigkeit.de)

2.2.6 Exploration von Ressourcen und der Lebensqualität

Abgesehen von der ausgewogenen Exploration krankheitsspezifischer und allgemeiner Verhaltensweisen ist es von großer Relevanz, die Stärken, Kompetenzen, Interessen und Ressourcen des Kindes bzw. der:des Jugendlichen zu erfragen. Leitlinie L1.6 fasst wichtige Aspekte zusammen, die in der Exploration berücksichtigt werden sollten.

Die aktive Nutzung von Ressourcen wirkt sich sehr positiv auf das Therapiegeschehen und den weiteren Behandlungsverlauf und damit auf die Patient:innen aus. Die Ressourcenaktivierung trägt entscheidend dazu bei, die Lebensqualität der Patient:innen zu fördern und störungsbezogene Problemlöseprozesse zu aktivieren (Willutzki & Teismann, 2013).

L1.6 **Leitlinie 1.6: Exploration von Ressourcen und der Lebensqualität**

Ressourcen wirken sich direkt auf den Behandlungsverlauf aus. Für eine Ressourcenaktivierung ist eine genaue Exploration erforderlich. Die Kenntnis bisher erfolgreich eingesetzter Bewältigungsstrategien und Ziele der Patient:innen sind für die Behandlungsplanung hilfreich.

- Inhaltliche, intrapersonale, soziale und materielle Ressourcen sollten exploriert werden.
- Kreative Methoden und Spiele können zur Exploration und gleichzeitig zur Beziehungsgestaltung eingesetzt werden.
- Die gesundheitsbezogene Lebensqualität sollte exploriert werden. Fragebögen können zur Unterstützung herangezogen werden.

Exploration von Ressourcen

Diejenigen Bereiche, die bei der Exploration von Ressourcen auf jeden Fall berücksichtigt werden sollten, sind in Tabelle 6 zusammengefasst.

Tabelle 6: Bereiche der Exploration von Ressourcen (angelehnt an Willutzki & Teismann, 2013)

Inhaltliche Ressourcen	• Interessen • schulische Fähigkeiten • ein positives Selbstbild • Weltanschauung • Spiritualität • Religion
Intrapersonale Ressourcen	• Bisheriger Umgang mit dem Leben und den damit verbundenen Lebensaufgaben und Herausforderungen und den damit verbundenen Kompetenzen • Temperament • Persönlichkeit • Coping-Stile
Soziale Ressourcen	• Wichtige Freundschaften und Beziehungen: Warum funktionieren diese gut? Wie werden diese gepflegt?

Tabelle 6: Fortsetzung

Materielle Ressourcen	• Materielle Ressourcen im Patientenumfeld: Welche davon können genutzt werden?
Erfolgreiche Bewältigung bisheriger Krisen und Probleme	• Welche Strategien wurden bisher zum Problemlösen bzw. in Krisen angewendet? • Bei chronischer körperlicher Krankheit auch besonders Bewältigung bisheriger krankheitsbezogener Krisen explorieren.
Ziele	• Kurz-, mittel- und langfristige Ziele der:des Patient:in und deren mögliche handlungsorientierte Nutzung.

Psychotherapeut:innen sollten Aspekte der gesundheitsbezogenen Lebensqualität grundsätzlich explorieren. Es können dazu auch unterstützend Fragebögen verwendet werden.

Hilfreiche Materialien

- Materialien zur Ressourcendiagnostik und -aktivierung bieten beispielsweise Gräßer, Hovermann und Botved (2020) sowie Gruber (2020).
- Ein spielerischer Zugang zum Thema Ressourcen kann zudem über Bildkarten, Therapie- oder Memospiele gefunden werden, z. B.:
  - Das Spiel „Ressourcen-Memo" (Gräßer, Botved & Hovermann, 2021b).
  - Das KinderKlinikKarten-Memospiel (Schepper & Gerstner, 2012).

2.2.7 Exploration der Erzieher:innen, Lehrkräfte und anderer wichtiger Bezugspersonen

Bei der Exploration von Bezugspersonen aus dem pädagogischen Umfeld gilt es, einige Aspekte zu berücksichtigen, wenn eine chronische körperliche Krankheit vorliegt. Wichtige Hinweise hierzu werden in der Leitlinie L1.7 zusammengefasst.

L1.7 **Leitlinie 1.7: Exploration der Erzieher:innen, Lehrkräfte und anderer wichtiger Bezugspersonen**

- Eine Schweigepflichtentbindung muss vor der Exploration anderer Bezugspersonen vorliegen.
- Mit Eltern und Patient:in sollte der Inhalt der Exploration pädagogischer Bezugspersonen vorab geklärt werden.
- Runde Tische oder eine schrittweise Ergänzung der Exploration dienen dazu, das Vertrauensverhältnis zu stärken.
- Die Exploration von krankheitsbezogenem Wissen sowie krankheitsbezogenen Befürchtungen und Ängsten durch die behandelnden Psychotherapeut:innen kann wichtig sein.

- Wissen über schulrechtliche Aspekte (z. B. Nachteilsausgleiche) sollten erfragt werden.
- Möglichkeiten zur Interaktion und mögliche Barrieren zwischen pädagogischem System und Psychotherapie sollten exploriert werden.

Grundsätzlich können Personen aus dem pädagogischen Umfeld oder andere Bezugspersonen von Patient:innen nur direkt exploriert werden, wenn eine Schweigepflichtentbindung durch die Sorgeberechtigten bzw. durch die volljährigen Patient:innen vorliegt. Vor Kontaktaufnahme zu entsprechenden Personen sollte mit den Patient:innen und Erziehungsberechtigten vereinbart werden, ob es krankheitsspezifische Aspekte gibt, die zum aktuellen Therapiezeitpunkt nicht thematisiert werden sollen, da ggf. die therapeutische Beziehung beeinflusst werden kann. Falls die Patient:innen bzw. deren Sorgeberechtigten diese Personen noch nicht über die chronische körperliche Erkrankung informiert haben, darf dies auf keinen Fall durch die:den Psychotherapeut:in erfolgen. Deshalb kann es angezeigt sein, die Exploration des pädagogischen Umfeldes zunächst zurückzustellen, bis eine tragfähige therapeutische Beziehung etabliert ist. In vielen Fällen bietet es sich an, die Exploration des erweiterten Umfeldes in mehreren Schritten und in Abhängigkeit vom Therapieverlauf zu wiederholen.

„Runder Tisch" kann wertvolle Hinweise liefern und Kooperation fördern

Eine andere sinnvolle Möglichkeit zur Exploration des Umfeldes kann z. B. ein „Runder Tisch" mit allen Beteiligten – auch den Eltern/Bezugspersonen und den Patient:innen – sein. Solche Gespräche sind zwar aufwändig in der Organisation und Vorbereitung, ergeben jedoch erfahrungsgemäß wertvolle Hinweise für die weitere Therapie und fördern das Verständnis und die Kooperation unter den verschiedenen Systemen langanhaltend.

Im Gespräch mit Erzieher:innen, Lehrkräften und anderen pädagogischen Bezugspersonen sollte zunächst deren Wissenstand bezüglich der chronischen körperlichen Krankheit erfragt und auf die Rolle eingegangen werden, die diese Krankheit im jeweiligen Setting spielt. Dabei ist zu bedenken, dass die Psychotherapeut:innen oft ähnliche Wissensstände bzw. -lücken zu der Krankheit haben wie die Gesprächspartner:innen. Das Gespräch darüber kann jedoch häufig gut genutzt werden, um krankheitsspezifische Befürchtungen und Ängste im pädagogischen Kontext zu klären und später in die Therapieplanung einzubeziehen.

Hilfreiche Materialien

Zur Vorstrukturierung von Gesprächen bzw. als Hilfe zur Kommunikation über die Krankheit mit pädagogischen Bezugspersonen bietet sich die Nutzung der Vorlage „10 Dinge, die ich über die Krankheit meiner Schülerin bzw. meines Schülers wissen möchte" an (vgl. M04 ab S. 140).

Fallbeispiel

Im Gespräch mit der Klassenlehrerin der 8-Jährigen mit Epilepsie stellte sich heraus, dass diese im erweiterten Umfeld ein Kind mit einer sehr schweren und schlecht behandelbaren Epilepsie mit teils lebensbedrohlichen Anfällen und einem entsprechend strengen Notfallmanagement kannte. Die Lehrerin war sehr unsicher und gab an, sich ansonsten kaum mit dieser Krankheit auszukennen.

Sie habe jedoch große Angst, dass sie der Schülerin im Notfall nicht helfen könnte und fragte die Psychotherapeutin konkret nach deren Einschätzung zu einem Schulwechsel auf eine Sonderschule. Mithilfe der Vorlage „10 Dinge, die ich über die Krankheit meiner Schülerin bzw. meines Schülers wissen möchte" konnte die Lehrkraft ihre Fragen sortieren und später in Gesprächen mit den Eltern und der behandelnden Kinderneurologin des Mädchens klären.

2.2.8 Exploration der mitbehandelnden Ärzt:innen

Hinweise zur Exploration von ärztlichen Behandler:innen werden in Leitlinie L1.8 zusammengefasst.

L1.8 **Leitlinie 1.8: Exploration der mitbehandelnden Ärzt:innen**

- Eine mögliche Entbindung von der Schweigepflicht muss vorab geklärt werden.
- Wünsche nach Trennung von Psychotherapie und somatischer Behandlung sind in der Kontaktgestaltung zu respektieren.
- Der Konsiliarbericht ist zur Kommunikation mit ärztlichen Behandler:innen in der Regel nicht ausreichend.
- Von der Familie sollten zusammenfassende Arztberichte und ggf. vorhandene Rehabilitationsbefunde erbeten werden.
- Die Exploration der ärztlichen Mitbehandler:innen sollte sich auf wichtige allgemeine krankheitsbezogene Themen fokussieren.
- Die Einschätzung von Interaktionen zwischen somatischer Krankheit und psychischer Problematik (z. B. Schmerzen, Vermeidungsverhalten, Über-/Unterforderung, Compliance) sollten erfragt werden.
- Zuständigkeiten bzw. eine mögliche Kooperation oder Delegation sollten frühzeitig geklärt und im Therapieverlauf wiederholt angesprochen werden.

Spezialisierte Behandlungsteams

Chronisch körperlich kranke Kinder sind in der Regel bei spezialisierten Fachärzt:innen in Behandlung. In vielen Fällen sind zudem Universitätskliniken und/oder spezialisierte Zentren, sowie Sozialpädiatrische Zentren involviert. Hinzu kommen medizinische Therapien wie Ergotherapie, Physiotherapie, Atemtherapie, Logopädie usw. Einige spezialisierte Kliniken haben psychosoziale Fachdienste, die zum Teil auch psychotherapeutische Beratung oder Kriseninterventionen übernehmen. Für die Psychotherapie besteht hier die Herausforderung, die begrenzten zeitlichen Ressourcen sinnvoll einzusetzen, um Kontakte herzustellen und für die Psychotherapie relevante Informationen einzuholen.

Kommunikation mit Behandler:innen

Einige Familien übernehmen das Krankheitsmanagement des Kindes in eigener Initiative und konsultieren bei Bedarf Fachleute, ohne längerfristige Behandlungsbündnisse einzugehen. Viele Familien haben jedoch eine Fachperson als „Koordinator" für krankheitsbezogene Fragen definiert, zu der dann häufig eine lange und intensive Beziehung besteht. Solche „Koordinatoren" könnten dann für eine erste Exploration angesprochen werden. Dennoch ist es im Verlauf der Behandlung häufig sinnvoll, verschiedene Perspektiven auf das Kind bzw. auf die:den Jugendlichen zu erfassen, z.B. auch die Sicht der Physiotherapeut:innen, Logopäd:innen usw. Wichtig zu bedenken ist, dass manche Familien und Patient:innen die Psychotherapie als einen „sicheren Ort" jenseits der somatischen Erkrankung betrachten und (zunächst) keine Vermischung zwischen Psychotherapie und somatischer Behandlung wünschen. Falls dennoch eine Schweigepflichtentbindung erteilt wird, sollte die Exploration der Ärzt:innen zunächst auf krankheitsspezifische Aspekte reduziert bleiben. Es bietet sich deshalb an, diese Exploration in Abhängigkeit vom Therapieverlauf und Verlauf der chronischen körperlichen Krankheit fortzusetzen. Ein Übergang von einer Exploration zu einem interdisziplinären Austausch über gemeinsame und unterschiedliche Behandlungsziele ist oft möglich und bereichert die Therapie.

Arztbriefe als nützliche Informationsquelle

Der in Deutschland erforderliche ärztliche Konsiliarbericht, der vor einer Psychotherapie eingeholt werden muss, eignet sich in der Regel nicht (ausreichend) zur Kommunikation zwischen psychotherapeutischer und somatischer Behandlung. Bereits vorhandene Arztbriefe können eine erste nützliche Informationsquelle sein. Da jedoch manche Familien mit einem chronisch kranken Kind zahlreiche Kurzkontakte zum Beispiel wegen Kontrolluntersuchungen in Anspruch nehmen müssen, sollte gezielt nach zusammenfassenden Berichten (z.B. bei Diagnosestellung, vor einem Arztwechsel oder vor einer besonderen Intervention) gefragt werden, in denen auch die Vorgeschichte, der bisherige Krankheitsverlauf und die bisherige Behandlung zusammengefasst werden. Ausführliche Darstellungen finden sich häufig in Entlassberichten von Rehabilitationskliniken, von Sozialpädiatrischen Zentren oder in Arztbriefen vor einem Umzug oder sonstigem Betreuungswechsel. Alternativ sollten Eltern gebeten werden, die oft sehr umfangreichen Dokumente sämtlich mitzubringen, so dass die Therapeut:innen selbst nach informativen Unterlagen suchen können.

Kasten 5: Leitfragen für die Exploration ärztlicher Mitbehandler:innen

- Welche Ärzt:innen sind an der Behandlung beteiligt?
- Gibt es eine „Fallführung" bzw. Koordination durch eine:einen Ärzt:in, eine spezialisierte Klinik bzw. Ambulanz oder ein Sozialpädiatrisches Zentrum?
- Für wen wird eine Schweigepflichtentbindung erteilt und für wen nicht?
- Gibt es Themen, die für den Austausch mit den ärztlichen Fachpersonen besonders wichtig sind bzw. die noch nicht angesprochen werden sollen?
- Sind psychosoziale, psychotherapeutische oder neuropsychologische Fachkräfte in die somatische Behandlung involviert? Wenn ja: Welche Schnittstellen und Zuständigkeiten gibt es?
- Welche krankheitsbezogenen Faktoren sind zu bedenken? (z.B. Krankheitsmanagement, zu erwartende stationäre Behandlungen)
- Welche Interaktionen zwischen körperlichen und psychischen Faktoren könnten bestehen? (z.B. bezüglich Compliance, Schmerzen, Erschöpfung, Belastbarkeit, Vermeidungsverhalten)
- Bestehen evtl. Vorbehalte gegen eine Psychotherapie? Klärung der Ziele der psychotherapeutischen Behandlung und der Befürchtungen über mögliche Behandlungsrisiken (z.B. Verschlechterung einer chronischen körperlichen Krankheit durch vorübergehenden Stress im Rahmen von Expositionsübungen).
- Gibt es seitens der anderen Behandler:innen Wünsche an die behandelnden Psychotherapeut:innen?

Die Exploration ärztlicher Mitbehandler:innen sollte sich sowohl auf krankheitsbezogene Aspekte als auch auf mögliche Interaktionen von körperlichen und psychischen Faktoren beziehen. Zur Strukturierung der Exploration von ärztlichen Mitbehandler:innen können die Leitfragen in Kasten 5 genutzt werden.

2.3 Besonderheiten in der Diagnostik

Die Leitlinie L2 erörtert die Besonderheiten, die bei der weiteren psychotherapeutischen Diagnostik beim Vorliegen einer chronischen körperlichen Krankheit berücksichtigt werden müssen. Zunächst werden Besonderheiten bei der Anwendung psychometrischer Verfahren erörtert (vgl. Kapitel 2.3.1). Daran anschließend werden besonders häufige Konstellationen im Hinblick auf die multiaxiale Diagnostik nach ICD-10 (MAS) dargestellt (vgl. Kapitel 2.3.2).

L2 Leitlinie 2: Besonderheiten in der Diagnostik

1. Besonderheiten bei der Anwendung psychometrischer Verfahren

- Bei der Anwendung psychometrischer Verfahren ist besonders auf die Testfairness zu achten.
- In Abhängigkeit von den ggf. eingeschränkten Zugangsfertigkeiten müssen Adaptionen bei der Testdurchführung gemacht werden.
- Voruntersuchungen sollten stets erfragt und eine erneute Untersuchung sorgfältig begründet werden.
- Die eingeschränkte Interpretierbarkeit der Normwerte bei Anpassungen und aufgrund fehlender klinischer Normdaten ist zu beachten.
- Heterogene Testprofile kommen häufig vor und müssen mit Blick auf die Zugangsfertigkeiten und ggf. Einflussfaktoren der Krankheit interpretiert werden.
- Bei Schulproblemen kann ein Intelligenztest hilfreich sein, um ggf. krankheitsbedingte Probleme von Begabungsproblemen abzugrenzen. Aufgrund der genannten Probleme sollte der Intelligenztest in solchen Fällen unbedingt von erfahrenen Diagnostiker:innen durchgeführt werden.

2. Besonderheiten bei der multiaxialen Diagnose nach ICD-10 (MAS)

Störungsbilder der Achse I und IV können ähnliche Symptome haben und müssen dann auf beiden Achsen entsprechend kodiert werden.

- *Achse I:* Wenn die chronische körperliche Krankheit als wesentlicher Faktor im Entstehungsmodell der psychischen Störung eingeschätzt wird, muss auf Achse I eine entsprechende Diagnose vergeben werden. Störungen in Zusammenhang mit einer Erkrankung des zentralen Nervensystems sollten in den entsprechenden Kapiteln (F06 und F07) kodiert werden, um eine neuropsychologische Behandlung zu ermöglichen.
- *Achse II:* Bei Hinweisen auf Entwicklungsstörungen ist entscheidend, ob diese evtl. vorrangig Symptome der chronischen Krankheit sind.
- *Achse III:* Intelligenzniveau bei eingeschränkter Validität der Testergebnisse klinisch schätzen.
- *Achse IV:* Bei Angaben zur somatischen Krankheit nur die medizinische Bezeichnung verwenden, nicht den ICD-10-Code (Gefahr der Fehlertradierung).

- *Achse V:* Achtung: Es existiert keine spezifische Kodierung für schwere Belastung durch körperliche Krankheit bzw. für sehr lange Krankenhausaufenthalte.
- *Achse VI:* Das globale psychosoziale Funktionsniveau ergibt sich aus der Zusammenschau der auf Achsen I bis V kodierten Beeinträchtigungen.

Bei Verwendung anderer Klassifikationssysteme (z. B. ICF und MBS) durch Mitbehandler:innen sollten die Diagnosen abgeglichen werden.

Diagnostik kognitiver Fähigkeiten

Grundsätzlich sollte auch bei Kindern und Jugendlichen mit einer chronischen körperlichen Krankheit eine ausführliche Diagnostik der kognitiven Fähigkeiten durchgeführt werden, bevor eine Behandlung begonnen wird. Dies ist zum einen sinnvoll, um die psychotherapeutischen Strategien an den Entwicklungsstand der:des Patient:in anzupassen. Des Weiteren kann es vorkommen, dass bereits vorhandene Leistungsprobleme bei Kindern und Jugendlichen mit einer chronischen körperlichen Krankheit durch die somatische Situation überdeckt und nicht ausreichend wahrgenommen werden. In solchen Fällen dient eine umfangreiche Untersuchung mit Entwicklungs-, Intelligenztests und Teilleistungsverfahren vor allem der Planung von schulischen bzw. pädagogischen Unterstützungsmaßnahmen. Die Ergebnisse können auch für Vorschläge zu einem schulischen Nachteilsausgleich genutzt werden. Falls Hinweise darauf bestehen, dass krankheitsbedingte Auswirkungen (z. B. Schmerz, Wissenslücken durch krankheitsbedingte Fehlzeiten) bei der Bewertung der schulischen Leistungen nicht ausreichend beachtet werden und wichtige Entscheidungen anstehen (z. B. Klassenwiederholung, Schulwechsel), kann eine erneute Leistungsdiagnostik in der psychotherapeutischen Praxis hilfreiche ergänzende Informationen liefern.

2.3.1 Besonderheiten bei der Anwendung psychometrischer Verfahren

Zugangsfertigkeiten bei der Anwendung von Testverfahren beachten

Vor der Anwendung psychometrischer Verfahren muss genau geprüft werden, ob aufgrund der chronischen körperlichen Krankheit die Testfairness eingeschränkt ist bzw. ob evtl. Anpassungen vorgenommen werden müssen, um die Testfairness zu gewähren. Insbesondere im Falle von krankheitsbedingten starken Schwankungen der Konzentration und psychophysischen Belastbarkeit (z. B. bei juveniler Multipler Sklerose, bei manchen Formen von Epilepsie, bei Migräne, Diabetes mellitus usw.) muss die Tagesform genau eingeschätzt werden und auf Pausen oder Testunterbrechungen geachtet werden. Ebenso muss bei Patient:innen mit chronischen Bewegungseinschränkungen (z. B. bei Ataxien, Dyskinesien, Zerebralparesen, rheumatische Erkrankungen) darauf geachtet werden, in welchem Ausmaß sich diese krankheitsbezogenen Nachteile auf Leistungen in Untertests auswirken, die motorische Aktivitäten (z. B. mit der Hand) unter Zeitdruck erfordern (z. B. Mosaiktest und Tests zur Verarbeitungsgeschwindigkeit in den gängigen Intelligenztests). Bei Kindern und Jugendlichen, deren chronische körperliche Krankheit Einfluss auf die Sprechfertigkeiten hat, müssen Artikulationsstörungen oder verwaschene Sprache als eingeschränkte Zugangsfertigkeiten berücksichtigt werden. Ob und in welcher Form Anpassungen vorgenommen werden, liegt in der Verantwortung der Untersucher:innen. Auf jeden Fall sollten vorgenommene

Anpassungen müssen dokumentiert und bei der Interpretation berücksichtigt werden

Veränderungen in der Durchführung oder Bewertung von Testaufgaben sorgfältig dokumentiert und in der Interpretation der Befunde berücksichtigt werden.

Doppel-Untersuchungen mit Testverfahren vermeiden

Patient:innen, die zur Behandlung ihrer chronischen körperlichen Krankheit an spezialisierte Zentren angebunden sind, werden dort in der Regel auch regelmäßig psychologisch oder neuropsychologisch untersucht (z.B. im Rahmen der Frühgeborenen-Nachsorge, im Rahmen von Follow-up-Programmen bei seltenen angeborenen Stoffwechselerkrankungen, nach einem epilepsiechirurgischen Eingriff oder im Rahmen sogenannter Studienregister bei Hirntumoren). Außerdem finden im Rahmen von Rehabilitationsaufenthalten häufig umfangreiche psychometrische Untersuchungen statt. Die diagnostischen Ergebnisse liegen den Familien in der Regel in schriftlicher Form vor und sollten von den Psychotherapeut:innen erbeten werden. Eine erneute Diagnostik in der psychotherapeutischen Praxis sollte dann nur gut begründet wiederholt werden, z.B., wenn die Vorbefunde länger als sechs Monate zurückliegen oder sich seit der letzten Diagnostik anamnestisch Hinweise auf maßgebliche Veränderungen ergeben haben. Falls der Familie bekannt ist, dass eine Untersuchung im Rahmen eines solchen Programms zeitnah geplant ist, sollten Psychotherapeut:innen vor der Durchführung eigener Tests mit den Zentren in Kontakt treten (nachdem sie sich eine Schweigepflichtentbindung haben erteilen lassen) und das weitere diagnostische Prozedere absprechen. Grundsätzlich sollte der Untersuchung durch die behandelnden Zentren der „Vortritt" gelassen werden, da diese oft multizentrisch abgestimmt und neben der Einzelfallberatung auch für übergeordnete Studien entscheidend sind. Wenn jedoch im Einzelfall wichtige Entscheidungen (z.B. Gestaltung eines Nachteilsausgleichs) anstehen, kann eine vorgezogene Testung in der psychotherapeutischen Praxis erforderlich sein. In solchen Fällen sollte geklärt werden, ob die Ergebnisse an die behandelnden Zentren weitergegeben werden dürfen.

Testergebnisse im Hinblick auf Stärken und Schwächen interpretieren

Bei der Interpretation von Testergebnissen muss stets berücksichtigt werden, dass die vorhandenen Normstichproben aller aktuell in Anwendung befindlichen Testverfahren an gesunden Proband:innen erhoben wurden und keine klinischen Vergleichsdaten existieren (vgl. hierzu auch Tabelle 7). Schon aus diesem Grunde ist der IQ bei Kindern und Jugendlichen mit chronischer körperlicher Krankheit nur eingeschränkt valide. Krankheitsbedingte Einschränkungen der Zugangsfertigkeiten und ggf. vorgenommene Anpassungen in der Testdurchführung schränken die Interpretierbarkeit von Testergebnissen weiter ein. Der Gesamt-IQ aus einem Intelligenztest ist häufig aufgrund eines heterogenen Testprofils wenig aussagekräftig. Deshalb muss bei der Interpretation von Intelligenztests bei Vorliegen einer chronischen körperlichen Krankheit besonderes Augenmerk auf das Testprofil, also auf individuelle Stärken und Schwächen gelegt werden.

Falls sich die Testergebnisse ungenügend mit der klinischen Einschätzung decken, sollte unbedingt ein Zusammenhang mit dem Verlauf der Krankheit überdacht werden. Einige Leitfragen für die Interpretation von Testergebnissen bei Untersuchungen von Kindern und Jugendlichen mit einer chronischen körperlichen Krankheit sind in Tabelle 7 zusammengefasst.

Tabelle 7: Leitfragen zur Interpretation von Testergebnissen bei chronischen körperlichen Krankheiten

Fragestellung	Wenn Frage mit „Ja" beantwortet wird
Mussten Anpassungen gemacht werden, die die Interpretation der Testergebnisse maßgeblich beeinflussen?	• Verzicht auf standardisierte Auswertung und Interpretation, stattdessen qualitative Analyse der Testergebnisse. • Ggf. Auswahl von anderen Verfahren, bei denen nur wenige oder keine Anpassungen vorgenommen werden müssen.
Gibt es Hinweise, dass zum Untersuchungszeitpunkt krankheitsspezifische Krisen bestanden?	• Testwiederholung zu einem späteren Zeitpunkt planen.
Gibt es Voruntersuchungen aus anderen Phasen der Krankheit, die zum Vergleich herangezogen werden können?	• Vorbefunde mit aktuellem Ergebnis detailliert vergleichen. • Bei erheblichen Differenzen müssen mögliche Einflüsse des Krankheitsverlaufs in Erwägung gezogen werden.
Stehen die Ergebnisse der aktuellen Untersuchung in Widerspruch zur klinischen Einschätzung durch andere (z.B. Eltern, Lehrkräfte)?	• Beschreibung der aktuellen Testergebnisse unter Vorbehalt und mit Verweis auf externe klinische Einschätzungen. • Planen einer Verlaufsdiagnostik.
Gibt es Hinweise auf ungünstigen Einfluss von Behandlungsfaktoren (z.B. Medikamentennebenwirkungen)?	• Bewerten, ob diese Einschränkungen dauerhaft oder zumindest über einen längeren Zeitraum vorhanden sind und z.B. durch Nachteilsausgleiche kompensiert werden sollten. • Ggf. Rücksprache mit ärztlichen Mitbehandler:innen zur aktuellen Behandlung aufnehmen.

Falls bei einer:einem Patient:in mit chronischer körperlicher Krankheit Schul- bzw. Leistungsprobleme auftreten, sollte ein Intelligenztest von einer:einem erfahrenen Diagnostiker:in durchgeführt werden, um mögliche krankheitsbedingte Folgen für die Leistung von einem Begabungsproblem abzugrenzen. Falls die Leistungen in der Intelligenzdiagnostik deutlich über den im Schulalltag erbrachten Leistungen liegen, sollten Auswirkungen der chronischen Krankheit oder andere Belastungsfaktoren geprüft und ggf. durch Nachteilsausgleiche kompensiert werden. Zu beachten bleibt hierbei, dass Platzierungsentscheidungen stets eine multimodale Diagnostik erfordern und nicht an einzelnen Testkennwerten festgemacht werden dürfen.

2.3.2 Besonderheiten bei der multiaxialen Diagnose nach ICD-10 (MAS)

Die Klassifikation in der psychotherapeutischen Diagnostik erfolgt grundsätzlich anhand der International Classification of Diseases and Related Health Problems (ICD-10; WHO, 2004). Im multiaxialen Klassifikationsschema für psychische Störungen des Kindes- und Jugendalters nach ICD-10 (MAS; Remschmidt, Schmidt & Poustka, 2017) werden klinisch-psychiatrische Syndrome (Achse I), umschriebene Entwicklungsstörungen (Achse II), Intelligenzniveau (Achse III), körperliche Symptomatik (Achse IV), assoziierte aktuelle abnorme psychosoziale Umstände (Achse V) und das globale psychosoziale Funktionsniveau (Achse VI) separat klassifiziert. Der zweite Teil von Leitlinie L2 erörtert für die verschiedenen Achsen des MAS diejenigen Besonderheiten, die häufig bei Kindern und Jugendlichen mit einer chronischen körperlichen Krankheit auftreten.

Alle Achsen des MAS/ ICD-10 beachten

Bei der Diagnose gemäß MAS sollte grundsätzlich berücksichtigt werden, dass sich die somatische (Achse IV) und die psychische (Achse I) Symptomatik überschneiden können, von den jeweiligen Fachpersonen jedoch nur einer Achse (gemäß ihrem jeweiligen Fachgebiet) zugeordnet werden. Es bestehen aber häufig sowohl somatische als auch psychische Symptome, die dann auf beiden Achsen kodiert werden müssen. So kann bei einer Jugendlichen mit einer fokalen Epilepsie mit Schwindelanfällen (Achse IV) parallel eine somatoforme Störung mit Dauerschwindel und Kopfschmerzen (Achse I) vorliegen. Ebenso kann bei einem Kind mit juveniler idiopathischer Arthritis mit schmerzhaften Schüben (Achse IV) eine chronische Schmerzstörung mit psychischen und somatischen Faktoren (Achse I) vorhanden sein. In solchen Fällen sollten die unterschiedlichen Behandler:innen nach Entbindung von der Schweigepflicht in Kontakt treten und die Symptomatik sowie mögliche Interaktionen erörtern. Für die Therapieplanung auf Grundlage eines biopsychosozialen Modells ist die Zuordnung der Symptome zu den verschiedenen Achsen zudem eine wichtige Voraussetzung für die gelingende Psychoedukation. Häufige Diagnosen und Besonderheiten bei Kindern und Jugendlichen mit einer chronischen körperlichen Krankheit werden in Tabelle 8 zusammengefasst und im Folgenden differenziert erörtert.

Tabelle 8: Häufige Diagnosen nach ICD-10 (MAS) bei chronischen körperlichen Krankheiten

ICD-10-Code	ICD-10-Gruppe/ Bezeichnung	Beispiel(e)/Besonderheiten
Achse I: Klinisch-psychiatrisches Syndrom		
F06.x	Andere psychische Störungen aufgrund einer Schädigung oder Funktionsstörung des Gehirns oder einer körperlichen Krankheit	Hier werden auch leichte kognitive Störungen (z. B. des Gedächtnisses oder der Konzentration) kodiert, die im Kontext einer ZNS-Erkrankung auftreten (z. B. bei Hirntumoren, Epilepsien, nach Hirnverletzungen mit chronischen Folgen).

Tabelle 8: Fortsetzung

ICD-10-Code	ICD-10-Gruppe/ Bezeichnung	Beispiel(e)/Besonderheiten
F07.x	Persönlichkeits- und Verhaltensstörungen aufgrund einer Krankheit, Schädigung oder Funktionsstörung des Gehirns	Beispiele: • Persönlichkeitsveränderung im Kontext einer Hirntumorerkrankung, • Persönlichkeitsstörungen im Kontext einer limbischen Enzephalitis.
F32.x und F33.x	depressive Episoden und rezidivierende depressive Störung	• Sehr häufige komorbide Störungen bei vielen chronischen somatischen Erkrankungen
F40.1	Soziale Phobien	Beispiele: • Furcht vor bzw. Vermeidung sozialer Situationen aufgrund der somatischen Erkrankung, • sich nicht trauen, erforderliche Maßnahmen in der Öffentlichkeit durchzuführen (z. B. Insulinabgabe), • generell wegen sichtbarer (oder nicht sichtbarer) Stigmata (z. B. Hautausschlag bei Neurodermitis) öffentliche Situationen meiden.
F40.2	Spezifische (isolierte) Phobien	Beispiele: • Phobien bezogen auf medizinisch erforderliche Maßnahmen im Rahmen des Krankheitsmanagements (z. B. Spritzenphobie, phobische Reaktionen bei Tabletteneinnahme), • Klaustrophobie ausschließlich bei bestimmten Untersuchungen (insbesondere Magnetresonanztomographie).
F41.0	Panikstörungen	Beispielsweise bei Patient:innen mit Asthma, angeborenen Herzfehlern oder CF.
F43.x	Reaktionen auf schwere Belastungen und Anpassungsstörungen	Chronische körperliche Krankheiten erfordern ständige Anpassungsleistungen, die gestört verlaufen können. Beispiele: • Reaktion auf schwere Belastung im Kontext einer Diagnoseeröffnung, • Anpassungsstörung gemischt mit Depression und Angst bei langwieriger CED, • Posttraumatische Belastungsstörung nach schwerer Operation.

Tabelle 8: Fortsetzung

ICD-10-Code	ICD-10-Gruppe/ Bezeichnung	Beispiel(e)/Besonderheiten
F44.x	Dissoziative Störungen	Beispielsweise dissoziative Bewegungsstörungen bei Patient:innen mit Epilepsie, bei denen zugleich auch epileptische Anfälle bestehen.
F45.x	Somatoforme Störungen	Beispiele: • Schwindel, Übelkeit bei Patient:innen mit Tumorerkrankungen lange nach Abschluss der onkologischen Behandlungsphase, • Übelkeit, Bauchschmerzen, Blähungen usw. bei Patient:innen mit CED, die nicht im vollen Maße durch die Erkrankung erklärbar sind.
F45.41	Chronische Schmerzstörung mit somatischen und psychischen Faktoren	Beispielsweise anhaltende ausgeprägte Schmerzen auch nach Abklingen eines Schubes bei juveniler rheumatischer Polyarthritis durch depressive Kognitionen oder Ängste.
F50	Essstörungen	Beispielsweise Essstörung mit Insulin-Purging bei Patient:innen mit Diabetes mellitus.
F54	Psychologische Faktoren und Verhaltensfaktoren bei andernorts klassifizierten Krankheiten	Immer auf der Achse IV die zugehörige somatische Erkrankung klassifizieren. Beispiele: • Erwartungsängste bei Epilepsie • Abwehr bestimmter Behandlungsformen bei Asthma bronchiale. Falls eine psychische Störung als Ursache für die körperlichen Symptome angenommen wird, muss die psychische Störung separat auf Achse I kodiert werden (selten gegeben).
Achse II: Umschriebene Entwicklungsstörungen		
F8	Entwicklungsstörungen	Differenzialdiagnostische Einschätzung, ob eine Entwicklungsstörung vorliegt oder ob es sich um Symptome im Kontext der chronischen körperlichen Erkrankung handelt (z.B. Sprachentwicklungsstörung versus erworbene Aphasie bei Landau-Kleffner-Syndrom; feinmotorische Entwicklungsstörung oder Symptom im Rahmen einer Bewegungsstörung oder als Nebenwirkung bestimmter Medikamente).

Tabelle 8: Fortsetzung

ICD-10-Code	ICD-10-Gruppe/ Bezeichnung	Beispiel(e)/Besonderheiten
Achse III: Intelligenzniveau		
F74	Dissoziierte Intelligenz, wenn signifikante Diskrepanzen zwischen verschiedenen Teilbereichen der Intelligenz bestehen (Diskrepanz zwischen zwei Testbereichen größer 1 Standardabweichung)	Insbesondere bei chronischen Erkrankungen mit ZNS-Beteiligung kommen häufiger dissoziierte Intelligenzprofile vor, bei denen eine Interpretation des Gesamt-IQ nicht zulässig bzw. nicht valide ist. In diesem Fall kann diese schlecht definierte Diagnose verwendet werden. Alternativ kann auf eine Einschätzung des IQ mit Hinweis auf die eingeschränkte Validität der Ergebnisse verzichtet werden.
Achse IV: Körperliche Symptomatik		
	Körperliche Symptome/ Erkrankungen	• Aus ärztlicher Dokumentation oder nach Exploration die medizinische Bezeichnung der Krankheit verwenden. • Vorsicht bei Übernahme der ICD-10-Codes aus der Dokumentation – Gefahr der Fehlertradierung. • Tipp: Verwendung der Kapitelüberschriften der ICD-10 zur Einordnung (z. B. „E84 Mukoviszidose").
G93.3	Sonstige Krankheiten des Gehirns, andernorts nicht klassifizierbar	Beispielsweise Postvirales Erschöpfungssyndrom, Chronic Fatigue Syndrom.
M79.70	Fibromyalgie	Beispielsweise chronische Schmerzen.
U08.9	COVID in der Eigenanamnese	Seit 01.01.2021 vorgesehen für Fälle, bei denen eine frühere, bestätigte Coronavirus-19-Infektion zur Inanspruchnahme des Gesundheitswesens führt. Die Person leidet akut nicht mehr an COVID-19 (hierunter fällt auch Long-Covid).
Achse V: Assoziierte aktuelle abnorme psychosoziale Umstände		
2.0/ (Z63.7)	Psychische Störung oder abweichendes Verhalten eines Elternteils	Beispielsweise, wenn die Bezugspersonen durch die Erkrankung des Kindes traumatisiert sind.

Tabelle 8: Fortsetzung

ICD-10-Code	ICD-10-Gruppe/ Bezeichnung	Beispiel(e)/Besonderheiten
4.0/ (Z62.1)	Elterliche Überfürsorge	Beispielsweise bei starker elterlicher Überfürsorge in Folge der Erkrankung des Kindes.
4.1/ (Z62.0)	Unzureichende elterliche Aufsicht und Steuerung	Beispielsweise, wenn die Eltern sich nicht oder nicht ausreichend um die Behandlung der körperlichen Erkrankung des Kindes kümmern.
6.5/ (Z61.7)	Unmittelbare, beängstigende Erlebnisse	Beispiele: • im Zusammenhang mit negativen Erfahrungen mit der Erkrankung (z. B. Erleben eines hypoglykämischen Schocks oder Aufwachen während der OP) oder • im Zusammenhang mit negativen Erfahrungen während medizinischer Prozeduren (z. B. Festgehaltenwerden bei Blutentnahme).
8.1/ (Z55.4)	Streitbeziehungen mit Mitschüler:innen	Beispielsweise starke Hänseleien bzw. Mobbingerfahrungen, die im Zusammenhang mit der chronischen Erkrankung erfolgen (z. B., weil das Kind körperliche Einschränkungen oder Stigmata hat oder von Hilfsmitteln, beispielsweise einem Rollstuhl, abhängig ist).
8.2/ (Z55.4)	Sündenbockzuweisung durch Lehrkräfte/Ausbilder:innen	Falls z. B. seitens der Lehrkräfte aufgrund der chronischen körperlichen Erkrankung eine Sündenbockzuweisung erfolgt.

Cave: Auf Achse V existiert keine spezifische Kodierung für eine schwere Belastung durch körperliche Krankheit bzw. für sehr lange Krankenhausaufenthalte!

Achse VI: Globale Beurteilung des psychosozialen Funktionsniveaus

Hier wird erfasst und kodiert, ob das betroffene Kind bzw. die:der Jugendliche als Folge einer psychischen Störung, einer Entwicklungsstörung oder einer intellektuellen Behinderung beispielsweise im sozialen, schulischen oder beruflichen Bereich eingeschränkt ist. Angaben sollen kompetenz- und nicht defizitbezogen gemacht werden. Die Kodierung erfolgt mithilfe einer Skala von 0 (gute soziale Funktionen in allen sozialen Bereichen) bis 8 (tiefe und durchgängige soziale Beeinträchtigung), wobei die 9 vergeben werden soll, wenn keine Einschätzung möglich ist.

Hinweise zu Achse I (MAS)

Achse I: Bei Kindern und Jugendlichen mit chronischer körperlicher Krankheit muss entschieden werden, ob die chronische körperliche Krankheit als wesentlicher Faktor im Entstehungsmodell psychischer Störungen verstanden werden muss. So sollten depressive Symptome, die sich aus einem komplizierten Anpassungsprozess an eine chronische Krankheit ergeben, als Anpassungsstörungen (F43.2x) kodiert werden. An der fünften Stelle kann bei dieser Diagnose die vorrangige Symptomatik angegeben werden. Eine schwere körperliche Krankheit sowie ggf. mit der Behandlung verbundene extreme Erfahrungen gelten als mögliches traumatisches Ereignis im Sinne des A-Kriteriums der Diagnose einer Posttraumatischen Belastungsstörung (F43.1). Das Vorliegen der anderen Diagnosekriterien sollte deshalb immer geprüft und die entsprechende Diagnose dann vergeben werden. Um zu entscheiden, ob die Anpassung an die Krankheit noch im erwartbaren Rahmen verläuft oder die Diagnosekriterien einer Anpassungsstörung erfüllt sind, sollten die psychosozialen Merkmale der jeweiligen Krankheit sowie Modellvorstellungen zur Anpassung an Krisen oder Trauer berücksichtigt werden.

Interaktionen zwischen psychischen Faktoren und der Manifestation körperlicher Krankheiten sollten als psychologische Faktoren und Verhaltensfaktoren bei andernorts klassifizierten Krankheiten (F54) klassifiziert werden. Diese Kategorie ist vor allem dann angemessen, wenn die psychischen Auffälligkeiten wie Sorgen, emotionale Konflikte oder Ängste die Zuordnung zu einer anderen Störung aus Kapitel V nicht rechtfertigen. Die zugehörige körperliche Krankheit muss bei Verwendung dieser Kategorie separat kodiert werden (bei Asthma bronchiale beispielsweise J45 und F54).

Weiterhin sollte die chronische Schmerzstörung mit somatischen und psychischen Faktoren (F45.21) dann in Erwägung gezogen werden, wenn z. B. bei stark schmerzhaft verlaufenden chronischen Erkrankungen wie juveniler idiopathischer Arthritis auch nach dem Abklingen eines Schubes weiterhin Schmerzen stark im Vordergrund stehen bzw. durch negative oder depressive Kognitionen oder Ängste aufrechterhalten werden.

Spezifische Phobien (F40.2) kommen besonders in Zusammenhang mit dem erforderlichen Krankheitsmanagement in Betracht, z. B. als isolierte Spritzenphobie (z. B. bei juveniler Multipler Sklerose, beim Spritzen von Wachstumshormonen bei CED, aber auch bei Diabetes mellitus) oder isolierte phobische Symptome bei der Tabletteneinnahme. Es können auch die Kriterien einer sozialen Phobie (F40.1) erfüllt sein, wenn Patient:innen z. B. deutliche Furcht vor und Vermeidung von der Durchführung des erforderlichen Krankheitsmanagements in der Öffentlichkeit zeigen (z. B. Blutzuckermessung in der Schule, Korsett bei Skoliosen).

Ein gestörtes Essverhalten (F50) kann eine auftretende Komplikation beim Diabetes mellitus sein. Es können verschiedene Essstörungen vorliegen, die dann entsprechend kodiert werden müssen. Zur Diagnostik existieren validierte Fragebögen.

Psychische Störungen, die in der Folge einer Funktionsstörung des Gehirns oder einer körperlichen Krankheit erklärbar sind, werden in Kapitel F06 der ICD-10 klassifiziert. Hierunter fallen insbesondere leichte kognitive Störungen, die auch bei unterschiedlichen chronisch verlaufenden zerebralen oder systemischen Erkrankungen auftreten (z. B. Erschöpfung, Gedächtnisstörungen, Konzentrationsstörungen bei Hirntumoren, zerebralen Entzündungen, Epilepsie). Abzugrenzen sind hier vor allem Persönlichkeits- und Verhaltensstörungen aufgrund einer Krankheit, Schädigung oder Funktionsstörung des Gehirns, die separat in Kapitel F07 klassifiziert werden (z. B. postenzephalitisches Syndrom, F07.1) sowie nach einem Schädel-Hirn-Trauma bzw. einer Gehirnerschütterung (postkontusionelles Syndrom, F07.2). Persönlichkeits- und Verhaltensstörungen, die häufig im Kontext von Hirntumorerkrankungen vorkommen (insbesondere bei Beteiligung thalamischer Strukturen) sollte unbedingt korrekt kodiert werden. Bei Unsicherheiten zu diesen Diagnosen sollte eine neuropsychologische Mitbeurteilung bzw. Supervision gesucht werden.

Cave: Wenn eine Psychotherapie mit neuropsychologischen Verfahren durchgeführt werden soll, ist eine Diagnose aus F06 oder F07 obligat für die Anzeige der neuropsychologischen Diagnostik und Behandlung bei der Krankenversicherung. Häufige Diagnosen sind beispielsweise F06.4 Organische Angststörung (z. B. bei Temporallappenepilepsien), F06.7 Leichte kognitive Störung (z. B. des Gedächtnisses oder der Konzentration im Langzeitverlauf nach kindlichen Schlaganfällen), F07.0 Organische Persönlichkeitsstörung (z. B. nach Schädel-Hirn-Trauma mit Frontalhirnbeteiligung, bei limbischer Enzephalitis oder bei Hirntumoren mit thalamischer Beteiligung), F07.1 Postenzephalitisches Syndrom sowie F07.2 Organisches Psychosyndrom nach Schädel-Hirn-Trauma (Lidzba et al., 2019).

Hinweise zu Achse II (MAS)

Achse II: Bei Kindern mit einer chronischen körperlichen Krankheit sollte bei der Diagnose von Entwicklungsstörungen sorgfältig überlegt werden, ob es sich tatsächlich um eine Entwicklungsstörung handelt oder vielmehr um eine im Kontext der somatischen Erkrankung erworbenen Störung. So können beispielsweise Artikulationsstörungen bei einem Kind mit Spina Bifida oder Zerebralparese nicht als Entwicklungsstörung im Sinne einer Sprachentwicklungsstörung (F80.0) codiert werden, sondern besser als Symptome einer Dysarthrie (R47.1).

Hinweise zu Achse III (MAS)

Achse III: Intelligenztests für Kinder und Jugendliche berücksichtigen die besonderen Anforderungen von Kindern mit chronischen körperlichen Krankheiten oder Behinderungen nicht bzw. nur in geringem Maße (Renner & Mickley, 2015). Wenn also aufgrund einer chronischen körperlichen Krankheit die Zugangsfertigkeiten für eine standardisierte Intelligenzdiagnostik eingeschränkt sind und nicht durch Adaptionen der Testung ausgeglichen werden können, muss das Intelligenzniveau klinisch geschätzt werden (vgl. auch Kapitel 2.3.1).

Falls bei Durchführung eines Intelligenztests ein sehr heterogenes Leistungsprofil festgestellt wird, muss sorgfältig abgewogen werden, ob die Schwächen vorwiegend durch krankheitsbedingte Faktoren verursacht wurden und evtl. nur vorübergehender Art sind (z. B. schwache Leistungen in Untertests zur Verarbeitungsgeschwindigkeit im WISC-V bei einem Kind mit einem akuten Rheumaschub mit starken Schmerzen in den Händen und Fingern). In solchen Fällen kann das Intelligenzniveau anhand der Leistungen geschätzt werden, die weniger durch aktuelle krankheitsbezogene Einschränkungen beeinflusst werden (z. B. die Leistungen im Bereich der Sprachverarbeitung oder des fluiden Schlussfolgerns). Andererseits muss bedacht werden, dass besonders bei chronischen körperlichen Erkrankungen mit Beteiligung des zentralen Nervensystems Schwächen in Teilbereichen eines Intelligenztests auch immer Ausdruck einer leichten kognitiven Störung (F06.7) sein könnten, die wiederum für die Therapieplanung relevant sind.

Bei sehr heterogenem Leistungsprofil in einem Intelligenztest sollte der Gesamt-IQ nur mit äußerster Vorsicht interpretiert werden. Die Diagnose Dissoziierte Intelligenz (F74.x) sollte sorgfältig in Erwägung gezogen werden. Weitere Informationen zur Intelligenzdiagnostik bei Kindern und Jugendlichen mit chronischen körperlichen Krankheiten (z. B. Epilepsie) finden sich im Fallbuch WPPSI-IV (Reuner, 2022) und im Fallbuch WISC-V (Daseking & Petermann, 2021).

Bei Kodierung der somatischen Krankheit bei Unsicherheiten auf ICD-10-Code verzichten

Achse IV: Auch in der psychotherapeutischen Diagnostik sollten die Angaben zur somatischen Krankheit so exakt wie möglich gemacht werden. Der Konsiliarbericht nennt häufig nur einzelne somatische Diagnosen. Bei Kindern mit chronischen körperlichen Erkrankungen sollten deshalb immer fachärztliche Befunde erbeten werden, in denen die körperliche Erkrankung differenziert dokumentiert ist. Um mögliche fehlerhafte Kodierungen, die auch in ärztlichen Befunden vorkommen können, nicht weiter zu tradieren, sollten in den psychotherapeutischen Befunden und Berichten lediglich der medizinische Name der somatischen Krankheit aufgeführt werden. Bei Verwendung von ICD-10-Codes sollte man sich im Zweifelsfall auf Angabe des Codes für die jeweilige Krankheitsgruppe beschränken (z. B. K50 bei Morbus Crohn).

Hinweise zu Achse V (MAS)

Achse V: Insbesondere psychische Störungen bei Familienangehörigen, die in unmittelbarem Zusammenhang mit der chronischen körperlichen Erkrankung des Kindes stehen, sollten auf dieser Achse berücksichtigt werden. *Achtung:* Auf Achse V existiert keine spezifische Kodierung für schwere Belastung durch körperliche Krankheit bzw. für sehr lange Krankenhausaufenthalte.

Achse VI: Die Beurteilung des globalen psychosozialen Funktionsniveaus ergibt sich aus der Zusammenschau der unter Achsen I bis V kodierten Beeinträchtigungen.

Andere Klassifikationssysteme: ICF und MBS

Andere Klassifikationssysteme: Besonders in der Behandlung chronisch körperlich kranker Kinder findet parallel zur ICD-10-Klassifikation eine Klassifikation des Funktionsniveaus anhand der International Classification of Functioning, Disability and Health (ICF; WHO, 2001) statt, z. B. im Rahmen von Rehabilitationsaufenthalten. Außerdem hat die Bundesarbeitsgemeinschaft Sozialpädiatrischer Zentren (BAG SPZ) seit 1996 eine Mehrdimensionale Bereichsdiagnostik in der Sozialpädiatrie (MBS) entwickelt, in der Aspekte der Entwicklung und Intelligenz (E), der körperlich-neurologische Befund (K), der psychische Befund und das Verhalten (P), soziale Begleitumstände und Umweltfaktoren (S), ätiologische Faktoren (A) und Teilhabefaktoren (aktuell wesentliche Aspekte) (T) kodiert werden (Mendes, 2020). Psychotherapeut:innen sollten die Terminologie der verwendeten Klassifikationssysteme kennen und sich mit anderen Behandler:innen verständigen, welche Entsprechungen zu ihrer Einordnung nach MAS vorliegen.

Hilfreiche Materialien

- Fragebogen zur Erfassung essgestörten Verhaltens bei Patient:innen mit Diabetes mellitus (Diab-Ess) (vgl. Bahrke et al., 2006).
- Informationen zu diagnostischen Vorgehensweisen bei neuropsychologischen Fragestellungen bzw. bei Diagnosen aus Kapitel F06 und F07 lassen sich in Lidzba et al. (2019) finden.
- Fallbeispiele zu den Besonderheiten der Intelligenzdiagnostik bei Epilepsie lassen sich in Daseking und Petermann (2021) sowie in Daseking und Walter (2022) finden.

2.4 Integration der diagnostischen Befunde in die Bedingungsanalyse, die Definition von Behandlungszielen und die Therapieplanung

L3 **Leitlinie 3: Integration der diagnostischen Befunde in die Bedingungsanalyse, die Definition von Behandlungszielen und die Therapieplanung**

Bedingungsanalyse

Im hypothetischen Modell der Bedingungsanalyse muss abgewogen werden, welchen Anteil die chronische körperliche Krankheit an der Entstehung und Aufrechterhaltung des Problemverhaltens hat.

Makroebene - kontextuelle Verhaltensanalyse

- Die chronische körperliche Krankheit sollte als ein Element des Makrosystems berücksichtigt werden.
- Bei der Analyse der Lebensbereiche und Sozialbeziehungen sollte die Auswirkung der Krankheit auf alle Systemmitglieder berücksichtigt werden.

Mikroebene - situative Bedingungsanalyse

- Bei der Mikroanalyse ist die Funktionalität der Krankheit auf allen Ebenen zu berücksichtigen:
  - *S - Situation:* Häufigeres Auftreten von problematischen Situationen durch Erfordernisse der Krankheit (z. B. Stechen).
  - *O - Organismusvariable:* Einfluss von Krankheitsfaktoren (und ggf. Medikamenten) auf die kognitive und emotionale Regulation, erhöhte biologische Vulnerabilität, Begünstigung dysfunktionaler Schemata.
  - *R - kognitiv:* Vermischung realistischer und dysfunktionaler Kognitionen durch krankheitsspezifische Vorerfahrungen („Es wird unerträglich", „Ich halte das nicht aus").
  - *R - emotional:* Vorerfahrungen mit extremen Gefühlen von Wut, Ohnmacht, Ekel, Scham, Trauer durch Krankheitserfahrungen begünstigt.
  - *R - physiologisch:* Krankheitsbedingt begünstigte physiologische Reaktionen (z. B. Schmerz, Verdauung, Atmung) werden ggf. durch psychologische Faktoren verstärkt.
  - *R - motorisch:* Verhaltensweisen wie Vermeidung, Verheimlichung, Wutausbruch o. Ä.
  - *C - Konsequenz:* Beispielsweise Wegfall unangenehmer Aktivitäten bzw. sekundärer Krankheitsgewinn; erhöhte Fürsorge durch Angehörige; unangenehmes Ereignis infolge des Verhaltens, da krankheitsbedingte Regeln eingehalten werden müssen (z. B. Festhalten bei Behandlungsprozeduren). Differenzierung kurzfristiger und langfristiger Konsequenzen, z. B. Verschieben einer medizinischen Prozedur kann kurzfristig eine positive Konsequenz auslösen, aber langfristig zur Ausbildung von Ängsten führen.
  - *K - Kontingenz:* Treten die Konsequenzen regelmäßig, intermittierend, teilweise ein?

Behandlungsziele

- Behandlungsziele werden in Abhängigkeit von der diagnostizierten psychischen Störung formuliert.
- Bei der Formulierung von Therapiezielen muss auf mögliche Interaktionen mit Krankheitsfaktoren geachtet werden.

- Behandlungsziele können sich im Verlauf der Behandlung durch Änderungen im Krankheitsverlauf ändern.

Therapieplanung/Rahmenbedingungen

- Terminorganisation und Rahmenbedingungen der Behandlung können durch die chronische körperliche Krankheit beeinflusst werden (vgl. Leitlinie L6.1 in Kapitel 2.7.1).
- Durch Krankheitsfaktoren erforderliche Verlängerungs- oder Umwandlungsanträge sollten entsprechend formuliert werden.
- Rückfallprophylaxe zur Sicherung der erreichten Therapieziele sollte bedacht werden.

Erstellung einer Bedingungsanalyse

Bedingungsanalyse. Auf der Basis der Ergebnisse der Exploration und Diagnostik sowie der dimensionalen Einordnung der Störung nach ICD-10 (MAS) erfolgt die Erstellung einer Bedingungsanalyse für die Entstehung und Aufrechterhaltung des Problemverhaltens (für ein ausführliches Beispiel siehe Fallbeispiel Melia in Kapitel 5.1). Beim Vorliegen einer chronischen körperlichen Krankheit muss genau abgewogen werden, welcher Anteil der Krankheit und damit verbundener Faktoren in der Makroanalyse zukommt. Beim Erstellen der Mikroanalyse bzw. des SORCK-Modells können chronische körperliche Krankheiten bzw. damit verbundene Faktoren und Dimensionen eine Rolle spielen und zur Entstehung bzw. Aufrechterhaltung von Problemen beitragen. Grundsätzlich muss beachtet werden, dass krankheitsbedingte Faktoren auch als Ressourcen fungieren können, z. B. durch ein stabiles Netzwerk an Bezugspersonen oder durch Vorerfahrungen, die zur Entwicklung von günstigen Coping-Strategien beigetragen haben.

Behandlungsziele. Grundsätzlich werden Behandlungsziele in Abhängigkeit von der diagnostizierten psychischen Störung formuliert. Beim Vorliegen einer chronischen körperlichen Krankheit ist es wichtig zu beachten, dass Krankheitsfaktoren evtl. einem Therapieziel entgegenstehen können. Es kann dann hilfreich sein, Behandlungsziele sehr kleinschrittig zu formulieren und nach geeigneten Hilfsmitteln oder Kompensationsmöglichkeiten für krankheitsbedingte Faktoren zu suchen.

Folgende Themenkomplexe müssen im Zusammenhang mit einer chronischen körperlichen Erkrankung im Sinne von Therapiezielen häufig berücksichtigt werden:

- *Patient:innenbezogene Therapieziele* (Coping-Strategien; Akzeptanz, Selbstwert; Umgang mit Compliance/Non-Compliance; Umgang mit Wut, Trauer, Abschied; Transition).
- *Bezugspersonenbezogene Therapieziele* (Kommunikation über Krankheit; Bedeutung von krankheitsbezogenen Ängsten der Eltern; Ambivalenz zwischen Kontrolle und Verantwortungsübertragung; Sicherheitsbedürfnisse), Geschwistersituation.

Fallbeispiel

Ein Jugendlicher mit einer Epilepsie mit häufigen fokalen Anfällen ohne Bewusstseinsverlust vermeidet bereits seit längerem soziale Situationen wie Busfahren, Einkaufen oder Treffen mit Freunden. Seit einiger Zeit besteht auch eine Schulabstinenz. Die Diagnose einer sozialen Phobie erscheint gerechtfertigt. Als ein Hauptargument gegen soziale Aktivitäten werden Angst vor Anfällen, dadurch verursachte Unfälle und mögliche lebensbedrohliche Situationen angegeben. Auch die Eltern haben Angst vor den Anfällen und bestärken den Jugendlichen eher in seinem Rückzugsverhalten.

Denkbare Schritte auf dem Weg zum vorrangigen Behandlungsziel „Abbau der Angst in sozialen Situationen, Verbesserung sozialer Kompetenzen" wären in diesem Falle (1) die Auseinandersetzung mit der Angst vor Anfällen (Patient und Eltern), (2) zusätzlich zur Psychoedukation zum Thema Phobie die erneute Psychoedukation zum Thema Risiko bei Anfällen und mögliche Hilfsmittel zur Anfallsbeobachtung (evtl. in Rücksprache mit ärztlichen Mitbehandler:innen), (3) die Bezugspersonenarbeit zur Reduktion von aufrechterhaltenden Verhaltensweisen der Eltern und (4) das Erarbeiten von Helfersystemen (innere und äußere Helfer) etc.

Änderungen der Therapieziele durch den Krankheitsverlauf

Behandlungsziele können sich durch Änderungen im Krankheitsverlauf ändern oder in ihrer Relevanz anders bewertet werden. Darauf sollten Psychotherapeut:innen vorbereitet sein und den Behandlungsplan ggf. anpassen. Hilfreich zur adaptiven Behandlungsplanung ist eine sorgfältige Dokumentation z. B. mithilfe eines Verlaufsdokumentationsbogens, der auch Angaben zu krankheitsrelevanten Aspekten enthält.

Einfluss des unvorhersehbaren Krankheitsverlaufs beachten

Therapieplanung/Rahmenbedingungen. Bei der Therapieplanung bei Patient:innen mit chronischer körperlicher Krankheit treten aufgrund des oft variablen und wenig vorhersehbaren Krankheitsverlaufs einige organisatorische Herausforderungen auf, die bereits frühzeitig berücksichtigt werden sollten. Eine Richtlinientherapie mit regelmäßigen wöchentlichen Terminen über einen begrenzten Zeitraum hinweg ist hier eher selten der Fall. Es ist eher wahrscheinlich, dass es z. B. wegen notwendiger medizinischer Behandlungen zu Absagen und/oder längeren Pausen in der Behandlung kommt. Dies sollte bei der Definition von Behandlungszielen berücksichtigt werden. Ein kleinschrittiges Vorgehen und die Anpassung der Ziele je nach Krankheitsverlauf sind oft erforderlich. Falls durch krankheitsbedingte Abweichungen von der ursprünglichen Therapieplanung bestimmte Ziele nicht im zunächst beantragten Zeitrahmen erreicht werden können, sollte im Verlängerungs- oder Umwandlungsantrag explizit auf die Rolle der chronischen körperlichen Krankheit eingegangen werden. Bei Krankheiten mit schubweisem Verlauf sollte möglichst ein Kontingent zur Rückfallprophylaxe mitbeantragt werden, um bei später auftretenden Schüben die erreichten Therapieziele zu sichern.

Da Kinder und Jugendliche mit einer chronischen körperlichen Krankheit häufig in ein umfangreiches Helfersystem eingebunden sind, kann der:dem behandelnden Psychotherapeut:in auch eine koordinierende Rolle zukommen. Ein regelmäßiger Austausch mit behandelnden Ärzt:innen, Kita/Schule, Ausbildungsstelle sowie anderen beteiligten Therapeut:innen kommt in diesen Fällen häufiger als sonst vor und sollte in der zeitlichen Planung berücksichtigt werden.

Therapieplanung flexibel gestalten

Wenn Krankheitsfaktoren dazu führen, dass Therapieziele nicht wie ursprünglich beantragt erreicht werden können (z. B., wenn die Therapie wegen Krankenhausaufenthalten oder akuten Krankheitsschüben unterbrochen werden musste und nicht nahtlos an den Behandlungsplan angeknüpft werden konnte), sollte dies in Umwandlungs- bzw. Verlängerungsanträgen explizit so formuliert werden.

Beachte

- Eine gleichzeitige psychotherapeutische und neuropsychologische Behandlung ist grundsätzlich möglich. Da hier jedoch häufig Überschneidungen in Behandlungszielen und Therapieplanung auftreten, sollte ein enger Austausch von Anfang an durch Schweigepflichtentbindungen ermöglicht werden.

- Stunden zur Rückfallprophylaxe bzw. zur Sicherung des Behandlungserfolges sollten insbesondere dann vereinbart werden, wenn es z. B. bei schubweise verlaufenden Krankheiten nicht ausreichend möglich war, die erarbeiteten Strategien in Belastungssituationen zu erproben.

2.5 Verlaufskontrolle und Qualitätssicherung

L4 Leitlinie 4: Verlaufskontrolle und Qualitätssicherung

- Verlaufskontrolle und Qualitätssicherung erfolgen entsprechend den Empfehlungen für die jeweils behandelten psychischen Störungen.
- Stundenbeurteilungsbögen sollten zur kurzfristigen Verlaufskontrolle eingesetzt werden.
- Die Verlaufsdokumentation sollte auch Angaben zum Verlauf der chronischen körperlichen Krankheit beinhalten.
- Termine zur Rezidivprohyplaxe reservieren.
- Follow-up-Termine („Anker-Termine") etwa sechs Monate nach Therapieabschluss oder nach Bedarf dienen der Qualitätssicherung und ggf. weiteren Therapieplanung.

Auch bei der Behandlung von Patient:innen mit einer chronischen körperlichen Erkrankung sollte wie bei psychischen Störungen üblich eine Verlaufskontrolle und Qualitätssicherung erfolgen. Es sollten eingangs Kernprobleme der Symptomatik erfasst und definiert werden und die üblichen Testverfahren und Fragebögen zum Einsatz kommen, mit dem Ziel der Wirksamkeitsüberprüfung der eingesetzten Methoden und Reduktion der Symptomatik. Indem eine regelmäßige Verlaufskontrolle durchgeführt wird, können die erforderlichen therapeutischen Interventionen so immer wieder angepasst und/oder modifiziert werden. Diagnostische Verfahren, die sich auch zur Verlaufskontrolle und Qualitätssicherung einsetzen lassen, sind in Tabelle 12 in Kapitel 3.1 aufgeführt.

Der Einsatz von Stundenbeurteilungsbögen hat sich bewährt (vgl. M10 ab S. 150 sowie das ausgefüllte Beispiel). Diese sollten in der Regel die folgenden Punkte umfassen:

- Angaben über Sitzungsthemen,
- Probleme inner- und außerhalb der Therapie,
- Hausaufgaben,
- Planung weiterer Sitzungen.

Es wird jeweils unterschieden zwischen Bögen, die Therapeut:innen ausfüllen, und Bögen, die Patient:innen selbst ausfüllen können. Je nach Alter und Vorlieben der:des Patient:in unterscheiden sich die Inhalte und Gestaltung dieser Stundenbeurteilungsbögen.

Daten zur somatischen Krankheit gehören in die Verlaufsdokumentation

Die Verlaufsdokumentation sollte folgende Aspekte umfassen:

- Tätigkeitsdaten (z. B. diagnostische oder therapeutische Interventionen),
- Prozessdaten (z. B. Entwicklung der Beziehung zwischen Therapeut:in und Patient:in, Motivation),

- Evaluationsdaten (z. B. Veränderung der Symptomatik),
- Auffälligkeiten (z. B. Therapiepausen, z. B. durch Krankheit oder Krankenhausaufenthalte),
- subjektive Eindrücke (z. B. Gegenübertragungen),
- Daten zum Verlauf der chronischen körperlichen Krankheit (z. B. Kontrolltermine und Krankenhausaufenthalte, Krankheitsschübe, belastende Interventionen, Wechsel der Medikamente).

Termine zur Rezidivprophylaxe sollten nach Beendigung einer Langzeittherapie unbedingt verwendet werden, um Rückfällen vorzubeugen.

Zur Verlaufskontrolle und Qualitätssicherung eignen sich auch Follow-up-Termine („Anker-Termine"), z. B. sechs Monate nach Therapieende, in der die Stabilität der zuvor erreichten Therapieziele evaluiert, bei Bedarf neue Therapieziele formuliert oder ein Wechsel zu einer anderen psychotherapeutischen Behandlung erörtert werden können.

Hilfreiche Materialien

- Beispiele für Stundenbeurteilungsbögen finden sich in vielen Therapiemanualen, z. B. der Beobachtungsbogen zur Therapiemitarbeit des Kindes (TMK) in Petermann und Petermann (2018).
- Weitere hilfreiche Materialien zur Therapieplanung und Qualitätssicherung finden sich in Borg-Laufs (2011), Härter et al. (2003) sowie Ubben (2015).

2.6 Leitlinien zur Behandlungsindikation und Behandlungsplanung

Krankheitsbedingte Besonderheiten müssen bereits bei der Auswahl des Behandlungssettings beachtet werden. Hinweise zur Wahl des Behandlungssettings werden in Leitlinie L5 gegeben.

L5 Leitlinie 5: Indikationen für die Wahl des Behandlungssettings (ambulant, teilstationär, stationär, Rehabilitation, multimodal)

- Indikationen für die Wahl des Behandlungssettings ergeben sich aus dem Zusammenspiel von Faktoren der psychischen Störung und körperlichen Erkrankung.
- Eine ambulante Psychotherapie setzt eine ausreichende psychische und somatische Stabilität voraus.
- Im Falle einer Behandlung in einer kinder- und jugendpsychiatrischen Klinik sollten dort auch Faktoren der chronischen körperlichen Krankheit berücksichtigt werden.
- Bei starken Wechselwirkungen zwischen körperlicher und psychischer Störung sollte eine teil-/stationäre Behandlung in auf die somatische Krankheit spezialisierten Zentren stattfinden, die eine umfangreiche psychosoziale Behandlung ermöglichen können. Psychosomatische Kliniken für Kinder und Jugendliche kommen ebenfalls infrage.

- Rehabilitationsaufenthalte können in der Regel somatische und psychische Faktoren adressieren.
- Ein multimodales Behandlungssetting mit zahlreichen an der Behandlung beteiligten Personen und Einrichtungen ist häufig anzutreffen.

Kriterien für ambulantes Setting

Bei Kindern und Jugendlichen mit einer chronischen körperlichen Krankheit gelten für die Wahl des Behandlungssettings ähnliche Kriterien wie bei anderen Behandlungen auch. Allerdings ist das Zusammenspiel von Faktoren der psychischen Störung und der somatischen Erkrankung zu beachten. Eine *ambulante Psychotherapie* setzt eine ausreichende psychische und somatische Stabilität voraus. Es kann also erforderlich werden, die psychotherapeutische Arbeit an bestimmten Themen (z. B. Expositionsübungen mit körperlicher Belastung) während akuter Schmerzschübe bei einer rheumatischen Krankheit zu pausieren oder auf In-sensu-Expositionen auszuweichen.

Kriterien für stationäres Setting

Teil-/stationäre Behandlungskonzepte sind dann indiziert, wenn die psychische Stabilität nicht für die ambulante Therapie ausreicht bzw. wenn starke Interaktionen zwischen körperlicher und psychischer Störung vorliegen (z. B. bei Essstörungen im Rahmen eines Diabetes Typ I). Ob die teil-/stationäre Behandlung dann in einem auf die chronische körperliche Krankheit spezialisierten Zentrum mit psychosozialer Abteilung oder einer kinder- und jugendpsychiatrischen Einrichtung erfolgt, hängt vor allem von der Schwere der chronischen körperlichen Erkrankung und ggf. erforderlichen spezifischen Interventionen ab. Im Falle der Behandlung in der teil-/stationären Kinder- und Jugendpsychiatrie sollte von dort ein Austausch über die Therapieplanung mit den somatischen Mitbehandler:innen erfolgen. Dasselbe gilt, falls eine psychosomatische teil-/stationäre Behandlung vorgeschlagen wird.

Achtung

Manche Kliniken nehmen Patient:innen nicht auf, wenn die körperliche Erkrankung nicht gut eingestellt ist oder generell die körperliche Erkrankung dort nicht begleitend behandelt werden kann.

Eine teil-/stationäre Behandlung in einer psychosomatischen Klinik für Kinder und Jugendliche ist sinnvoll, wenn somatische und psychische Anteile am Störungsbild ungefähr ausgewogen Anteil haben und in beiden Aspekten ausreichende Stabilität vorliegt.

Kinder und Jugendliche mit chronischen körperlichen Krankheiten haben Anspruch auf Leistungen zur *Rehabilitation* (vgl. Glossar zu sozialrechtlichen Aspekten in M12 ab S. 155). In diesen Einrichtungen werden in der Regel sowohl somatische als auch psychische Faktoren adressiert. Ein multimodales Behandlungssetting ist häufig anzutreffen. Beteiligte sind unterschiedliche Disziplinen: Medizin, Ergotherapie, Physiotherapie, Logopädie, Ernährungsberatung, Klinikschule, Pädagogik, Sozialarbeit, (Neuro-)Psychologie, Kinder- und Jugendlichenpsychiatrie, usw.

Familienorientierte Rehabilitation. Hier nehmen das erkrankte Kind, die Geschwisterkinder und beide Elternteile an der Rehabilitation teil und es gibt spezifische Angebote für alle Familienmitglieder.

Palliativversorgung. Palliativversorgung richtet sich im Kindes- und Jugendalter auch an solche Patient:innen, bei denen eine schwere, auf jeden Fall lebensverkürzende Erkrankung besteht, auch wenn der Sterbeprozess noch nicht erkennbar begonnen hat und der zeitliche Verlauf der Erkrankung ungewiss ist. Stationäre Palliativangebote (Hospize) können von den Familien im Krankheitsverlauf auch zum Kraftschöpfen genutzt werden und stellen eine wichtige Entlastungsmöglichkeit dar.

2.7 Leitlinien zur Therapie

Unabhängig von den besonderen Herausforderungen, die jede chronische körperliche Krankheit mit sich bringt, werden in den Leitlinien L6.1 bis L6.9 (vgl. Kapitel 2.7.1 bis 2.7.9) diejenigen Aspekte zusammengefasst, die krankheitsübergreifend in der Kinder- und Jugendlichenpsychotherapie berücksichtigt werden sollten. Dabei fokussieren die Leitlinien L6.1 und L6.2 die Gestaltung der Rahmenbedingungen. Die Leitlinien L6.3 bis L6.9 gehen auf relevante inhaltliche Aspekte der Verhaltens- bzw. Psychotherapie bei Kindern und Jugendlichen mit einer chronischen körperlichen Krankheit ein.

L6 **Leitlinie 6: Therapie**

- Besonderheiten in der Gestaltung der Rahmenbedingungen (vgl. Leitlinie L6.1).
- Besonderheiten in der Therapieplanung (vgl. Leitlinie L6.2).
- Besonderheiten in der Psychoedukation (vgl. Leitlinie L6.3).
- Allgemeine und spezifische Coping-Strategien (vgl. Leitlinie L6.4).
- Compliance und Non-Compliance in der Psychotherapie (vgl. Leitlinie L6.5).
- Akzeptanz und Selbstwert (vgl. Leitlinie L6.6).
- Krankheitsbedingte Sonderrolle und Stigmatisierung (vgl. Leitlinie L6.7).
- Wut, Trauer und Abschied (vgl. Leitlinie L6.8).
- Besonderheiten bei der Transition in die Erwachsenenbehandlung (vgl. Leitlinie L6.9).

2.7.1 Besonderheiten in der Gestaltung der Rahmenbedingungen

Die Leitlinie L6.1 fasst die Besonderheiten zusammen, die hinsichtlich der Rahmenbedingungen für Patient:innen mit chronischer körperlicher Krankheit im Vorfeld und im Behandlungsverlauf bedacht werden sollten.

L6.1 **Leitlinie 6.1: Besonderheiten in der Gestaltung der Rahmenbedingungen**

- Krankheitsbedingte Herausforderungen berücksichtigen (Hilfsmittel, Barrierefreiheit, Terminplanung).
- Notfallpläne erfragen, ggf. Erste-Hilfe-Kurs für Kinder und Jugendliche besuchen.

- Videotermine je nach Krankheitssituation erwägen.
- Ggf. rechtzeitig Umwandlungsantrag in Langzeittherapie bedenken.
- Erhöhten Zeitaufwand für Kontakte zu Mitbehandler:innen bedenken.
- Erhöhten Aufwand für Informationssuche zur Krankheit bedenken.

Bei der Planung einer Psychotherapie sollten vorab krankheitsbedingte Herausforderungen geklärt werden. Es sollte bekannt sein, ob das betroffene Kind bestimmte Hilfsmittel benötigt, ob die Praxis ausreichend barrierearm bzw. barrierefrei und geeignet für den Einsatz der Hilfsmittel ist, die das Kind benötigt, bzw. die Praxis auch bei körperlichen Krisen erreicht werden kann (Gibt es ein Parkhaus bzw. eine Parkmöglichkeit in der Nähe? Gibt es einen Fahrstuhl im Gebäude? Sind die Türen rollstuhlgerecht? Gibt es ein barrierefreies WC?). Die Möglichkeit von Videoterminen bei körperlichen Krisen sollte von vornherein in Erwägung gezogen werden, die technischen Voraussetzungen dafür auf beiden Seiten geprüft und die schriftliche Einwilligung von der:dem Patient:in sowie den Bezugspersonen eingeholt werden.

Besuch eines Erste-Hilfe-Kurses

Für einige Patient:innen mit einer chronischen Krankheit gelten besondere Notfallpläne, die selbstverständlich auch in der Psychotherapie bekannt sein müssen. Eine Einweisung in die Verabreichung eines Notfallmedikamentes bei einem epileptischen Anfall, die erforderlichen Handlungen bei einer diabetischen Krise usw. müssen vor Aufnahme der Therapie geklärt sein. Der Besuch eines Erste-Hilfe-Kurses für Kinder und Jugendliche sollte in Erwägung gezogen werden. Angebote, die sich speziell auf die Situation in der kinder- und jugendpsychotherapeutischen Praxis beziehen, sind über die Kassenärztlichen Vereinigungen, der Psychotherapeutenkammern oder über andere Anbieter zu erfragen. Weiterführende Informationen finden sich bei Dick (2013).

Therapieunterbrechungen miteinplanen

Kurzfristige Ausfälle wegen akuter Krankheitsfaktoren können vorkommen und müssen flexibel behandelt werden. Ein Ausfallhonorar ist in solchen Fällen in der Regel nicht angemessen. Stattdessen sollten mögliche Ausfallstunden durch Bezugspersonenstunden, für Gespräche mit Mitbehandler:innen oder zur Therapievorbereitung genutzt werden, falls sich kurzfristig kein Ersatz finden lässt und eine Behandlungsstunde per Video mit der:dem Patient:in nicht möglich ist. Mittel- bis langfristig geplante Ausfälle (durch Arzttermine oder durch geplante stationäre Aufenthalte), die zur Unterbrechung der Therapie führen, sollten regelmäßig bei der Familie erfragt werden, um die Terminplanung zu erleichtern. Da es durch krankheitsbedingte Unterbrechungen, krankheitsbedingte Änderungen des Therapieziels oder Krisen zu längeren Therapieverläufen kommen kann, sollte rechtzeitig an einen Umwandlungsantrag in eine Langzeittherapie gedacht werden. Grundsätzlich muss für die Behandlung von Kindern und Jugendlichen mit einer chronischen körperlichen Krankheit ein erhöhter Zeitaufwand kalkuliert werden, da wesentlich häufiger Kontakte zu Mitbehandler:innen erfolgen als bei Patient:innen ohne eine solche Mitbedingung. Außerdem sollte ein erhöhter Zeitaufwand auch für die Informationsbeschaffung zur Krankheit bzw. für die Anpassung von Psychoedukations- und Therapiematerialien eingeplant werden. Tabelle 9 enthält eine Checkliste zu wichtigen Aspekten, die bei der Behandlung dieser Patient:innengruppe bedacht werden sollten.

Tabelle 9: Checkliste – Besondere Aspekte der Psychotherapie bei Kindern und Jugendlichen mit einer chronischen körperlichen Krankheit

Besonderer Aspekt	Aufgaben und mögliche Lösungen
Ist Barrierefreiheit erforderlich?	• Eigene Möglichkeiten prüfen, ggf. Nutzung anderer Räumlichkeiten erwägen
Gibt es einen Notfallplan (Krisenmanagement)?	• Eltern und ggfs. auch ärztliche Mitbehandler:innen fragen • Erste-Hilfe-Kurse besuchen
Sind Videotermine möglich?	• Technische Möglichkeiten prüfen, direkt zu Behandlungsbeginn besprechen und schriftliches Einverständnis einholen
Sollten Krankheits- bzw. themenspezifische Schulungen besucht werden?	• Schulungsangebote von Kinderkliniken, Spezialambulanzen und Pädiater:innen • Angebote von Selbsthilfegruppen nutzen
Rehabilitationsmaßnahmen: • Wird/wurde (regelmäßig) eine Reha durchgeführt? • Wenn bisher noch keine Reha erfolgt ist: Ist eine Reha indiziert?	• Rentenversicherungen • Reha-Beratung der Krankenkassen • Reha-Dienstleister • Unfallkassen • Sozialberatung an Kliniken, SPZ
Transition in die Erwachsenenmedizin	• Behandelnde Ärzt:innen • Schulungsprogramme/Camps • Spezielle Transitionssprechstunden
Psychoedukation: • Ist eine Anpassung der Inhalte/Materialien erforderlich? • Ist der Einbezug von Kita, Schule, Ausbildungsstelle, Universität o.Ä. sinnvoll?	• Behandelnde Ärzt:innen • Selbsthilfegruppen • Eigene Ressourcen und Möglichkeiten prüfen
Umwandlungsantrag für Langzeittherapie	• Arbeitszeit einplanen
Umgang mit sehr schweren Krankheitskrisen oder mit nahendem Tod	• Selbstfürsorge • Kollegialer Austausch, Intervision, Supervision

2.7.2 Besonderheiten in der Therapieplanung

L6.2 **Leitlinie 6.2: Besonderheiten bei der Therapieplanung**

- Somatische Krankheit als möglichen Faktor in die Bedingungsanalyse miteinbeziehen.
- Regelmäßig das Bedingungsmodell überprüfen.
- Planung wichtiger Interventionen unter Berücksichtigung evtl. krankheitsbedingter Unterbrechungen (z. B. durch stationäre Aufenthalte, Rehabilitationsmaßnahmen).
- Therapieziele auch in Abhängigkeit von Merkmalen der Krankheit planen.

Eine chronische körperliche Krankheit muss als möglicher Faktor in der Bedingungsanalyse berücksichtigt werden (Leitlinie L3, vgl. Kapitel 2.4). Da sich der Einfluss bzw. die Rolle der Krankheit im Verlauf der Therapie ändern kann, sollte das Bedingungsmodell regelmäßig überprüft und kritisch hinterfragt werden. So sollten z. B. bei Angaben zu Dosisveränderungen von Medikamenten bzw. neuen Medikamenten immer auch der Einfluss von Krankheitsfaktoren auf Konzentrationsfähigkeit, Antrieb und Affektregulation berücksichtigt werden.

Die Planung von Therapiezielen und damit verbundener Interventionen muss immer unter Berücksichtigung krankheitsbedingter Belastbarkeit und vor dem Hintergrund möglicher Therapieunterbrechungen (z. B. durch akute Schübe, Krankenhaus- oder Reha-Aufenthalte) erfolgen. Um dennoch Therapieziele realistisch zu erreichen, sollten alternative Interventionen in Erwägung gezogen werden, z. B. In-sensu-Expositionen, falls In-vivo-Expositionen nicht möglich sind. Bei Unterbrechungen durch stationäre Aufenthalte sollte frühzeitig Kontakt zu den dortigen psychosozialen Teams erfolgen und Möglichkeiten geklärt werden, wie Therapieziele aus der ambulanten Therapie auch im stationären Setting weiterverfolgt werden können.

Die Behandlungsplanung und Therapieziele sollten bei Patient:innen mit einer chronischen Krankheit grundsätzlich anhand der individuellen Bedingungsanalyse erfolgen. Übergeordnet sollten sich Psychotherapeut:innen dabei an folgenden Leitgedanken orientieren (Noeker, 2013):

1. Lag bereits vor Manifestation der chronischen körperlichen Krankheit eine hohe psychische Vulnerabilität oder eine manifeste psychische Störung vor bzw. erscheint die Ätiologie der psychischen Störung eher unabhängig von der chronischen Krankheit (vgl. Bedingungsanalyse, Makroanalyse), dann sollte die Behandlungskonzeption vorrangig auf die psychische Störung ausgerichtet sein und den störungsspezifischen Leitlinien dazu folgen.
2. Je stärker die Interaktion zwischen der psychischen Störung und den individuellen Krankheitsbelastungen bzw. Behandlungsanforderungen ist, desto wichtiger ist eine spezifische auf die Erkrankungssituation ausgerichtete Therapiekonzeption.

Psychotherapeut:innen sollten diese zwei Leitgedanken als ein Kontinuum betrachten und die Therapieplanung dazwischen flexibel gestalten.

In Tabelle 10 werden häufige Themen für die Psychotherapie in Abhängigkeit von Merkmalen einer Krankheit aufgeführt und mit Beispielerkrankungen ergänzt. Weitere Hinweise zu krankheitsspezifischen typischen Folgebelastungen finden sich in Kapitel 1. Es ist wichtig zu beachten, dass diese Hinweise nur Möglichkeiten aufzeigen und niemals die Einzelfallanalyse ersetzen dürfen.

Tabelle 10: Themen für die Psychotherapie in Abhängigkeit von Merkmalen der Krankheit in Anlehnung an Noeker (2013)

Krankheitsmerkmal	Relevante Themen für die Psychotherapie	Beispielerkrankungen
Risiko von Schüben, Exazerbation	Umgang mit Kontrollverlust, Ohnmachtsgefühle, Wut	Epilepsie, Asthma bronchiale, Diabetes mellitus, Juvenile idiopathische Arthritis (JIA), Chronisch-entzündliche Darmerkrankungen (CED)
Unsicherheit zu individueller Prognose	Extreme Angst, Panik, psychovegetative Stressreaktionen, Intrusionen, Grübeln	Onkologische Erkrankungen, Cystische Fibrose, Tumore
Weitere erforderliche Eingriffe, Operation, Transplantation	(Zukunfts-)Angst, Ungewissheit, Vorbereitung auf Eingriff	Angeborene Herzfehler, CED, Nierenerkrankungen
Progredienter Verlauf	Zukunftsängste, Antizipation unaufhaltsamer Verlusterfahrungen, Zwang zur ständigen Neuadaptation	Muskelerkrankungen, Cystische Fibrose, hochmaligne Tumoren
Progredienz und deutlich reduzierte Lebenserwartung trotz hoher Therapiecompliance	Hoffnungslosigkeit, Zweifel, Einschränkung der Behandlungsmotivation bis hin zu Behandlungsverweigerung	Cystische Fibrose, Nierenerkrankungen
Irreversible Schädigungen, erworbene Sinnes- oder Körperbehinderungen	Trauer, Wut, Abschied von früheren Zielen, Auseinandersetzung mit dem Behinderungsbegriff, dauerhafter Verlust von Funktionen, Auswirkungen auf Teilhabe und Aktivitäten, Entwickeln neuer Zukunftsperspektiven	Erworbene Blindheit, Augenbeteiligung bei rheumatischen Erkrankungen, schwere Adipositas bei ZNS-Tumoren, Zerebralparesen oder Paresen nach Schlaganfällen, Zustände nach Unfällen
Krankheits- oder behandlungsbedingte starke Schmerzen	Starkes Leiden, sekundäre Depression, Compliance-Probleme, wenn Schmerzen vor allem behandlungsbedingt sind	JIA, onkologische Behandlungen (Schmerz bei Chemotherapie, Kopfschmerzen)

Tabelle 10: Fortsetzung

Krankheitsmerkmal	Relevante Themen für die Psychotherapie	Beispielerkrankungen
Nebenwirkungen der erforderlichen medikamentösen Behandlung	Stimmungsschwankungen, Wut, Depression, Compliance-Probleme, Beeinträchtigung des Körperschemas und Selbstwertes, Auseinandersetzung mit Beeinträchtigung der körperlichen und geistigen Leistungsfähigkeit, Zieldefinitionen	prinzipiell alle medikamentös behandelten Krankheiten (z. B. JIA, ZNS-Tumore, Epilepsie), Chemotherapie, Radiotherapie, Drug-Load bei Polytherapie
Multimorbidität	Gewichtung der verschiedenen Krankheitsbilder mit Hinblick auf psychotherapeutische Ziele, Interaktionen zwischen Störungsanteilen	Hirntumor + Diabetes Typ I + Epilepsie JIA + Diabetes Typ I + Essstörung + Schmerzverstärkung
Sichtbarkeit in der Öffentlichkeit	Scham, Ekel, Stigmatisierung, Beeinträchtigung des Körperschemas und Selbstwertes, soziale Angst, Isolation, Rückzugsverhalten	Wachstumsstörungen, Atopische Dermatitis, CED (Geruch, Wachstum), Brandverletzungen, sichtbare Operationsnarben, Adipositas
Keine Sichtbarkeit in der Öffentlichkeit	Unsicherheit im Umgang mit der Krankheit, Angst vor Reaktionen anderer bei Mitteilung der Krankheit, Gefühl der Geringschätzung der Probleme, Gefühl von Einsamkeit	Diabetes mellitus, einige Epilepsieformen, CED, Tinnitus, HIV-Infektionen, Migräne/Spannungskopfschmerzen
Fehlende kausale Behandlungsoption	Ohnmacht, Hilflosigkeit, Kontrollverlust, Depression, sozialer Rückzug	Neurodegenerative Erkrankungen, seltene Erkrankungen
Behandlung bringt nicht den gewünschten/ausreichenden Erfolg	Umgang mit Kontrollverlust, Ohnmachtsgefühlen, Wut, nachlassender Compliance	JIA, Tumore, Epilepsien
Verlauf stark abhängig von Behandlungscompliance	Hohe Verantwortungslast, Konflikte über Verantwortlichkeiten, Konflikt mit alterstypischen Entwicklungsaufgaben (Autonomie)	Diabetes mellitus, Epilepsie, Asthma bronchiale, Cystische Fibrose

Tabelle 10: Fortsetzung

Krankheits-merkmal	Relevante Themen für die Psychotherapie	Beispielerkrankungen
Chronische Erkrankung mit ZNS-Beteiligung	Auseinandersetzung mit funktionellen Einschränkungen, eingeschränkte kognitive Ressourcen (z. B. Gedächtnisstörungen, Aufmerksamkeitsstörungen) zur Belastungsbewältigung, organisch bedingte Persönlichkeitsstörungen (z. B. Zwänge, gestörte Emotionsregulation), Gefahr der Stigmatisierung	Hirntumore, Epilepsie, Zustände nach schwerem Schädel-Hirn-Trauma, Schlaganfällen, Entzündungen des ZNS

2.7.3 Besonderheiten in der Psychoedukation

Der Psychoedukation kommt beim gleichzeitigen Vorliegen einer chronischen körperlichen Krankheit eine besondere Rolle zu. Deshalb werden wichtige Empfehlungen in der Leitlinie L6.3 zusammengefasst.

L6.3 **Leitlinie 6.3: Besonderheiten in der Psychoedukation**

- Anpassung der Psychoedukation unter Berücksichtigung der Rolle der chronischen körperlichen Krankheit in der Bedingungsanalyse sowie an den Entwicklungsstand des betroffenen Kindes/Jugendlichen.
- Psychoedukation zum biopsychosozialen Modell.
- Psychoedukation zum Thema Schmerz (wenn anwendbar).
- Psychoedukation zu Themen Angst, Wut, Stress, Stressregulation, Trauma, Anderssein.
- Unterstützung der Kommunikation zwischen Familie, Kita/Schule bzw. Ausbildungsstelle/Universität usw. durch krankheitsspezifische Psychoedukation relevanter Bezugspersonen.

Die Psychoedukation in der Psychotherapie fokussiert in erster Linie das psychische Störungsmuster und vermittelt relevante Informationen dazu. Je nachdem, welchen Stellenwert die chronische körperliche Krankheit nach der Bedingungsanalyse einnimmt, muss diese Psychoedukation an die spezifische Symptomatik angepasst werden. Gleichzeitig müssen das Alter bzw. der Entwicklungsstand des betroffenen Kindes berücksichtigt werden. Es kann sich anbieten, auch eine Psychoedukation zum spezifischen Krankheitsbild einzuplanen. Dies erfordert ausreichende Vorbereitung. Da die Patient:innen und deren Angehörige in der Regel bereits mit Informationsmaterialien durch die behandelnden Ärzt:innen versorgt wurden, können erstere hier eine „Expertenrolle“ einnehmen und wichtige Selbstwirksamkeitserfahrungen machen. Gleichzeitig bietet sich die Möglichkeit, funktionale und dysfunktionale Kognitionen mit Bezug auf die spezifische Krankheit zu explorieren. Die Interaktionen zwischen Krankheit und psychischer Symptomatik können dann herausgearbeitet werden.

Vorrangig sollte durch die Psychoedukation auf ein gemeinsames biopsychosoziales Verständnis der Symptomatik hingearbeitet werden. Das Zusammenspiel zwischen Körper, Gedanken, Gefühlen und Verhalten sollte mit altersentsprechenden Materialien adressiert werden. Wenn im Kontext der chronischen körperlichen Erkrankung Schmerzen eine Rolle spielen, sollte die Psychoedukation unbedingt auch diesen Aspekt aufgreifen. Gerade in diesen Fällen ist es für die Behandlung wichtig, Schmerz als ein komplexes Geschehen zu akzeptieren und Möglichkeiten zur Veränderung der Schmerzwahrnehmung über Aufmerksamkeitsveränderung zu erarbeiten.

Relevante Themen für die Psychoedukation

Weitere wichtige Themen für die Psychoedukation bei Kindern und Jugendlichen mit einer chronischen körperlichen Krankheit können sein:

- Angst (insbesondere krankheitsbezogene Ängste, Angst zu sterben, Angst der Familienmitglieder oder Freund:innen),
- Geschwisterrivalitäten, Rollenverteilung in der Familie,
- Wut (z. B. krankheitsbezogene Wutgefühle, Akzeptanz der Wut durch andere),
- Anderssein (krankheitsbedingte Sonderrolle, Stigmata, inkl. des Nicht-Wahrnehmens der Besonderheiten durch andere, die durch die Krankheit bestehen),
- Stress und Stressregulation, Trauma (allgemeine und spezifische Coping-Strategien, schlimmste Erfahrungen),
- Tod, Trauer, Sterben (bei progredient, lebensverkürzenden Erkrankungen).

Je nach individueller Situation bietet sich eine alters- bzw. entwicklungsangepasste Psychoedukation zu diesen Themen an und kann mithilfe der umfangreichen Materialien aus der Kinder- und Jugendlichenpsychotherapie angepasst erfolgen.

Psychoedukation kann auch genutzt werden, um die Kommunikation zwischen Patient:innen, Familien sowie dem pädagogischen bzw. beruflichen Umfeld zu verbessern. Falls im Rahmen der Exploration erkennbar wird, dass das Wissen aufseiten des pädagogischen Umfeldes eher eingeschränkt ist oder erkennbare Ängste und Unsicherheiten im Umgang mit der Krankheit bestehen, sollten Psychotherapeut:innen diese Bezugspersonen in die Psychoedukation einbeziehen. Ein Steckbrief zur Krankheit kann genutzt werden, um ein Gespräch mit Patient:innen und Schule vorzubereiten oder Informationen für Mitschüler:innen zusammenzustellen. Eine Sammlung der „10 Dinge, die du über meine Krankheit wissen solltest“ vonseiten der:des Patient:in und „10 Dinge, die ich über die Krankheit meiner Schülerin bzw. meines Schülers wissen möchte“ können einen geeigneten Einstieg für die Kommunikation zwischen den Beteiligten darstellen. Krankheitsspezifische Schulungsprogramme bieten umfangreiche Materialien, die auch in der Psychoedukation in der Psychotherapie genutzt werden können (vgl. Tabelle 13 ab S. 117). Weitere hilfreiche Materialien für die Psychoedukation sind im folgenden Kasten aufgelistet.

Hilfreiche Materialien

- Um die Kommunikation über die Krankheit zwischen Patient:innen, Familie, Kita, Schule und Ausbildung- und Arbeitsplatz zu erleichtern, stehen die Vorlagen „Steckbrief zur Krankheit" (vgl. M01, S. 137), „Geschwister-Steckbrief: Meine Familie und ich" (vgl. M02, S. 138), „10 Dinge, die du über meine Krankheit wissen solltest" (vgl. M03, S. 139) sowie „10 Dinge, die ich über die Krankheit meiner Schülerin bzw. meines Schülers wissen möchte (vgl. M04, S. 140) zur Verfügung.
- Grundsätzlich bieten sich insbesondere für jüngere Kinder Bücher zum Einstieg in die Psychoedukation an. Zu vielen chronischen körperlichen Krankheiten existieren Bilderbücher, Kinder- und Jugendbücher (vgl. M14 ab S. 161). Viele davon finden sich auch über die jeweiligen Selbsthilfeverbände oder medizinischen Fachgesellschaften, teils zum kostenlosen Download oder gegen eine geringe Schutzgebühr zum Bestellen (vgl. M13 ab S. 159).

Traumafolgen:

- Ein anschauliches Modell zur Erklärung von Traumareaktionen und Traumafolgesymptomen findet sich in „Powerbook. Erste Hilfe für die Seele" (Krüger, 2011).
- Das Bilderbuch „Max hat etwas Schlimmes erlebt"[3] (Buchli, de Witt-Amrein & Heiniger, 2016) eignet sich für Kinder von 4 bis 12 Jahren.
- „Der große Schreck – Psychoedukation für Kinder nach traumatischen Ereignissen" (Ahrens-Eipper, Nelius & Karausche, 2015) greift explizit auch den Schrecken auf, den eine Krankheit verursachen kann.

Videos und Filme:

- Das Deutsche Kinderschmerzzentrum bietet auf seiner Internetseite Links zu YouTube-Videos an, die für die Psychoedukation genutzt werden können (z. B. das Video „Das Biopsychosoziale Modell", in dem chronische Schmerzerkrankungen erklärt werden, oder das Video „Den Schmerz verstehen – und was zu tun ist in 10 Minuten").
- Kapitel 3 enthält eine Liste zu Filmen, Videos und Apps, die in der Psychotherapie zum Einsatz kommen können (vgl. Tabelle 14 ab S. 123).

Therapeutische Spiele:

- Das Spiel „Das bin ich – Die Körper-Rallye" (Gräßer, Botved & Hovermann, 2021a) bietet gute Einstiegsmöglichkeiten in die Psychoedukation zum Zusammenhang zwischen Körper, Gedanken, Gefühlen, Verhalten. Die Regeln können an den Entwicklungsstand des Kindes angepasst werden.
- Das KinderKlinikKarten-Memospiel (Schepper & Gerstner, 2012) ist ein Spiel mit Motiven rum um das Thema Krankheit und kann gut als Einstieg in das Thema genutzt werden.

3 Kostenloser Download möglich unter: https://ofpg.ch/buecher/max-hat-etwas-schlimmes-erlebt-bilderbuch-ueber-traumatisierende-erfahrungen

2.7.4 Allgemeine und spezifische Coping-Strategien

L6.4 **Leitlinie 6.4: Allgemeine und spezifische Coping-Strategien**

- Typische Coping-Stile für unterschiedliche Settings (z. B. Schule, Peers, Krankheit) explorieren.
- Coping-Strategien der Eltern/Bezugspersonen und mögliche Auswirkungen auf das kindliche Verhalten beachten.
- Individuelle Coping-Stile auf Funktionalität in Zusammenhang mit der körperlichen Krankheit überprüfen.
- Erarbeiten und Verstärken von angemessenen bzw. hilfreichen Coping-Strategien, Problemlöse-Strategien.

Das Erarbeiten hilfreicher Coping-Strategien und damit die Stärkung von Selbst- und Krankheitsmanagement sind in fast allen Behandlungen von Kindern und Jugendlichen mit einer chronischen körperlichen Krankheit relevante Therapieziele. Deshalb sollte bereits früh in der Behandlung diagnostisch erfasst werden, welche Coping-Strategien in verschiedenen Settings typischerweise gewählt werden. Hierzu kann z. B. auch ein standardisierter Fragebogen aufschlussreiche Informationen geben (vgl. Tabelle 12 ab S. 112). Die individuellen Coping-Versuche sollten grundsätzlich wertschätzend aufgegriffen und als Ressourcen in die Behandlung eingebunden werden.

Coping-Strategien der Bezugspersonen berücksichtigen

Bereits in der Exploration, aber genauso im Verlauf der Behandlung, müssen neben den Coping-Strategien des Kindes bzw. Jugendlichen auch die Coping-Strategien der Eltern und anderer relevanter Bezugspersonen exploriert werden. Auch im Rahmen der Bezugspersonenarbeit ist eine wertschätzende Haltung gegenüber den jeweiligen individuellen Bewältigungsformen von Stress durch die chronische körperliche Krankheit des Kindes wichtig. Sich widersprechende Strategien oder dysfunktionale Interaktionen zwischen Coping-Strategien von Patient:innen und Bezugspersonen sollten aufgedeckt und in der Therapie thematisiert werden. Bei Hinweisen auf übernommene dysfunktionale Verhaltensweisen sollte entsprechend die Bezugspersonenarbeit bzw. die Arbeit mit dem jeweiligen System intensiviert werden.

Allgemeine und spezifische Coping-Strategien als wichtige Therapieziele

Es ist wichtig zu verstehen, ob die Kinder und Jugendlichen diejenigen Coping-Stile, die sie in anderen Stresssituationen bereits erfolgreich einsetzen konnten, auch auf die Krankheitssituation übertragen können. Beim Erarbeiten von hilfreichen Coping-Strategien sollte auf eine Balance zwischen emotions- und problemorientierten Strategien geachtet werden bzw. die Kinder und Jugendlichen angeregt werden, verschiedene Coping-Strategien auszuprobieren. In einigen Fällen werden mit emotionsorientiertem Coping Befürchtungen im Hinblick auf eine Verschlechterung der Krankheitssituation verbunden, da starke Gefühle in einigen (sehr seltenen) Fällen Symptome der Krankheit hervorrufen oder verstärken können (z. B. emotionsgetriggerte Kataplexien bei Narkolepsie oder Postexertionelle Malaise (PEM) bei emotionaler Anstrengung bei ME/CFS). In solchen Fällen kann in der Therapie darauf hingearbeitet werden, verschiedene Ausdrucksweisen für Gefühle kennenzulernen, Gefühle in ihrer Stärke genau wahrzunehmen (z. B. über

Skalierungsübungen). Auch Übungen zur Stresstoleranz und Gefühlsregulation bieten sich an. Ein Haushalten mit den eigenen Energieressourcen und der gezielte Einsatz von Pausen (sogenanntes Pacing) ist als hilfreiche Coping-Strategie nicht nur für Patient:innen mit chronischer Fatigue ein wichtiges Therapieziel.

Problemorientierte Coping-Strategien lassen sich bestens mithilfe von Problemlösetrainings erarbeiten (vgl. auch Leitlinie L6.5).

Hilfreiche Materialien

Materialien zum Arbeiten mit allgemeinen und spezifischen Coping-Strategien bietet das Buch „Kognitive Verhaltenstherapie bei Depressionen im Kindes- und Jugendalter" (Abel & Hautzinger, 2013) sowie das Trainingsprogramm „Stressbewältigung im Jugendalter" (Beyer & Lohaus, 2017).

2.7.5 Compliance und Non-Compliance

Die Leitlinie L6.5 gibt Empfehlungen, wie mit Non-Compliance in Bezug auf die Behandlung der chronischen körperlichen Krankheit in der Psychotherapie umgegangen werden sollte. Im Falle von Compliance-Problemen sollte darauf geachtet werden, dass die Compliance in der Psychotherapie nicht identisch mit der Compliance hinsichtlich der Behandlung der somatischen Krankheit sein muss. Da Non-Compliance bei der Behandlung einer somatischen Krankheit grundsätzlich als Hinweis auf dysfunktionale Problemlöseversuche einzuordnen ist, sollte das Thema auf jeden Fall in den Behandlungsplan aufgenommen werden, selbst wenn eine andere Haltung zur Psychotherapie besteht.

L6.5 **Leitlinie 6.5: Compliance und Non-Compliance in der Psychotherapie**

- Explorieren möglicher Gründe für Non-Compliance mit Bezug auf die chronische körperliche Krankheit (auch aus Perspektive der Familie und des Behandlungssystems).
- Entwicklungsaspekte, Kommunikationsprobleme, praktische Gründe als mögliche Bedingungen abwägen.
- Abwägen von Gefährdungssituationen durch Non-Compliance.
- Suizidalität abklären.
- Zusammenarbeit mit Sorgeberechtigten und medizinischem Behandlungsumfeld.
- Patient:innen aktiv in Lösungssuche miteinbeziehen (Adhärenz anstreben).
- Problemlösestrategien vermitteln.

Funktionalität der Non-Compliance analysieren und Problemlösestrategien erarbeiten

Bei Hinweisen auf Non-Compliance sollte die Exploration wertschätzend, ohne Schuldzuweisungen und zunächst ohne Erklärungsversuche erfolgen. Im nächsten Schritt sollten mögliche Entwicklungsaspekte, Kommunikationsprobleme zwischen Behandler:innen, Sorgeberechtigten und Patient:innen sowie praktische Gründe und die Funktionalität der Non-Compliance analysiert werden. Für die Psychotherapie ist es von Relevanz zu klären, ob entsprechende Verhaltensmuster auch in anderen Situationen auftreten, oder ob sie recht spezifisch nur im Kontext der somatischen Krankheit bestehen (was selten der Fall ist).

Entwicklungsaspekte. Manche Behandlungsformen für chronische körperliche Krankheiten erfordern ein hohes Maß an kognitiven Fähigkeiten, Handlungsplanung und Impulskontrolle (z. B. Berechnen von Insulin, Handhabung von Inhalationsgeräten, Hautpflege und Verbandswechsel oder Hilfsmittelgebrauch). Gerade bei jungen Kindern sollte deshalb bei Non-Compliance immer auch geprüft werden, ob die Möglichkeiten des Kindes den Anforderungen durch die Maßnahme entsprechen. Die erforderliche Ausdauer und Konzentration können – zusätzlich zu entwicklungsbedingten Besonderheiten – auch durch eine chronische Erschöpfung oder depressive Stimmung deutlich beeinträchtigt sein. Eine Untersuchung mit einem Entwicklungstest, Intelligenztest oder auch mit einem Aufmerksamkeitstest sollte bei Unsicherheiten stets in Erwägung gezogen werden. Bei Auffälligkeiten sollten die Hilfestellungen bzw. Anforderungen entsprechend angepasst werden. Viele Behandlungsansätze für chronische körperliche Krankheiten stehen in direktem Konflikt mit der alterstypischen Autonomieentwicklung, bei jungen Kindern ebenso wie bei Jugendlichen. Während es beim jungen Kind häufig günstig ist, es entsprechend seinen Möglichkeiten aktiv in die Behandlung miteinzubeziehen und ihm passende Aufgaben zu übertragen, kann es bei Jugendlichen zusätzlich sinnvoll sein, auf persönliche Ziele zu fokussieren, für die sich „der Einsatz lohnt". In der psychotherapeutischen Arbeit können Vorbilder (z. B. aus Sport, Film, Musik, Kunst, Politik, Gleichaltrige) eine wichtige Brücke darstellen, um eigene Ziele zu entwickeln und die Compliance bzw. Adhärenz zu verbessern (vgl. Kapitel 1.4.3).

Kommunikationsprobleme. Da gerade bei chronischen Krankheiten mit komplexer Behandlung die Kommunikation zwischen medizinischem Personal und Patient:innen eine Schlüsselrolle zukommt, sollte im Falle von Non-Compliance auch ein Augenmerk auf diese Kommunikationsprozesse gerichtet werden. Es gilt dabei vor allem die Passung zwischen der Haltung der Ärzt:innen und den Erwartungen bzw. Wünschen vonseiten der Pat:innen bzw. Eltern zu beachten. Non-Compliance kann dann entstehen, wenn ein direktives ärztliches Vorgehen auf ein sehr starkes Mitbestimmungsbedürfnis bei Patient:innen trifft, aber auch, wenn ein sehr auf Kooperation ausgerichtetes Behandlungssetting auf ein ausgeprägtes Bedürfnis nach Orientierung und Führung trifft. Auch die Kommunikation innerhalb der Familie kann Non-Compliance aufrechterhalten (z. B. durch unausgesprochene Ängste und Befürchtungen). Zur Klärung bieten sich Bezugspersonenstunden oder auch Familiensitzungen an. Es sollte auf jeden Fall geprüft werden, ob alle Beteiligten die gleichen oder zumindest ähnliche Behandlungsziele haben und ob sie diese so formulieren können, dass sie von den anderen verstanden werden. Zur Klärung der Behandlungsziele können auch kreative Methoden eingesetzt werden (z. B. eine Dartscheibe mit „Zielen" bestücken und bewerfen, Rollenspiele mit vertauschten Rollen, Einsatz von Handpuppen; vgl. auch Kapitel 3.2.3). Bei Jugendlichen kann zur Klärung der Kommunikation gut auf das „Vier-Ohren-Modell" nach Schulz von Thun (2014) zurückgegriffen werden.

Praktische Hürden. Häufig erweisen sich praktische Hürden als wesentlicher Ausgangspunkt für Compliance-Probleme. Dazu gehören z. B. Hürden bei der Einnahme von Medikamenten durch Geschmack oder Konsistenz, aber auch zeitliche Belastungen, lange Wege oder Überschneidungen mit anderen, freiwillig gewählten Aktivitäten. Wenn z. B. eine Jugendliche mit Skoliose oder JIA nicht bereit ist, die verordneten Physiotherapiestunden wahrzunehmen, sollte auf jeden Fall erwogen werden, gemeinsam einen Wochenplan zu erstellen, um einzuschätzen, welche zeitlichen Belastungen bestehen und wie der Wochenplan aus Sicht der Patientin günstiger gestaltet werden könnte (z. B. was kann wegfallen oder umgestellt werden, damit es weniger belastend ist).

Gefährdungssituation, Suizidalität. Bei Hinweisen auf Non-Compliance bei der Behandlung der somatischen Krankheit muss grundsätzlich die Gefährdungssituation aus medizinischer Sicht geklärt werden. Wichtig ist vor allem, das Verständnis der:des Patient:in für die aus medizinischer Sicht vorliegende Gefährdung zu klären. Liegt dieses nicht vor, ist eher von einer kognitiven Überforderung auszugehen. Werden jedoch Behandlungen trotz ausreichendem Verständnis für mögliche lebensbedrohliche bzw. selbstschädigende Konsequenzen nicht umgesetzt, müssen grundsätzlich suizidale Gedanken, Impulse und Handlungen gezielt exploriert werden. Da bei manchen Krankheiten potenziell selbstschädigende oder sogar tödlich wirkende Medikamente stets zur Verfügung stehen, ist in solchen Fällen bei Hinweisen auf Suizidalität sehr genau abzuwägen, wie die Verfügbarkeit der Mittel kontrolliert bzw. eingeschränkt werden kann. In diesen Fällen ist eine sehr enge Zusammenarbeit zwischen Familie, Ärzt:innen, Schule bzw. beruflichem Umfeld und Psychotherapie erforderlich.

Gefährdung durch Non-Compliance von Eltern bzw. Sorgeberechtigten: Wenn Sorgeberechtigte medizinisch erforderliche Behandlungen ablehnen, sollten zunächst die oben aufgeführten Aspekte auch im Hinblick auf die Eltern analysiert werden. Schweigepflichtentbindungen gegenüber den behandelnden Ärzt:innen sollten, wenn irgendwie möglich, eingeholt und eine interdisziplinäre Zusammenarbeit angeboten werden. Grundsätzlich muss in diesen Fällen jedoch auch eine Gefährdung des Kindeswohls bedacht werden. Bei entsprechendem Verdacht sollte zeitnah eine anonymisierte Beratung durch Insofern erfahrene Fachkräfte, den Kinderschutz oder den Allgemeinen Sozialen Dienst des Jugendamtes in Anspruch genommen werden (vgl. Fallbeispiel Tamara in Kapitel 5.3).

Grundsätzlich eignet sich die Arbeit mit Problemlösestrategien zur Veränderung von Non-Compliance (vgl. Tabelle 11). Das „Problem“ kann die Krankheit an sich und deren somatische Konsequenzen sein. Es können jedoch auch Reaktionen auf die Krankheit (z. B. Erschöpfung, Wut, Trauer, Angst, Schmerz, Ekel) als „Problem“ ausgemacht und in die Lösungssuche eingebunden werden. Prinzipiell sollte angestrebt werden, die Betroffenen altersentsprechend aktiv in die Krankheitsbewältigung und -behandlung miteinzubeziehen, also eine Zusammenarbeit im Sinne einer Adhärenz anzustreben (vgl. hierzu auch M08 und M09 in Kapitel 4).

Angelehnt an Vorschläge aus der Therapie von Depressionen lassen sich Wege, um mit schwierigen Situationen umzugehen, häufig auch auf das Coping mit einer chronischen körperlichen Krankheit übertragen (Abel & Hautzinger, 2013):
- Die Situation ignorieren,
- die Situation vermeiden,
- die Situation an sich verändern,
- Verändern der eigenen Reaktion in der Situation (Gedanken, Gefühle, Verhaltensweisen),
- andere aktive Bewältigungsformen (Hilfeholen, Verhandeln usw.).

Tabelle 11: Problemlösestrategien bei Compliance-Problemen

Problemstellung	Beispielsituation	Lösungsansätze	Übergeordnete Strategie(n)
Verweigerung der Medikamenteneinnahme	Junges Kind verweigert Medikamenteneinnahme durch Kopfwegdrehen, Jammern, aber ohne heftige körperliche Gegenwehr	Ablenken (bei kleinen Kindern z.B. Pop-up-Bücher), Handlung weiterführen, nach Medikamentengabe zügig zu Alltagshandlungen übergehen, eigene Ängste klären, eigene Behandlungsziele klären	Ignorieren/ Normalisieren
Injektionsphobie	Kind verweigert Spritzeninjektion, hat Angst	Phobietherapie; bei kleinen Kindern „Raketenstarttechnik" (von 3 bis 0 rückwärts zählen und dann wird gleichzeitig vom Elternteil gespritzt und vom Kind z.B. in einen Luftrüssel getutet)	Verhaltensänderung
Verweigerung erforderlicher Therapiemaßnahmen	Kind wehrt sich gegen das Anlegen von Orthesen oder das Inhalieren	Einbeziehen des Kindes in die Aktivität, Entscheidungsspielräume geben („Was mache ich? – Was machst du?")	Verhandeln, Situation verändern
Behandlungsplan suboptimal	Behandlungsplan erfordert Medikamenteneinnahme zu Zeiten, in denen wichtige Aktivitäten eigentlich Vorrang haben sollten	Rücksprache mit behandelnden Ärzt:innen und Anpassung des Behandlungsplans an die Alltagsroutinen	Situation verändern, Hilfe holen
Vergesslichkeit, niedrige Motivation	Die:der Jugendliche „vergisst" häufig ihre: seine antikonvulsive Dauermedikation	Übertragung von Eigenverantwortung thematisieren, gemeinsame Behandlungsziele klären („Was willst du? – Was will ich?"), positive Konsequenzen der Medikamenteneinnahme verdeutlichen (z.B. Führerschein); Memo-Techniken, Einsatz von Erinnerungs-Apps bei Medikamenteneinnahme	Kognitive Umstrukturierung, Ziel- und Wertklärung

Tabelle 11: Fortsetzung

Problem-stellung	Beispiel-situation	Lösungsansätze	Übergeordnete Strategie(n)
Skilldefizite bei der Selbst-behandlung	Kind mit Asthma kann sein Inhala-tionsgerät nicht selbst bedienen	Aufbau der entsprechen-den Fertigkeiten durch Übung und spezifische Nachschulung	Verhaltens-änderung
Ekel vor Me-dikamenten	Das Kind ekelt sich vor einem bestimmten Medikament	Vergleichbare Wirkstoffe mit anderem Geschmack erwägen, Einnahme mit gut schmeckenden Nahrungsmitteln ermöglichen, Expositions-behandlung mit Reaktionsmanagement	Situation verändern
Komorbidität (Essstörung, Depression)	Die:der Jugend-liche nimmt absichtlich zu viel bzw. zu wenig Insulin	Rücksprache mit psychosozialem Team des behandelnden Zen-trums und Kinderärzt:in-nen halten, Vorstellung in kinder- und jugend-lichenpsychotherapeu-tischer Sprechstunde bzw. kinder- und jugendpsychiatrische Abklärung	Hilfe holen, inter-disziplinäre Behandlung
Familiäre In-teraktions-probleme	Eltern verhal-ten sich wider-sprüchlich im Hinblick auf die Einordnung von Symptomen, z. B. bei Kopf-schmerzen	Ambivalenzen und Zuständigkeiten klären, Familiengespräche, Vereinbarungen treffen	Behandlung des Familien-systems

Die Kommunikation mit Non-Compliance-Patient:innen kann sich an den Prinzipien des Motivational Interviewing (MI) orientieren (Miller & Rollnick, 1999; Palacio et al., 2016). Voraussetzung für eine Kommunikation im Sinne des MI sind Ambivalenzen hinsichtlich einer Verhaltensänderung, die zunächst in der Psychotherapie herausgearbeitet werden sollten, um eine kognitive Dissonanz zu erzeugen. Die grundlegenden Ziele der MI sind dann: (1) Förderung der Änderungsmotivation, z. B. durch gemeinsame Kosten-Nutzen-Analysen hinsichtlich kurzfristiger und langfristiger Folgen, (2) Festlegen von Zielen und konkreten Änderungsplänen und deren begleitete Umsetzung. Die Arbeit an diesen Zielen folgt dann den vier Grundprinzipien des MI:

1. Empathie ausdrücken,
2. Diskrepanzen entwickeln,
3. hilfreicher Umgang mit dem Widerstand,
4. Änderungszuversicht stärken.

Auch Gruppentherapieangebote bzw. Psychoedukationsangebote für Gruppen oder Patientenschulungen sollten bei Non-Compliance in Erwägung gezogen werden, da über das Lernen am Modell anderer betroffener Personen die Compliance oft besser beeinflussbar ist als im Rahmen einer Einzelbehandlung.

Hilfreiche Materialien

- Leitfaden für eine günstigen Gesprächsführung bei Non-Compliance (vgl. M08, S. 148).
- Vertrag zur Zusammenarbeit in der Familie (vgl. M09, S. 149).
- Auch die Materialien M01 bis M07 bieten sich zur Arbeit an der krankheitsbezogenen Compliance bzw. Non-Compliance an (vgl. S. 137 bis S. 147).

2.7.6 Akzeptanz und Selbstwert

Das Themenfeld Akzeptanz und Selbstwert sollte in der psychotherapeutischen Exploration besonders unter Berücksichtigung der Art der Erkrankung und der Erkrankungsphase exploriert werden (vgl. Leitlinie L6.6). Besonderheiten sollten grundsätzlich auch aus einer Entwicklungsperspektive bzw. zeitlichen Perspektive verstanden werden. Während z. B. um die Diagnosestellung und in der ersten Phase einer Erkrankung Wut und Ablehnung häufig vorkommen und oft auch funktionale Emotionen sind, können sie im chronischen Verlauf Hinweise auf Insuffizienzerleben oder geringe Akzeptanz der eigenen Person geben.

L6.6 Leitlinie 6.6: Akzeptanz und Selbstwert

- Exploration mit Berücksichtigung der Art der Erkrankung und der Erkrankungsphase.
- Kreative Techniken berücksichtigen.
- Ressourcenorientiertes Arbeiten.
- Haltung der Familie mitberücksichtigen.

Zur Psychoedukation sollte auf die Veränderung von Akzeptanz und Selbstwerterleben im Krankheitsverlauf, z. B. auf ein Krisenphasenmodell, Bezug genommen werden, um die verschiedenen typischen Emotionen zu normalisieren. Folgende Phasen in der Krisenbewältigung werden beschrieben (Schuchardt, 2003):

- Ungewissheit (Unwissenheit, Unsicherheit, Unannehmbarkeit),
- Gewissheit,
- Aggression,
- Verhandlung,
- Depression,

- Annahme,
- Aktivität,
- Solidarität.

Um diese Themenbereiche therapeutisch zu bearbeiten, sollte unbedingt ressourcenorientiert vorgegangen werden. Dabei sollten abgesehen von typischen Techniken der verhaltenstherapeutischen Gesprächsführung (z. B. Sokratischer Dialog) insbesondere auch kreative Techniken eingesetzt werden (vgl. Kapitel 3.2.3). So können beispielsweise Stärken-Plakate, Aufstellungen von Stärken in einem Puppenhaus, Skalierungsfragen („Wer ist mehr wert?"), die Arbeit mit Bildkarten und therapeutischen Spielen oder der Einsatz von Spielfiguren mit Handicap oder Hilfsmitteln die Themenbereiche auch für jüngere Kinder erfahrbar machen und bei älteren Jugendlichen eine hilfreiche Distanzierung ermöglichen. Auch das Benennen von Vorbildern und bekannten Personen mit ähnlichen Krankheitsbedingungen bietet sich hier an.

Da die Erkrankung eines Kindes auch bei Eltern und Familienmitgliedern Akzeptanz- bzw. Selbstwertprobleme bewirken kann, die sich auf die Kinder bzw. Jugendlichen übertragen und Verunsicherung bewirken können, sollten diese Aspekte unbedingt mit exploriert werden. Es kann im therapeutischen Prozess wichtig werden, die Haltung der Eltern miteinzubeziehen bzw. Eltern im Rahmen von Bezugspersonengesprächen eine Möglichkeit zu geben, ihre eigene Haltung wahrzunehmen und ggf. auch kritisch zu hinterfragen. Familiengespräche können wirksam eingesetzt werden, um verschiedene Sichtweisen zu thematisieren.

Hilfreiche Materialien

- Materialien (z. B. Arbeitsblätter, Therapiekarten, Übungsanleitungen oder Spielfiguren/Puppen, die ein Handicap haben) für die Arbeit am Thema „Akzeptanz und Selbstwert", finden sich in den Publikationen von Felnhofer, Clier und Galliez (2022), Gräßer, Hovermann und Botved (2020), Jacob und Seebauer (2020) sowie Gräßer und Hovermann (2015).
- (Psychotherapeutische) Spiele können ebenfalls genutzt werden, um die Themen Selbstwert und Akzeptanz in der Therapie aufzugreifen: z. B. das „Ressourcen-Memo" von Gräßer, Botved und Hovermann (2021b), „Die Diamantenfabrik" von Erdmann, Erdmann und Erdmann (2022) sowie „Das bin ich – Die Körper-Rallye" von Gräßer, Botved und Hovermann (2021a).
- Hilfreiches Film- und Videomaterial ist in Tabelle 14 aufgeführt (vgl. S. 123).
- Kinderbücher zum Thema „Sich anders fühlen" können ebenfalls hilfreich sein, um die Themen Akzeptanz und Selbstwert in der Therapie zu bearbeiten (vgl. M14 ab S. 161).

2.7.7 Krankheitsbedingte Sonderrolle und Stigmatisierung

Anders als bei akuten Erkrankungen bestehen die besonderen Situationen und Bedürfnisse bei chronisch körperlich kranken Kindern und Jugendlichen über lange Zeit. Es geht also darum, den Weg in die Normalität zurückzufinden bzw. die chronische Krankheit als Teil des Lebens zu akzeptieren. Der Themenbereich „Akzeptanz und Selbstwert" (vgl. Leitlinie L6.6) ist deshalb oft mit dem Themenbereich „Sonderrolle und Stigmatisierung" verbunden (vgl. Leitlinie L6.7).

L6.7 **Leitlinie 6.7: Krankheitsbedingte Sonderrolle und Stigmatisierung**

- Unterscheidung zwischen krankheitsbedingten besonderen Erfordernissen und Sonderrolle bzw. Stigmatisierung.
- Prüfen, ob früher oder aktuell eine sichtbare oder unsichtbare Sonderrolle durch die Krankheit übernommen oder zugewiesen wurde.
- Sonderrolle in Kita bzw. Schule explorieren.
- Unterstützungsmöglichkeiten explorieren.
- Sonderrolle normalisieren.
- Mobbing explorieren bzw. thematisieren.

Folgende Aspekte sollten beachtet werden:

- Es ist häufig wichtig, die krankheitsbedingten besonderen Einschränkungen oder Hilfebedarfe klar zu benennen und von einer Sonderrolle bzw. Stigmatisierung im Sinne von Ausgrenzung zu unterscheiden.
- In manchen Fällen verändert sich die Sonderrolle im Krankheitsverlauf, wenn z. B. neue Symptome auftreten, alltägliche Aktivitäten betroffen sind bzw. wenn das Kind bzw. die:der Jugendliche krankheitsbedingt besondere Unterstützung benötigt.
- Die Sichtbarkeit einer krankheitsbedingten Sonderrolle ist je nach Art der Erkrankung äußerst verschieden. Deshalb ist es wichtig, herauszuarbeiten, ob das Kind bzw. die:der Jugendliche eine Sonderrolle selbst so wahrnimmt oder ob diese (noch) vorwiegend in der Wahrnehmung von Bezugspersonen bzw. vom Umfeld besteht.

In einigen Fällen wird dem Kind die Sonderrolle mehr oder weniger explizit vom Umfeld zugeschrieben oder durch Verhaltensweisen im Umfeld verstärkt oder aufrechterhalten. Ängste, Befürchtungen, Unwissenheit oder Fehlannahmen des Umfeldes müssen deshalb erfasst und ggf. durch eine erweiterte Bezugspersonenarbeit in die Therapie integriert werden (vgl. Fallbeispiel Mohammed in Kapitel 5.2). Dafür bietet es sich an, nach einer Sammlung von Gründen für eine Sonderrolle mögliche Vor- und Nachteile zu analysieren und praktische Lösungsansätze zu suchen. Das Gespräch kann sich an den Leitfragen orientieren, die in Kasten 6 aufgeführt sind.

Kasten 6: Leitfragen für das Bezugspersonengespräch zum Thema Sonderrolle

- „Wodurch entsteht die Sonderrolle bei Ihrem Kind?"
- „Besteht die Sonderrolle in verschiedenen Situationen (Familie, Kindergarten, Schule usw.) gleichermaßen?"
- „Welche Nachteile bringt die Sonderrolle für Ihr Kind und Ihre Familie?"
- „Welche praktischen Ansätze haben Sie bereits gefunden, um die Sonderrolle zu reduzieren?"

Bestehen Hinweise auf eine Sonderrolle bzw. Stigmatisierung in Kindergarten oder Schule, sollten Psychotherapeut:innen nach einer Schweigepflichtentbindung den Kontakt mit betreuenden Institutionen herstellen und in Zusammenarbeit mit den behandelnden Ärzt:innen wichtige Informationen zur Krankheit vermitteln. Anregungen zur Gestaltung und zur Bedarfsanalyse finden sich in Kapitel 4 (vgl. M01 bis M04). Wenn Patient:innen ihre Krankheit in der Schule selbst erklären und ihre Wünsche zum Umgang mit der Krankheit äußern möchten, können solche Einheiten z. B. in einer Therapiesitzung in Form kleiner Präsentationen vorbereitet und im Rollenspiel geübt werden. Dies kann sowohl die Selbstwirksamkeitserfahrungen und Akzeptanz stärken und zugleich die Eigenverantwortung im Umgang mit der Krankheit unterstützen. Im Sinne einer Behandlung im Lebensumfeld können Psychotherapeut:innen ihre Patient:innen für solche Einheiten auch in die Schule bzw. den Kindergarten begleiten und die Erfahrungen in folgenden Sitzungen aufgreifen.

Kreative Methoden zur Information des Umfeldes nutzen

Hilfreiche Informationsmaterialien für Schulen oder Kindergärten erhält man z. B. über die krankheitsspezifischen Selbsthilfegruppen, medizinischen Fachgesellschaften und Schulungsprogramme. Klinikschulen bieten häufig besondere Beratung an der Schnittstelle von stationärer und ambulanter Behandlung für betroffene Kinder im Schulalter an. Bei Informationsangeboten in Schule und Kitas kann auch ein Sinnesparcours eingesetzt werden (vgl. Kapitel 3.2.3).

Wenn wegen einer chronischen Krankheit im schulischen Kontext Nachteilsausgleiche gewährt werden, sollten Psychotherapeut:innen die individuelle Ausgestaltung mitabwägen und dabei das Gleichgewicht zwischen tatsächlichem Nachteilsausgleich und Aufrechterhalten einer Sonderrolle bzw. Gefahr von Stigmatisierung reflektieren.

Das Explorieren von Mobbingerfahrungen sollte regelhaft erfolgen und konkreten Hinweisen bei einer krankheitsbedingten Sonderrolle konsequent nachgegangen werden (vgl. Kapitel 2.2.4). Im Falle von Mobbingerfahrungen sollte auf jeden Fall die Schulsozialarbeit einbezogen werden und nach Lösungsansätzen im jeweiligen System gesucht werden. Die Einzelpsychotherapie kann hier stützend und ressourcenorientiert ansetzen und z. B. Konfliktlösestrategien im geschützten Rahmen thematisieren.

Hilfreiche Materialien

- Vorlagen für die Arbeit an der krankheitsbedingten Sonderrolle: „Steckbrief zur Krankheit“ (vgl. M01, S. 137), „Geschwister-Steckbrief: Meine Familie und ich“ (vgl. M02, S. 138), „10 Dinge, die du über meine Krankheit wissen solltest“ (vgl. M03, S. 139) sowie „10 Dinge, die ich über die Krankheit meiner Schülerin bzw. meines Schülers wissen möchte (vgl. M04, S. 140).
- Kuscheltiere und Puppen mit besonderen Merkmalen bzw. Handicaps lassen sich bei einigen Elternverbänden bzw. medizinischen Fachgruppen bestellen, selbst namhafte Spielfiguren gibt es mit Handicap wie Beinprothese und Rollstuhl (z. B. unter www.diversity-spielzeug.de).
- Informationsmaterial zum Thema Schule bei Krankheit bieten Klinikschulen und die Bundeszentrale für gesundheitliche Aufklärung (BZgA) (vgl. Kapitel 3.2.2 und M13 ab S. 159).

- Zum Erarbeiten von Konfliktlösestrategien bieten sich z. B. die Therapiespiele „Monsterpakt" (Hansmeier & Busse, ohne Jahr) oder „Beefbox" (Hansmeier & Busse, ohne Jahr) an.

2.7.8 Wut, Trauer und Abschied

Wut und Trauer sind typische Emotionen, die in der Auseinandersetzung mit der eigenen chronischen körperlichen Erkrankung häufig auftreten, da sich Betroffene von eigenen Zielen, Wünschen, Zukunftsplänen verabschieden müssen (vgl. Leitlinie L6.8). Diese Auseinandersetzung ist schmerzhaft und anstrengend, sodass Vermeidungsverhalten auftreten kann. Dies gilt nicht nur für die betroffenen Kinder oder Jugendlichen, sondern ganz besonders auch für die Eltern/Bezugspersonen.

L6.8 **Leitlinie 6.8: Wut, Trauer und Abschied**

- Wut, Trauer und Abschied als wichtige Schritte in der Krankheitsanpassung wertschätzen und begleiten.
- Vermeidungsverhalten erkennen und aufgreifen.
- Gefühle externalisieren und normalisieren.
- Abschied von nicht erreichbaren Zielen.
- Neuorientierung unterstützen.

Vermeidungsverhalten erkennen und aufgreifen

Besonders wenn sich Wut und Trauer in Form von Abwertungen oder Vorwürfen gegen das Behandlungssystem richten, sollten Psychotherapeut:innen versuchen, diese Mechanismen aufzudecken und sowohl bei den Kindern bzw. Jugendlichen als auch bei den Eltern/Bezugspersonen alternative Ausdrucksweisen für die starken Emotionen anzuregen (vgl. Fallbeispiel Kerstin in Kapitel 5.7).

Dabei können je nach Alter und Vorlieben unterschiedliche Strategien zum Einsatz kommen, z. B.:

- Taschentücher bereitstellen („Es kann gut sein, dass bei unserem Gespräch Tränen aufkommen, dafür sollen wenigstens die Taschentücher gleich in Griffweite stehen").
- Stopp-Signale vereinbaren („Du sagst mir, wenn du das Thema nicht mehr weiter besprechen möchtest oder kannst").
- Möglichkeit zum Externalisieren der starken Gefühle anbieten (z. B. Malen, Modellieren, Basteln).
- Den Einsatz von Skills zur Affektregulation thematisieren und Material bereithalten.
- Möglichkeiten zur Distanzierung anbieten (z. B. Briefe in der dritten Person schreiben lassen)

Um von persönlichen Zielen bzw. Wünschen Abschied zu nehmen, bieten sich Abschiedsrituale an, bei denen diese Ziele nochmals genau benannt werden und dann beispielsweise beerdigt, verbrannt oder auch in einen Fluss geworfen werden.

Daran anschließend sollte der Blick auf die Zukunft mit den neuen Zielen, Wünschen und Herausforderungen gerichtet werden.

Mithilfe von Gedankenexperimenten oder Metaphern kann Krankheit auch als Chance betrachtet werden. Hierzu bieten sich z.B. Äußerungen über Krankheit von André Gide (1869–1951) an, die im Internet oder auch in Schnyder (1991) zu finden sind, das Gedicht „Der Schnupfen" von Christian Morgenstern (1871–1914) oder der Text „Willkommen in Holland" von Emily Perl Kingsley[4].

2.7.9 Besonderheiten bei der Transition in die Erwachsenenbehandlung

Der Übergang vom Jugend- in das Erwachsenenalter bedarf bei Patient:innen mit einer chronischen körperlichen Krankheit besonderer Aufmerksamkeit. Relevante Aspekte fasst Leitlinie L6.9 zusammen.

L6.9 **Leitlinie 6.9: Besonderheiten bei der Transition in die Erwachsenenbehandlung**

- Unterschiede zwischen medizinischem System (Betreuung in der Pädiatrie bis zum 18. Geburtstag) und psychotherapeutischem System.
- Psychotherapie kann den Transitionsprozess begleiten und Faktoren, die die Transitionsbereitschaft des Patient:innen unterstützen, aufgreifen.
- Transitionsbegleitung mit in den Behandlungsplan aufnehmen.

Die medizinische Behandlung von Patient:innen mit chronischen körperlichen Erkrankungen geht mit dem Erreichen der Volljährigkeit (also dem 18. Geburtstag) von der Pädiatrie in die Erwachsenenmedizin über. Altersabhängige Prinzipien der Versorgung in der Psychotherapie sind in Tabelle 3 auf S. 33 dargestellt. In der Regel sollte diese Transition von den behandelnden Ärzt:innen vorbereitet und begleitet werden. Da Kinder- und Jugendlichenpsychotherapeut:innen bis zum vollendeten 20. Lebensjahr (also bis zum 21. Geburtstag) eine Behandlung beginnen und dann bis zum Abschluss der Therapie durchführen können, kommt ihnen in dieser entscheidenden Entwicklungsphase oftmals eine Brückenfunktion zu. Deshalb ist es wichtig, die behandelnden Ärzt:innen auf die Unterschiede in den Behandlungsmöglichkeiten hinzuweisen und ggf. Therapieanträge so zu stellen, dass eine Weiterbehandlung über die Transitionsphase hinaus möglich ist. Falls sich durch den Transitionsprozess im medizinischen Bereich relevante psychotherapeutische Therapieziele ergeben, sollten Behandlungspläne entsprechend angepasst werden (z.B. bezüglich Verantwortungsübernahme, Compliance-Fragen oder Ängste in der Kommunikation über die Krankheit).

4 Verfügbar unter: https://asbh.de/wp-content/uploads/2019/05/Willkommen-in-Holland.pdf

Folgende Themen sind zur Unterstützung der Transitionsbereitschaft von Jugendlichen und jungen Erwachsenen besonders wichtig und sollten bei Bedarf in den Behandlungsplan aufgenommen werden:

- Wissen über die Erkrankung,
- Skills, Selbstwirksamkeitserleben,
- Glaubenssätze, Erwartungen,
- Entwicklungsstand,
- Ziele, Motivation,
- Beziehungen, Kommunikationsmöglichkeiten,
- Emotionen.

Psychotherapeut:innen sollten sich über entsprechende Transitionsprogramme informieren, die sowohl krankheitsübergreifende als auch krankheitsspezifische Transitionsschulungen und Informationsmaterialien bieten (vgl. Kasten).

Hilfreiche Materialien

- Umfangreiche Informationen zum Thema Transition sind in der AWMF-Leitlinie der Gesellschaft für Transitionsmedizin (2021) zusammengefasst.
- Das Kompetenznetz Patientenschulung im Kindes- und Jugendalter (KomPaS) e.V. der Medizinischen Hochschule Hannover bietet Transitionsschulungen an und stellt Informationsmaterial zur Verfügung. Außerdem bietet KomPaS die Internetseite www.between-kompas.com für Jugendliche mit chronischer Krankheit (und deren Eltern) an.
- Transitionscamps für junge Erwachsene veranstalten z. B. die Deutsche Rheumaliga und die Deutsche Kinderrheuma-Stiftung, Informationen erhält man auf den Internetseiten www.rheuma-liga.de und www.kinderrheuma-stiftung.de.
- Das Themenheft „Erwachsen werden mit Epilepsie“ der Zeitschrift der Deutschen Epilepsievereinigung „einfälle“ (Nr. 149, 2019) bietet umfangreiche Informationen rund um die Transition bei Epilepsie und kann auf der Internetseite der Deutschen Epilepsievereinigung kostenlos heruntergeladen werden.
- Informationen zum Erwachsenwerden mit Diabetes erhält man auf der Internetseite der Deutschen Diabetes-Hilfe.
- Für einige Erkrankungen gibt es inzwischen sogenannte „Transitionspässe“, in denen alle wesentlichen Details zur Erkrankung notiert werden können, sodass weiterbehandelnde Fachärzt:innen alle wichtigen Informationen auf einen Blick sehen können.
- „Transition-Peers“ sind junge Erwachsene, die den Transitionsprozess schon hinter sich haben und mit Rat und Tat zur Seite stehen (z. B. auf der Internetseite www.mein-rheuma-wird-erwachsen.de der Deutschen Rheuma-Liga).

3 Verfahren zur Diagnostik und Therapie

3.1 Verfahren zu Diagnostik und Verlaufskontrolle

Zur psychotherapeutischen Diagnostik bei chronischen körperlichen Erkrankungen kommen generell diejenigen Verfahren zum Einsatz, die die psychische Symptomatik adressieren. Verfahren, die Aspekte der Krankheit im Bedingungsgefüge der psychischen Symptomatik im Besonderen untersuchen, werden in Tabelle 12 thematisch gegliedert aufgeführt.

Tabelle 12: Übersicht zu diagnostischen Verfahren bei chronischen körperlichen Erkrankungen

Name	Abkürzung	Autor:innen	Einsatzbereiche	Art des Verfahrens	Altersbereich
Krankheitsmodelle/Überzeugungen/Einstellungen/Coping					
Fragebogen zur Erhebung von Stress und Stressbewältigung im Kindes- und Jugendalter – Revision	SSKJ 3–8 R	Lohaus, Eschenbeck, Kohlmann & Klein-Heßling (2018)	Der Fragebogen erhebt die Vulnerabilität für potenzielle Stressoren und das vorhandene Stressbewältigungspotenzial	Fragebogen	7–16 Jahre (3.–8. Klasse)
Stressverarbeitungsfragebogen für Kinder und Jugendliche	SVF-KJ	Hampel & Petermann (2016)	Fragebogen zur dispositionellen Stressverarbeitung, unterscheidet zwischen stressreduzierenden und stressvermehrenden Strategien	Fragebogen	8–16 Jahre
Fragebogen zur elterlichen Krankheitsbewältigung: Coping Health Inventory for Parents (CHIP) – deutsche Version	CHIP	McCubbin, McCubbin, Cauble & Goldbeck (2001)	Fragebogen zur Krankheitsbewältigung von Eltern chronisch kranker Kinder	Fragebogen	Eltern
Deutscher Schmerzfragebogen für Kinder und Jugendliche DSF-KJ	DSF-KJ	Schroeder et al. (2010)	• Fragebogen zur detaillierten Beschreibung von Schmerzen • enthält Fragen zum Krankheitskonzept • Frei zugänglich über www.deutsches-kinderschmerzzentrum.de	Fragebogen	4–10 Jahre 11–18 Jahre Eltern
Belastungen von Familien					
Eltern-Belastungs-Inventar	EBI	Tröster (2010)	Fragebogen zu elterlichen Belastungen, 5 Subskalen zu Belastungsquellen, die vom Kind ausgehen, 7 Subskalen zur Erfassung der Beeinträchtigung elterlicher Funktionsbereiche	Fragebogen	Eltern

Tabelle 12: Fortsetzung

Name	Abkürzung	Autor:innen	Einsatzbereiche	Art des Verfahrens	Altersbereich
Der Familien-Belastungs-Fragebogen	FaBel	Ravens-Sieberer et al. (2001)	Fragebogen zur Erfassung von familiären Belastungen durch die Erkrankung von Kindern und Jugendlichen	Fragebogen	Eltern
Lebensqualität/Teilhabefaktoren					
Fragebogen zur Erfassung der gesundheitsbezogenen Lebensqualität bei Kindern und Jugendlichen – Revidierte Form	Kindl®	Ravens-Sieberer & Bullinger (1998); Ravens-Sieberer (2000)	• Fragebogen zur gesundheitsbezogenen Lebensqualität zu den Domänen Körper, Psyche, Selbstwert, Familie, Freunde, Schule • Modul Erkrankung • Krankheitsspezifische Module für Adipositas, Asthma, Epilepsie, Diabetes, Neurodermitis, Onkologie, Spina bifida	Fragebogen	4–7 Jahre 8–12 Jahre 13–16 Jahre Eltern 4- bis 7-jähriger sowie 8- bis 16-jähriger Kinder
Kidscreen – Erfassung der gesundheitsbezogenen Lebensqualität von Kindern und Jugendlichen mittels Selbstauskunft und Fremdurteil	Kidscreen	The KID-SCREEN Group Europe (2006)	• Fragebogen zur Erhebung der gesundheitsbezogenen Lebensqualität • Langform überwiegend als Forschungsinstrument gedacht, auch als Kurzform vorhanden • Zugänglich über www.kidscreen.org	Fragebogen	Kinder/ Jugendliche und Eltern
German Child and Adolescent Scale of Participation	G-CASP	de Bock et al. (2019)	Elternfragebogen zur Teilhabe von Kindern/ Jugendlichen mit einer chronischen Erkrankung	Fragebogen	Eltern

Tabelle 12: Fortsetzung

Name	Abkürzung	Autor:innen	Einsatzbereiche	Art des Verfahrens	Altersbereich
Das Ulmer Lebensqualitäts-Inventar für Eltern chronisch kranker Kinder	ULQUIE	Goldbeck & Storck (2002)	Fragebogen zur Erfassung der Lebensqualität von Eltern chronisch kranker Kinder auf den Dimensionen Leistungsfähigkeit, Zufriedenheit mit familiärer Situation, emotionale Belastung, Selbstverwirklichung und Allgemeinbefinden	Fragebogen	Eltern
Negative Kognitionen/Einschränkungen/Behandlung					
Observation Scale for Measuring Children's Distress during Medical Procedures	OSBD	Elliott, Jay & Woody (1987)	Beobachtungsskala für kindliches Verhalten bei schmerzhaften medizinischen Prozeduren	Beobachtungsskala	Medzinisches Fachpersonal
Schmerz					
Deutscher Schmerzfragebogen für Kinder und Jugendliche	DSF-KJ	Schroeder et al. (2010)	• Fragebogen zur detaillierten Beschreibung von Schmerzen, enthält Fragen zum Krankheitskonzept • Frei zugänglich über www.deutsches-kinderschmerzzentrum.de	Fragebogen	4–10 Jahre 11–18 Jahre Eltern
Pediatric Pain Disability Index	P-PDI	Hübner et al. (2009)	• Erfassung der schmerzbezogenen Beeinträchtigung im Alltag • Frei zugänglich über www.deutsches-kinderschmerzzentrum.de	Fragebogen	Jugendliche Eltern
Deutsche Fassung des Paediatric Pain Coping Inventory Revision	PPCI-R	Hechler et al. (2008)	• Erfasst Bewältigungsstrategien von Kindern und Jugendlichen bei Schmerzen • Frei zugänglich über www.deutsches-kinderschmerzzentrum.de	Fragebogen	Kinder/ Jugendliche

Tabelle 12: Fortsetzung

Name	Abkürzung	Autor:innen	Einsatzbereiche	Art des Verfahrens	Altersbereich
Trauma/Traumafolgesymptome					
Child and Adolescent Trauma Screen	CATS	Sachser et al. (2017)	• Screening für traumatische Erfahrungen (inkl. medizinische Behandlungen) und Traumafolgesymptome) • Zahlreiche Sprachfassungen vorhanden • Frei zugänglich über www.ulmer-onlineklinik.de	Fragebogen	7–17 Jahre Eltern 3- bis 6-jähriger Kinder
Child Report of Post-Traumatic Symptoms	CROPS	Greenwald & Rubin (1999)	Screening auf Traumafolgesymptome, auch zur Therapieverlaufskontrolle geeignet	Fragebogen	Kinder
Parents Report of Post-Traumatic Symptoms	PROPS	Greenwald & Rubin (1999)	Screening auf Traumafolgesymptome, auch zur Therapieverlaufskontrolle geeignet	Fragebogen	Eltern
Essener Trauma-Inventar für Kinder und Jugendliche	ETI-KJ	Tagay et al. (2011)	Inventar zur Erfassung von traumatischen Erfahrungen (inkl. schwerer Krankheit) und Traumafolgesymptomen	Fragebogen und Interviewversion	Fragebogen: • 12–17 Jahre • Eltern Interview: • Nur Patient:innen
Diagnostik-System für psychische Störungen nach ICD-10 und DSM-5 für Kinder und Jugendliche (DISYPS-III) – Trauma und belastungsbezogene Störungen	FBB-TBS SBB-TBS	Döpfner & Görtz-Dorten (2017)	Selbst- und Fremdbeurteilungsbogen im Rahmen des DISYPS-III	Fremd- und Selbstbeurteilungsbogen	4–18 Jahre (Fremdbeurteilung) 11–18 Jahre (Selbstbeurteilung)

3.2 Verfahren zur Therapie

Die Psychotherapie bei Kindern und Jugendlichen mit einer chronischen körperlichen Krankheit findet häufig in einem multimodalen Behandlungskonzept statt, in dem medizinische, psychotherapeutische, pädagogische, psychosoziale sowie eine Vielzahl von weiteren Fachgruppen mit den Patient:innen arbeiten. Bei einer psychotherapeutischen Behandlung im Rahmen von klinischen Einrichtungen ist die interdisziplinäre Vernetzung in der Regel strukturell vorgegeben. In der ambulanten Behandlung in der psychotherapeutischen Einzelpraxis sind die erforderlichen Vernetzungen oft wesentlich schwerer zu realisieren, da die erforderlichen zeitlichen Ressourcen kaum in der Honorarordnung abgebildet sind. Im Fallbeispiel Melia in Kapitel 5.1 wird ein Therapieplan für die einzeltherapeutische Behandlung ausführlich dargestellt.

3.2.1 Psychoedukation

Zu vielen Krankheitsbildern existieren Psychoedukationsprogramme bzw. Patientenschulungen, die Patient:innen mit chronischen körperlichen Erkrankungen von ihren behandelnden Ärzt:innen vorgeschlagen werden. Es handelt sich dabei überwiegend um standardisierte, evaluierte Gruppenprogramme, die eine spezifische Weiterbildung und Zertifizierung für die Durchführung fordern. Im psychotherapeutischen Einzelsetting können Elemente daraus aufgegriffen werden, um die Psychoedukation krankheitsspezifisch auszurichten. Eine Übersicht über krankheitsspezifische und -übergreifende Patientenschulungen und Psychoedukationsprogramme findet sich in Tabelle 13.

Tabelle 13: Psychoedukationsprogramme und Patient:innenschulungen

Krankheitsbild	Name des Programms	Autor:innen	Zielgruppe	Link/Infos
Asthma bronchiale	Asthmaschulung	Arbeitsgemeinschaft Asthmaschulung im Kindes- und Jugendalter (AGAS) e.V.	Kinder und Jugendliche mit Asthma und ihre Eltern/Bezugspersonen	www.asthmaschulung.de
	Asthma-Verhaltenstraining (AVT)	Lecheler, Biberger, Klocke, Petermann & Pfannebecker (2007)	Kinder und Jugendliche mit Asthma und ihre Eltern/Bezugspersonen	www.zentrum-patientenschulung.de/manuale/schulung/index.php?schulungen_id=119
Chronisch-entzündliche Darmerkrankungen allgemein	Online-Seminar „Morbus Crohn & Colitis ulcerosa"	Deutsche Morbus Crohn/Colitis ulcerosa Vereinigung	Betroffene mit chronisch-entzündlicher Darmerkrankung	www.dccv.de/betroffene-angehoerige/beratung-informationen/online-seminar/
Cystische Fibrose (CF)	Eltern- und Jugendschulung bei Mukoviszidose (Modulares Schulungsprogramm [ModuS] Cystische Fibrose)	Kompetenznetzwerk Patientenschulung im Kindes- und Jugendalter e.V.	Jugendliche mit CF und ihre Eltern/Bezugspersonen	www.kompetenznetz-patientenschulung.de/mukoviszidose-schulung/
Diabetes mellitus Typ I	Diabetes-Schulung (ModuS Diabetes)	Lange et al. (2014); Kompetenznetzwerk Patientenschulung im Kindes- und Jugendalter e.V.	Kinder und Jugendliche mit Typ-I-Diabetes, Eltern/Bezugspersonen und ggf. Geschwister	www.pabst-publishers.com/fileadmin/user_upload/_modus_9783899678987/modus_9783899679021.pdf
Epilepsie	Modulares Schulungsprogramm Epilepsie für Familien (famoses)	Rau, May, Pfafflin, Heubrock & Petermann (2006)	Familien mit Kindern und Jugendlichen mit Epilepsie	www.famoses.de
	Epilepsie Schulungsprogramm Flip & Flap	Jantzen et al. (2003)	Familien mit Kindern und Jugendlichen mit Epilepsie	www.kompetenznetz-patientenschulung.de

Tabelle 13: Fortsetzung

Krankheitsbild	Name des Programms	Autor:innen	Zielgruppe	Link/Infos
(Spannungs-) Kopfschmerzen/ Migräne	Trainingsprogramm zur Behandlung von Migräne oder Spannungskopfschmerzen bei Kindern und Jugendlichen	Denecke & Kröner-Herwig (2000)	Kinder und Jugendliche mit Kopfschmerzen	Hogrefe Verlag
	Das MIPAS-Family-Programm	Gerber et al. (2010)	Kinder und Jugendliche mit Kopfschmerzen	Hogrefe Verlag
	„Mütze hat den Kopfschmerz satt"	Frisch & Göbel (2018)	Schüler:innen mit und ohne Migräne	www.zies-frankfurt.de/kinder-staerken.html (Material für den Unterricht, Elterninfos)
Neurodermitis	Neurodermitis-Schulung (ModuS Neurodermitis)	Arbeitsgruppe Qualitätsmanagement der Arbeitsgemeinschaft Neurodermitisschulung (AGNES) e.V.	Kinder im Alter von 8 bis 12 Jahren, Jugendliche im Alter von 13 bis 17 Jahren und Eltern/Bezugspersonen	www.neurodermitisschulung.de/
Psoriasis/ Schuppenflechte	„Psora" – Ein Patientenschulungsprogramm für Kinder und Jugendliche mit Schuppenflechte	Wilke, Kleins & Stachow (2002)	Kinder und Jugendliche mit Schuppenflechte	www.psoriasis-netz.de/marktueberblick/buecher/schulungsprogramm-psora
Rheumatische Erkrankungen	„Das Rheuma-kranke Kind"	Arbeitskreis Patientenschulung der Deutschen Gesellschaft für Rheumatologie, Deutsche Rheuma-Liga Bundesverband e.V.	Rheumakranke Kinder und Jugendliche und ihre Eltern/Bezugspersonen	www.gkjr.de/fur-patienten-und-familien/eltern-patientenschulungen/schulungsinhalte/

Tabelle 13: Fortsetzung

Krankheitsbild	Name des Programms	Autor:innen	Zielgruppe	Link/Infos
	Rheuma-Patientenschulungen	Deutsche Gesellschaft für Rheumatologie e.V.; Küffer & Reusch (2017)	Je nach Schulung Kinder, Jugendliche, Erwachsene, Bezugspersonen	www.rheuma-liga.de/fileadmin/user_upload/Dokumente/Aktivitaeten/Projekte/Rahmenkonzept.pdf
krankheitsübergreifend	„INSEA"	Initiative für Selbstmanagement und aktives Leben	Chronisch erkrankte Menschen, Angehörige, Freund:innen	www.insea-aktiv.de/de/content/insea-programm-hintergrund
	„ModuS" – indikationsspezifische Module	Kompetenznetzwerk Patientenschulung	Chronisch kranke Kinder und Jugendliche und deren Familien	www.kompetenznetz-patientenschulung.de/modus-schulungen/curricula/
Transition	Fit für den Wechsel: Erwachsen werden mit ModuS	Kompetenznetzwerk Patientenschulung	Krankheitsübergreifend	www.kompetenznetz-patientenschulung.de/modus-transitionsworkshop/
	Mein Rheuma wird erwachsen (Online-Schulung)	Deutsche Rheuma-Liga	Junge Erwachsene mit Rheuma	www.mein-rheuma-wird-erwachsen.de

3.2.2 Schulische Aspekte

Die meisten Kinder und Jugendlichen mit einer chronischen körperlichen Krankheit besuchen eine Regelschule. In diesem Kontext besteht ein großer Bedarf an Informationen zu den jeweiligen Krankheiten sowie die Notwendigkeit, über die besonderen Bedürfnisse und ggf. krankheitsbedingten Nachteile zu kommunizieren. Da kein Mensch aufgrund einer Behinderung, Krankheit oder Beeinträchtigung benachteiligt werden darf (Artikel 3 Grundgesetz und § 48 Schwerbehindertengesetz), besteht ein Anspruch auf Nachteilsausgleich bei chronischen körperlichen Krankheiten. Übergeordnet wird dies im SGB IX, § 126 geregelt, es existieren bundeslandabhängige Regelungen zur Beantragung eines Nachteilsausgleichs, die in der Regel über die jeweiligen Landesbildungsserver oder das Bildungsministerium des jeweiligen Bundeslandes zugänglich sind. Der Nachteilsausgleich soll einen barrierefreien Unterricht während der gesamten Schullaufbahn inklusive der Berufsausbildung ermöglichen. Grundsätzlich benötigt man zur Beantragung eines Nachteilsausgleiches kein medizinisches Gutachten, allerdings sollte bzw. muss die chronische Krankheit fachärztlich diagnostiziert und nachgewiesen werden. Wie der Nachteilsausgleich dann gestaltet wird, sollte zwischen Schüler:innen, Eltern und Lehrkräften abgesprochen werden. Entscheidend ist es, dass der Nachteilsausgleich die tatsächlichen krankheitsbedingten Nachteile kompensiert und den Schüler:innen ermöglicht, ihre Leistungsfähigkeit zu zeigen, ohne dass ihre jeweiligen krankheitsbedingten Einschränkungen dies verhindern. Die Ausgestaltung des Nachteilsausgleich unterliegt einem Ermessensspielraum, Art und Umfang sind pädagogische Entscheidungen. Deshalb ist hier eine enge Kooperation zwischen den Betroffenen, den Eltern, dem medizinischen System und der Schule sinnvoll. Der Nachteilsausgleich kann z. B. in technischen Hilfen, schulorganisatorischen Maßnahmen und/oder didaktisch-methodischen Maßnahmen bestehen und darf das Anforderungsprofil des jeweiligen Bildungsganges nicht betreffen. Ein Nachteilsausgleich wird nicht im Zeugnis vermerkt (Kindernetzwerk e. V., 2018).

Klinikschulen oder Schulen für Kranke kommen dann zum Tragen, wenn Schüler:innen, egal welcher Schulform, langfristig erkrankt sind und über einen längeren Zeitraum nicht am Unterricht der eigenen Schule teilnehmen können. Die Kinder und Jugendlichen wechseln hierbei nicht die Schule, sondern bleiben weiter Schüler:innen ihrer Stammschule. Der Unterricht soll ermöglichen, dass im Anschluss an den stationären Aufenthalt wieder in der Stammschule angeknüpft werden kann. Hierzu ist in der Regel ein enger Austausch zwischen Schule für Kranke, Heimatlehrkräften, Eltern und Ärzt:innen erforderlich. Zudem geht es darum, die Kinder und Jugendlichen darin zu bestärken, dass sie trotz ihrer Erkrankung erfolgreich lernen können und ihnen Erfolgserlebnisse zu vermitteln (Reuner, 2020). Je nach Möglichkeiten der Schüler:innen findet der Unterricht in kleinen Gruppen oder einzeln statt, teilweise am Bett des chronisch kranken Kindes. Vorwiegend werden die Hauptfächer unterrichtet, das Lernmaterial wird von der Stammschule erfragt. Gerade bei chronischen körperlichen Erkrankungen, die wiederholt mit Klinikaufenthalten verbunden sind, übernehmen Lehrkräfte der Klinikschulen eine wichtige Brückenfunktion. Sie können mit den Stammschulen über sinnvolle Nachteilsausgleiche beraten. Auch Klassenarbeiten und Abschlussprüfungen können durch Klinikschulen abgenommen werden. Wenn eine Beschulung in der Regelschule noch nicht möglich ist, der stationäre Aufenthalt jedoch schon beendet ist, ist im Einzelfall auch eine Weiterbeschulung an der Klinikschule möglich (z. B. bei onkologischen Erkrankungen).

In manchen Fällen ist bei chronischer somatischer Krankheit der Schulbesuch nur stundenweise möglich. Es kann auch zu längeren Phasen mit krankheitsbedingtem Homeschooling kommen. In solchen Fällen kommen zunehmend Telepräsenz-Technologien, sogenannte Avatare, zum Einsatz, die es den Betroffenen ermöglichen, in Echtzeit und auch über große Distanzen aktiv am Unterricht teilzunehmen und in Interaktion zu treten. Studien, die den Einsatz dieser Technologien begleiten, zeigen eine deutliche Verbesserung der Teilhabe und der Lebensqualität der Kinder und Jugendlichen (Weibel et al., 2020).

Hilfreiche Materialien

- Zum Thema chronische körperliche Erkrankung und Schule können die Materialien „Steckbrief zur Krankheit“ (vgl. M01, S. 137), „10 Dinge, die du über meine Krankheit wissen solltest“ (vgl. M03, S. 139) sowie „10 Dinge, die ich über die Krankheit meiner Schülerin bzw. meines Schülers wissen möchte (vgl. M04, S. 140) genutzt werden.
- Auf den Internetseiten vieler Klinikschulen (z. B. www.klinikschule-freiburg.de oder www.klinikschule-tuebingen.de) finden Sie hilfreiche Informationen rund um das Thema chronische Erkrankung, Schule und rechtliche Fragen.
- Informationen und Kontaktdaten zu Klinikschulen auf Landes- und Bundesebene finden sich auf dem deutschen Bildungsserver unter www.bildungsserver.de/Schule-fuer-Kranke-11278-de.html.
- Hilfreiche Informationen bietet auch die Broschüre „Wir in der Schule: Chronische Erkrankungen und Behinderungen im Schulalltag – Informationen aus der Selbsthilfe“ der Bundesarbeitsgemeinschaft Selbsthilfe von Menschen mit Behinderung und chronischer Erkrankung und ihren Angehörigen e. V. (www.bag-selbsthilfe.de).
- Auch die Broschüre „Chronische Erkrankungen als Problem und Thema in Schule und Unterricht“ (Etschenberger, 2006) der Bundeszentrale für gesundheitliche Aufklärung (BZgA) enthält nützliche Informationen und kann im Onlineshop der BZgA kostenlos heruntergeladen werden.
- Die Broschüre „Schülerinnen und Schüler mit chronischen Erkrankungen“ des Landesinstituts für Schule und Medien Berlin-Brandenburg (LISUM) ist kostenfrei herunterladbar auf der Seite des Bildungsservers Berlin-Brandenburg. Hier sind auch viele hilfreiche Informationen, unter anderem auch zum Umgang mit möglichen Notfallsituationen bei den häufigsten chronischen Erkrankungen aufgelistet (www.bildungsserver.berlin-brandenburg.de/fileadmin/bbb/schule/Hilfe_und_Beratung/Schule_und_Krankheit/pdf/Schule_und_Krankheit.pdf).
- Auch die Deutsche Gesetzliche Unfallversicherung stellt in der Broschüre „Medikamentengabe in Schulen“ wichtige Informationen bereit (https://www.publikationen.dguv.de/regelwerk/dguv-informationen/902/medikamentengabe-in-schulen).
- Einige Schulämter haben besondere Beratungsstellen zu dieser Thematik eingerichtet (z. B. die Arbeitsstelle Kooperation ASKO in Baden-Württemberg, Schulamt Mannheim).
- Informationen zur Verbesserung der Teilhabe bei längeren Phasen im Homeschooling finden sich u. a. auf den Seiten der Kinderkrebsstiftung (https://www.kinderkrebsstiftung.de/kinderkrebstag2022/virtuelles-lernen/) und des Bundesverbandes Herzkranke Kinder e.V. (https://bvhk.de/service/avatare/). In der Sendung mit der Maus wird ein Avatar im Einsatz gezeigt (https://www.youtube.com/watch?v=CxmO2ZTSTWE&t=298s).

3.2.3 Kreative Ansätze in der Arbeit mit chronisch körperlich kranken Kindern, Jugendlichen und jungen Erwachsenen

Der Einsatz unterschiedlicher kreativer Ansätze hat sich bewährt, um kleine und größere Patient:innen mit chronischen körperlichen Erkrankungen in der Psychotherapie zu motivieren bzw. erfolgreich zu behandeln. Eine umfangreiche Sammlung kreativer Techniken für die Psychotherapie bieten die Therapiekarten von Gräßer und Hovermann (2018).

Patient:innen mit einer chronischen körperlichen Erkrankung äußern häufig das Gefühl, mit dieser ganz allein zu sein und ganz anders als andere Menschen zu sein. Die gemeinsame Suche nach prominenten Menschen bzw. „Stars" mit derselben Krankheit kann dabei helfen, positive Modelle aufzuzeigen. Auf der Homepage www.between-kompas.de findet sich eine ganze Sammlung von Stars mit chronischen Krankheiten.

Zu vielen Erkrankungen gibt es Aktionen und Kampagnen, die Mut machen und die Aufmerksamkeit auf die Krankheit lenken.

- Für alle chronischen Erkrankungen gibt es inzwischen Welt-Jahrestage, z. B. den 19. Mai für CED. Auch die Seltenen Erkrankungen werden zelebriert: Passenderweise ist der Rare Disease Day am 29. Februar (bzw. alternativ am 28. Februar).
- Die Motivreihe „Körperstolz" des Bundesverbands Medizintechnologie e. V. zeigt Menschen, die trotz chronischer Erkrankungen im Leben stehen (www.bvmed.de/de/versorgung/patientengeschichten/koerperstolz).
- 100 Tage – 100 Momente: Hier zeigen sich Menschen mit einem Stoma in der Öffentlichkeit (www.100-tage-100-momente.de).

Das Feiern eines Narbengeburtstags oder anderer Meilensteine im Zusammenhang mit der chronischen Erkrankung kann ein wichtiges Ritual sein. Für die Ressourcenarbeit kommen z. B. das Erstellen einer Stärkenbox oder eines Stärkenplakates mit Bezug auf bestimmte krankheitsbezogene Themen infrage.

Zur Förderung der Krankheitsakzeptanz und des Wissens der Patient:innen selbst bzw. der Umgebung können ebenfalls kreative Methoden hilfreich sein. So lässt sich z. B. bei chronisch-entzündlichen Darmerkrankungen das begehbare Darmmodell der Felix-Burda-Stiftung nutzen (www.felix-burda-stiftung.de/darmmodell), das in ganz Deutschland unterwegs ist. Auch ein Film über das Modell und eine Virtual-Reality-Version des Darmmodells sind mittlerweile verfügbar. Ein Spielkriechtunnel kann ebenfalls als Darmmodell verwendet werden. Bei einer Asthmaerkrankung kann ein solcher Tunnel mit Kissen o. Ä. gefüllt werden, um Bronchien zu simulieren. Bei der deutschen Rheuma-Liga kann z. B. ein Rheuma-Simulations-Handschuh ausgeliehen werden, der eindrucksvoll spüren lässt, wie sich eine rheumatische Erkrankung genau „anfühlt" und wie man sich damit (nicht) bewegen kann. Alternativ können mehrere Paar Handschuhe übereinander gezogen werden oder ein Paar Boxhandschuhe genutzt werden.

Es kann auch hilfreich sein, einen Parcours mit unterschiedlichen Stationen zu erstellen, um körperliche und Sinnesbeeinträchtigungen, wie sie im Zuge chronischer körperlicher Erkrankungen vorkommen können, zu simulieren. So lassen sich z. B. auch bei subjektiv sehr belastenden Einschränkungen in manchen Funktionsbereichen Stärken in anderen Wahrnehmungsbereichen erfahrbar machen. Kreative Methoden lassen sich sowohl in der Einzeltherapie zur Erarbeitung von Wissen und zur Unterstützung der Krankheitsakzeptanz einsetzen, können aber auch sinnvoll im Rahmen der Edukation in einer Schulklasse, in Bezugspersonenstunden oder in der Gruppentherapie eingesetzt werden.

Ideen für einen Sinnesparcours zur Simulation körperlicher und Sinnesbeeinträchtigungen:

- mit Boxhandschuhen Schuhe zubinden, eine Flasche öffnen, schreiben usw.,
- durch einen Strohhalm atmen,
- auf einem Wackelbrett bzw. wackeligem Untergrund beispielsweise etwas an ein Flipchart zeichnen oder etwas jonglieren,
- mit verbundenen Augen etwas zeichnen oder schreiben,
- mit verbundenen Augen Getränke einschenken,
- in einen Spiegel schauen und eine gerade Linie nachzeichnen.

Häufig fehlen Patient:innen die Worte, wenn es um die eigene Erkrankung, um deren Symptome oder die damit verknüpften Gefühle geht. Der Einsatz nonverbaler Methoden kann deshalb sinnvoll sein:

- Einen Brief an die eigene Krankheit schreiben,
- die eigene Erkrankung malen,
- ein Bilderbuch oder einen Comic zur Krankheit entwickeln,
- Aspekte der eigenen Krankheit modellieren,
- ein Symbol für die eigene Erkrankung finden (z. B. von zu Hause, aus dem Praxis-Fundus oder aus der Natur),
- einen Song an die Krankheit oder über die Krankheit entwickeln,
- ein Musikstück zur Krankheit improvisieren,
- eine Bewegungsimprovisation oder einen Tanz zur Krankheit entwickeln.

Zur Vorbereitung auf Operationen und andere medizinische Eingriffe bzw. Untersuchungen (z. B. auch bei spezifischen Phobien, Panikattacken) eignen sich vor allem bei jüngeren Kindern Handpuppen und Spielfiguren. Dabei kann auf themenspezifisches Material oder Figuren zurückgegriffen werden (z. B. Playmobil-Krankenhaus, Arztkoffer) oder themenunspezifisches Spielzeug entsprechend abgewandelt eingesetzt werden. Bildmaterial bietet z. B. das KinderKlinikKarten-Memospiel (Schepper & Gerstner, 2012).

Es existieren außerdem zahlreiche Kinder- und Bilderbücher, Romane und Filme zum Thema Krankheit, Arztbesuch oder Krankenhaus, zu spezifischen Krankheiten und zu speziellen Interventionen (z. B. Operation, MRT), die in der Therapie mitaufgegriffen werden können. Auch zum Thema „Sich anders fühlen" gibt es eine ganze Reihe Kinderbücher (vgl. Tabelle 14 sowie M14 ab S. 161).

Tabelle 14: Film- und Videomaterial zum Einsatz in der Psychotherapie zu verschiedenen Krankheitsbildern

Erkrankung/Einsatzbereich	Material
Unterschiedliche chronische Erkrankungen	• *Club der roten Bänder.* Der Film bzw. die Serie zum gleichnamigen Buch „Club der roten Bänder: Glaub an deine Träume, und sie werden wahr" von Albert Espinosa beruht auf einer wahren Geschichte und stellt den Alltag mehrerer Jugendlicher mit unterschiedlichen chronischen Erkrankungen in einem Krankenhaus dar.
Angeborene Herzfehler	• *Narben und Herzzeichen: „Gans besonders".* Animationsfilm rund um das Thema Herzerkrankung, Narben, Leben damit (vom Bundesverband Herzkranke Kinder [BVHK] e. V.). • Viele Erklärvideos rund um das Herz, medizinische Eingriffe usw. bietet die Internetseite www.herzklick.de (vom BVHK e. V.).

Tabelle 14: Fortsetzung

Erkrankung/Einsatzbereich	Material
	• *Dieses bescheuerte Herz – über den Mut zu träumen.* Eine Tragikomödie basierend auf der wahren Geschichte des 15-jährigen David von Daniel Meyer und Lars Amend (2018). Auch als Buch erschienen.
Chronisch-entzündliche Erkrankungen (CED)	• Ein Erklärvideo für Jugendliche und Erwachsene über chronisch-entzündliche Erkrankungen findet man auf der Internetseite des Gesundheitsportals MSD-Gesundheit (www.msd-gesundheit.de/colitis-ulcerosa/services/erklaervideo1). • Auf der Internetseite www.darm-mit-charme.de findet man den Science-Slam-Beitrag „*Darm mit Charme*" von Giulia Enders aus dem Jahr 2012. Ihr gleichnamiges Buch ist bei Ullstein erschienen.
Diabetes mellitus Typ I	• *Sendung mit der Maus* zum Thema Diabetes mellitus Typ I: *Lauras Diabetes.* (www.wdrmaus.de/filme/sachgeschichten/diabetes.php5).
Epilepsie	• Trickfilm: *Ich kann heute nicht in die Schule gehen – Summers Geschichte* (ca. 5 Min.; www.planet-schule.de/sf/php/sendungen.php?sendung=10564). • Dokumentation: *Schau in meine Welt! – Josephine und das Gewitter im Kopf* (ca. 25 Min.; www.kika.de/schau-in-meine-welt/sendungen/sendung111458.html). • *... Bis zum Umfallen.* Dokumentarfilm zum Thema Jungsein mit Epilepsie, Beispiele von vier Kindern/Jugendlichen (ca. 31 Min.; www.umfallen.info).
Mukoviszidose	• *Mukoviszidose – eine Bildergeschichte* (www.youtube.com/watch?v=56xDAO-oZVs). • *Drei Schritte zu Dir* („Five Feet Apart"; Regie: Justin Baldoni, 2018). Der Film hat das Krankheitsbild einer breiten Öffentlichkeit bekannt gemacht, wurde jedoch von Betroffenen und Verbänden als realitätsfern kritisiert. • *Max and Me* (Regie: Claire Bryétt Andrew, 2020). Der Film handelt von einem Teenager, der sich in ein Mädchen verliebt, von dem er bald entdeckt, dass es ein Jahr zuvor an CF verstorben ist. Er ist sozusagen in einen Geist verliebt.
Migräne und Spannungskopfschmerz	• Kurze Erklärfilme zum Thema Migräne und Spannungskopfschmerzen der Kinderschmerzklinik in Datteln und der Schmerzklinik in Kiel: *Migräne hab ich im Griff, Den Schmerz verstehen und was zu tun ist in 10 Minuten, Mütze hat den Kopfschmerz satt – Der Comicfilm gegen Migräne, Volle Kanne: Kopfschmerzen bei Jugendlichen.*
Onkologische Erkrankungen	• *Peanuts: Janice ist krank.* Eine Folge mit Charlie Brown und den Peanuts, in der Janice an Leukämie erkrankt. (www.dailymotion.com/video/x3v423z).

Tabelle 14: Fortsetzung

Erkrankung/Einsatzbereich	Material
Schmerzen/ Biopsychosoziales Modell	• *Schmerzverarbeitung im Gehirn: Was bei chronischen Schmerzen anders ist.* Vom deutschen Kinderschmerzzentrum in Datteln entwickelter Film, um komplexe Vorgänge der Schmerzweiterleitung und -verarbeitung im Gehirn zu erklären (www.youtube.com/watch?v=uDtvLEJ9V38). • *Das Biopsychosoziale Modell* – Erklärung chronischer Schmerzerkrankungen. Der Film erklärt das biopsychosoziale Modell am Beispiel chronischer Schmerzen (www.youtube.com/watch?v=uDtvLEJ9V38).
Umgang mit Schmerzen beim Verbandswechsel am Beispiel Epidermolysis bullosa	• *Leben mit Epidermolysis bullosa – Umgang mit Schmerzen beim Verbandswechsel.* Vom deutschen Kinderschmerz-Zentrum in Datteln entwickelter Kurzfilm, der über genetisch bedingte Hauterkrankung informiert, bei der die Oberhaut schon bei geringer Reibung Blasen bildet, die zu offenen und schmerzhaften Wunden führen können. Viele Kinder mit dieser Erkrankung leiden an akuten, chronischen Schmerzen. Besonders regelmäßig erforderliche Verbandswechsel sind häufig mit starken akuten Schmerzen verbunden (www.youtube.com/watch?v=m6pfTQYs9TA).
Gedankenkreisen	• *Typewriterhead.* Kurzfilm von Eric Giessmann (2015) zu den Themen: Gedanken, Stress, Sorgen, Befreiung, Freiheit (www.youtube.com/watch?v=RGEhiMBYXTU).
Gefühle	• Animationsfilme von Pixar: *Alles steht Kopf* und *Red.* • *Knietzsche und die Gefühle, Knietzsche und die Wut, Knietzsche und der Tod* uvm. von Anja von Kampen. Knietzsche, der kleinste Philosoph der Welt, erklärt komplexe Themen so, dass Kinder schnell einen Zugang finden (www.knietzsche.com oder www.planet-schule.de).
Selbstannahme, Körperliche Behinderung, Vorurteile	• *The Present – Das Geschenk.* Kurzfilm von Jacob Frey (2014) über das Leben mit Behinderung, Selbstannahme und Anerkennung (www.youtube.com/watch?v=llsFJRyp0nc). • *Pip,* Kurzfilm von Bruno Simões (2008; www.youtube.com/watch?v=07d2dXHYb94). • *Racist Glasses* von Rudy Mancuso und Anwar Jibawi (2016; www.youtube.com/watch?v=cKJ006CYxdA). • *Different.* Kurzfilm von Tahneek Rahman über die Begegnung eines Mädchens mit Hörschädigung und einem gelähmten Jungen (www.youtube.com/watch?v=yu24PZIbkoY).
Sich anders fühlen	• *Nobody is normal.* Kurzfilm von Catherine Prowse (2020; www.youtube.com/watch?v=ZJbrtQgLdpk). • *We Are Visible.* Dokumentarfilm von Karina Sturm (2019) über Menschen auf der ganzen Welt, die mit dem Ehlers-Danlos-Syndrom leben (www.we-are-visible-film.com).

3.2.4 Einsatz digitaler Gesundheitsanwendungen (DiGA) und Apps

Das Verordnen von *digitalen Gesundheitsanwendungen (DiGA)* für Patient:innen ab 18 Jahren gehört seit Anfang 2021 zum Regelleistungskatalog für Ärzt:innen und Psychotherapeut:innen in Deutschland und wird vergütet. Digitale Gesundheitsanwendungen müssen dauerhaft im Verzeichnis des Bundesinstituts für Arzneimittel und Medizinprodukte (BfArM) gelistet sein (https://diga.bfarm.de/de/verzeichnis), damit sie verordnet werden können. Natürlich können auch andere DiGAs bzw. Apps hilfreich sein oder solche zum Einsatz kommen, die bewusst für jüngere Kinder bzw. Jugendliche entwickelt wurden. Leider gibt es bisher noch nicht allzu viele Apps, die speziell für chronisch körperlich kranke Kinder und Jugendliche entwickelt wurden. Regelmäßige Recherchen zu Neuentwicklungen sollten deshalb durchgeführt werden.

Darüber hinaus existieren zahlreiche krankheitsspezifische und -übergreifende *Apps,* die in der Psychotherapie mit chronisch körperlich kranken Kindern und Jugendlichen eingesetzt werden können. So existieren Apps, die krankheitsspezifische Hilfestellungen bieten, andere Apps sind krankheitsübergreifend hilfreich zur Unterstützung der medizinischen Behandlung (vgl. Tabelle 15).

Tabelle 15: Apps zu verschiedenen Krankheitsbildern und Problembereichen

Name	Herausgegeben von	Inhalt/Thema	Alter
Diabetes mellitus			
MySugr Tagebuch	MySugr GmbH	• Hilfe, den Alltag mit Diabetes leichter zu managen und alle wichtigen Therapieinformationen an einem Ort zu sammeln. • Achtung: Je nach Pumpen-, Patchhersteller Unterschiede beachten.	Jugendliche und Erwachsene
Entspannung/Meditation			
7Mind (www.7mind.de)	BARMER Krankenkasse (seit 2017)	• Achtsamkeitsbasiertes Stressmanagement, Meditationskurse • Kostenfrei für Versicherte der BARMER Krankenkasse, ansonsten Kostenerstattungsmöglichkeiten bei der eigenen Krankenkasse erfragen.	Jugendliche und Erwachsene
Headspace: Meditation & Schlaf	Headspace (seit 2021)	• Entspannungsübungen, Meditationen, Achtsamkeitsübungen, Übungen zum Thema Schlaf, Angstbewältigung, Stressabbau, Atmung usw.	Jugendliche und Erwachsene
Body-2Brain	Verlag Random House GmbH (seit 2017)	• Die App bietet 15 Übungen für Entspannung und optimale Energie im Alltag. Die momentane Stimmung und Umgebung können ausgewählt werden und die passende Übung wird angezeigt. • Von der Autorin Croos-Müller entwickelt, die diverse Bücher hierzu veröffentlicht hat.	Kinder, Jugendliche und Erwachsene

Tabelle 15: Fortsetzung

Name	Herausgegeben von	Inhalt/Thema	Alter
Erinnerung, z. B. an Medikamenteneinnahme			
MyTherapy	smartpatient GmbH München	• Erinnert an Medikamenteneinnahme, Messungen oder Training und gibt Überblick über Werte usw.	Jugendliche und Erwachsene
Medisafe Project	Medisafe	• Medikations-Management-Plattform • Falls gewünscht, können andere Personen (z. B. Familienmitglieder) ebenfalls einen Hinweis auf ihr Handy bekommen, dass Medikamente genommen werden müssen.	Jugendliche und Erwachsene
Krebserkrankungen			
Junges Krebsportal (www.junges-krebsportal.de)	Junges Krebsportal	• Individuelle Beratung, Hilfsangebote, Tagebücher u.v.m.	Jugendliche und Erwachsene
yeswecan!cer (www.yeswecancer.org)	yeswecan!cer gGmbH	• Selbsthilfegruppe zum Thema Krebserkrankung	Jugendliche und Erwachsene
Migräne/(Spannungs-)Kopfschmerzen			
Migraine	Schmerzklinik Kiel GmbH	• Migränetagebuch • Infos zu Medikamenten und Migräne allgemein	Jugendliche und Erwachsene
KopfKlar	Teva GmbH	• Migränetagebuch	Jugendliche und Erwachsene
Für Rollstuhlfahrer:innen			
Wheelmap (www.wheelmap.org)	Sozialheldinnen	• Landkarte rollstuhlgerechter Restaurants, Cafés, WCs, Läden, Kinos, Parkplätze, Haltestellen usw.	Jugendliche und Erwachsene
Schlafstörungen			
Aumio	Aumio GmbH (seit 2020)	• Alles rund um die Themen Schlaf, Entspannung und Meditation für Kinder	Ab 3 Jahre

Tabelle 15: Fortsetzung

Name	Herausgegeben von	Inhalt/Thema	Alter
Schmerzen			
Rheuma-Auszeit	Deutsche Rheuma-Liga	• Alltagsbegleiter für Menschen mit Rheuma und Schmerzen • Praktische Anleitungen für Entspannungsübungen, Kälte-/Wärmesuggestionen, Bewegungsübungen, Fantasiereisen als Audio- und Videodateien.	Kinder, Jugendliche und Erwachsene
Skills zur Ablenkung bei Schmerzen und/oder bei Traumafolgesymptomen			
Skills2Go	woopla GmbH (seit 2016)	• Digitaler Notfallkoffer • Sammlung unterschiedlichster Skills, Möglichkeit selbst zu ergänzen, Stimmungsprotokolle u.v.m. • Ursprünglich für Borderline-Patient:innen entwickelt	Jugendliche und Erwachsene
DBT112	Annadroid e.V.	• Verschiedenste Stresstoleranz-Skills, inkl. Skills der DBT-Module (Achtsamkeit, bewusster Umgang mit Gefühlen, zwischenmenschliche Fähigkeiten und Stresstoleranz) • Möglichkeit, eigene Krisen-/Notfallliste anzulegen	Jugendliche und Erwachsene
Stimmungs-, Gedanken- und andere Protokollierungsmöglichkeiten			
MyMood-App	msg systems AG (seit 2018)	• Stimmungserfassung mit Hilfe von Emojis und Moodbarometer • www.mymood.app	Jugendliche und Erwachsene
MoodyMe	June PVT Apps (seit 2018)	• Aufzeichnung der Stimmung und Aktivitäten mit der Option, Notizen einzufügen	Jugendliche und Erwachsene
Stimmungstagebuch	Börm Bruckmeier Verlag GmbH (seit 2017)	• Dokumentation bestimmter Parameter, z.B. Stimmung, Antrieb, Biorhythmus, Schlafqualität	Jugendliche und Erwachsene
Minime (www.minime.health)	minime GmbH, Berlin	• Verhaltenstherapeutisch orientierte App, die individuelle Beobachtungsparameter (Gedanken, Gefühle, Verhalten, körperliche Symptome) anbietet, auf die Patient:in und Therapeut:in beide in gemeinsamer Verlaufsansicht zugreifen können	Jugendliche und Erwachsene

Tabelle 15: Fortsetzung

Name	Herausgegeben von	Inhalt/Thema	Alter
Traumafolgestörungen			
KidTrauma (www.kid-trauma.org)	Markus Landolt (seit 2014)	• KidTrauma ist eine Applikation für Eltern, deren Kind vor Kurzem ein stark belastendes Ereignis erlebt hat. • Funktionen: Trauma-Check (Überprüfung, ob eine Fachstelle aufgesucht werden soll), altersspezifische Informationen, individuelle Ratschläge zum Umgang mit Auffälligkeiten des Kindes, Kontakte zu Fachstellen in der Nähe	Für Eltern von Kindern ab 4 Jahre

Anmerkungen: Die aufgeführten Apps sind sowohl für IOS und Android verfügbar. Ausnahmen: Skills2Go ist nur für IOS und dbt112 nur für Android verfügbar. Die aufgeführten Apps sind alle kostenfrei, z.T. sind In-App-Käufe möglich.

3.2.5 Einsatz von Videospielen und Serious Games

Während in der Vergangenheit der Fokus insbesondere auf dem Suchtpotenzial von digitalen Spielen lag, entwickelte sich in den letzten Jahren – nochmals verstärkt durch die besondere Situation in der COVID19-Pandemie – ein großes Interesse an positiven Effekten von digitalen Spielen und Einsatzmöglichkeiten in der Psychotherapie. Herkömmliche digitale Spiele können z.B. eingesetzt werden, um psychische Symptome bei Kindern und Jugendlichen mit chronischen körperlichen Erkrankungen zu reduzieren. Dass der Einsatz von Videospielen bei Kindern und Jugendlichen bei schmerzhaften medizinischen Prozeduren dazu beiträgt, den wahrgenommenen Schmerz zu reduzieren und Ängste bei Patient:innen und Bezugspersonen zu reduzieren, belegt eine aktuelle Metaanalyse (Sajeev et al., 2021).

Als Serious Games werden Computerspiele bezeichnet, die explizit eine therapeutische Zielsetzung verfolgen, um beispielsweise bestimmte psychoedukative Elemente auf eine unterhaltsame Weise zu vermitteln. Technologie, Unterhaltung und Bildung werden in Serious Games miteinander verbunden. Die überwiegende Zahl der Serious Games liegt aktuell nur in englischer Sprache vor. Einige Spiele adressieren psychische Störungen, die bei Kindern und Jugendlichen mit chronischen körperlichen Erkrankungen besonders häufig auftreten, z.B. Ängste oder Depressionen. Als Beispiele können die Serious Games „Camp-Cope-A-Lot" (www.campcopealot.com) und für Jugendliche „Sparx" zum Thema Angst und Depression (www.sparx.org.nz) genannt werden.

Eine Vorreiterrolle im deutschsprachigen Raum nimmt das verhaltenstherapeutische Computerspiel „Schatzsuche" („Treasure Hunt"; www.treasurehunt.uzh.ch/de) von Veronika Brezinka ein, die an der Klinik für Kinder- und Jugendpsychotherapie in Zürich arbeitet. Das Spiel für 9- bis 13-jährige Kinder basiert auf lerntheoretischen Grundlagen und kann auch in der Behandlung von chronisch körperlich kranken Kindern eingesetzt werden, um die Grundlagen der verhaltenstherapeutischen Behandlung zu vermitteln (Zusammenhänge zwischen Gedanken,

Gefühlen, Verhalten und Körperreaktionen, Einfluss von negativen und positiven Gedanken auf die Stimmung usw.). Weitere webbasierte psychotherapeutische Interventionen wurden bereits zu verschiedenen Störungsschwerpunkten konzipiert und evaluiert (z. B. Soziale Kompetenzen, Zwänge, Aufmerksamkeitsstörungen). Umfangreiche App-basierte Anwendungen, wie z. B. die App-unterstützte Therapiearbeit für Kinder „AUTHARK“ (Görtz-Dorten & Döpfner, 2020) und die Journaling-App für Jugendliche „JAY“ (Görtz-Dorten & Döpfner, 2021) eignen sich ebenfalls zum Einsatz in der Psychotherapie mit chronisch körperlich kranken Kindern und Jugendlichen. Aus den Wirksamkeitsstudien zu digitalen Interventionen für Kinder und Jugendliche mit einer psychischen Störung wurde abgeleitet, dass auch junge Patient:innen mit einer chronischen körperlichen Krankheit davon profitieren können. Das Online-Training „youthCOACH$_{CE}$“ der Universität Ulm bietet z. B. psychologische Unterstützung für Jugendliche und junge Erwachsene zwischen 12 und 21 Jahren mit Diabetes Typ 1, juveniler idiopathischer Arthritis oder Mukoviszidose.

Einige digitale Spiele wurden besonders zur Steigerung der Motivation für die erforderlichen medizinischen Prozeduren bei verschiedenen chronischen körperlichen Erkrankungen entwickelt. In Australien wurde das Spiel „Glucoboy“ entwickelt, das die Motivation zum Blutzuckermessen bei Kindern mit Diabetes Typ 1 steigern soll. Hierbei handelt es sich um ein Peripheriegerät für den Nintendo Game Boy, mit dem der Glukosespiegel gemessen werden kann. In dem jeweils gespielten Spiel kommt der Spieler nur dann weiter, wenn er eine Blutprobe gibt und wer besonders gute Messwerte hat, bekommt Bonuspunkte und kann sich Extra-Level erschließen. Das Spiel ist bislang nur in Australien erhältlich. „Monster Manor“ (von Sanofi Diabetes) wurde ebenfalls für Kinder mit Diabetes entwickelt, mit dem Ziel, daran zu erinnern, regelmäßig den Blutzucker zu messen. Für alle eingetragenen Blutzuckerwerte erhält das Kind eine Piñata mit Geschenken, dabei ist das Spiel mit der Blutzuckermess-App „BlueLoop“ verbunden und verfügt über eine Monitoring-Ansicht für Eltern/Bezugspersonen.

„Re-Mission“ (www.hopelab.org) ist ein Ego-Shooter-Videospiel, in dem die Prinzipien der Motivationspsychologie genutzt werden, um jungen Krebspatient:innen deren Erkrankung und Behandlung zu erklären und die Motivation zur gesunden Lebensführung und Behandlungscompliance zu steigern.

Das Spiel „Snow World“ wurde von Hunter Hoffman speziell für Verbrennungsopfer konzipiert, um die Wundheilung zu unterstützen. Es handelt sich um ein VR-Game, das mit einer Virtual-Reality-Brille gespielt wird, wobei Schneebälle geworfen werden, um Punkte zu sammeln. Bei der Spieltestung konnten die spielenden Kinder eine Schmerzreduktion um 20 % erzielen. Die subjektive Schmerzwahrnehmung sank und die Schmerzareale im Gehirn zeigten weniger Aktivität als bei den nicht spielenden Patient:innen.

Andere Serious Games helfen, unterschiedliche gesundheitsbezogene Aspekte zu steigern, z. B. die Bewegungsrate. Während einige herkömmliche Spiele, wie z. B. „Pokémon Go“, diesen Aspekt als positiven Nebeneffekt haben, wurden andere Spiele speziell mit diesem Ziel entwickelt, z. B. das Spiel „Zamzee“ (www.hopelab.org).

Eine Mischform aus Biofeedback und Computerspiel ist der Jordi Stick® für Kinder, die regelmäßig inhalieren müssen (www.jordistick.de). Das Medizinprodukt wurde basierend auf Erfahrungen mit einem CF-kranken Kind entwickelt. Der sogenannte Jordi Stick leitet die Atmung des Kindes über einen Sensor, der 150-mal pro Sekunde den Luftstrom misst, und macht sie in kleinen Computerspielen sichtbar. Das Kind kann in Spielen als Ballonfahrer, U-Boot-Kapitän oder Astronaut Spaß haben und die Spielfigur Jordi durch die jeweilige Zeichentrickwelt steuern. So erkennt das Kind und lernt, wie es mit gleichmäßigem Atmen das Spiel erfolgreich meistern kann. Parameter wie Atemintensität, Atemlänge und Atempause lassen sich passend für das jeweilige Kind einstellen.

Beachte

Die hier aufgeführten Serious Games sind unterschiedlich schwer zugänglich. Angesichts der rasanten Veränderungen in diesem Segment müssen Psychotherapeut:innen sich regelmäßig über Neu- oder Weiterentwicklungen informieren.

3.2.6 Biofeedback

Im Biofeedback werden Körpersignale (z.B. Hautleitwert, Puls, Hirnströme, Muskelaktivität) durch Sensoren erfasst und der:dem Patient:in in der Regel mittels Computer zurückgemeldet, sodass die Person lernen kann, durch eigene Aktivität ihre Körperfunktionen zu beeinflussen. Als nicht medikamentöse Therapie gilt Biofeedback als eines der wichtigsten Behandlungsverfahren bei Migräne und Kopfschmerzen im Kindesalter (Evers et al., 2008). Neuro-EEG-Feedback ist eine besondere Form, in der die Hirnaktivität rückgemeldet wird. Bei Kindern mit Epilepsie scheint Neuro-EEG-Feedback wahrscheinlich wirkungsvoll zu sein, allerdings ist hier die Evidenz noch deutlich eingeschränkt (Nigro, 2019). Für den Einsatz von Biofeedbackverfahren ist eine gesonderte Weiterbildung erforderlich (Informationen bietet die Deutsche Gesellschaft für Biofeedback e.V.).

3.2.7 Online-Interventionen und videogestützte Psychotherapie

Der Einsatz von Online-Interventionen in der Kinder- und Jugendlichenpsychotherapie wurde unter anderem durch die besonderen Erfordernisse während der COVID-19-Pandemie deutlich vorangetrieben. Bereits lange vor Pandemiebeginn zeigten jedoch Studien, dass videobasierte Onlinesitzungen in der Psychotherapie ähnliche Effekte haben wie Präsenztherapien. Videosprechstunden oder -therapiesitzungen als Alternative zum persönlichen Kontakt in der Praxis stellen für Kinder und Jugendliche mit chronischen körperlichen Erkrankungen wichtige Versorgungsmöglichkeiten dar, um z.B. therapeutische Prozesse bei krankheitsbedingten Krisen oder in Behandlungsphasen mit Immunsuppression usw. aufrechtzuerhalten.

3.2.8 Ambulante Einzeltherapie mit chronisch körperlich kranken Kindern und Jugendlichen

Bei der überwiegenden Zahl von Patient:innen wird eine Einzelpsychotherapie durchgeführt. Die Therapie bei Kindern mit einer chronischen körperlichen Krankheit entspricht hinsichtlich Konzeption und Ablauf der störungsspezifischen Kinder- und Jugendlichenpsychotherapie. Am Beispiel der 12-jährigen Melia wird in Kapitel 5.1 ausführlich dargestellt, wie aufbauend auf einem funktionalen Bedingungsmodell ein differenzierter Behandlungsplan erstellt werden kann. Die Leitlinie L3 (vgl. Kapitel 2.4) gibt Hinweise zur Entwicklung des funktionalen Bedingungsmodells und der Formulierung von Therapiezielen. Zur Gestaltung der Einzeltherapie finden sich entsprechende Hinweise in den Leitlinien L6.1 bis L6.9 (vgl. Kapitel 2.7). Auch die Anregungen zur Gruppentherapie (vgl. Kapitel 3.2.9) können in der Einzeltherapie umgesetzt werden.

3.2.9 Gruppentherapie mit chronisch körperlich kranken Kindern und Jugendlichen

Mit chronisch körperlich kranken Kindern und Jugendlichen lässt sich auch sehr gut im Gruppensetting arbeiten. Dabei können sowohl krankheitshomogene Gruppen als auch Gruppen mit unterschiedlichen Erkrankungen gebildet werden (vgl. hierzu auch das Beispiel in Kapitel 5.15). Auch in Gruppen mit unterschiedlichen Erkrankungen ergeben sich viele Gemeinsamkeiten und ähnliche Themen. Die einzelnen Gruppenmitglieder können voneinander lernen und sich gegenseitig unterstützen. Ebenso bietet die Konfrontation mit den eigenen Verhaltensweisen durch andere Gruppenmitglieder (z. B. bezüglich des Umgangs mit der eigenen chronischen Erkrankung), die dadurch resultierende Auseinandersetzung und ggf. Relativierung der eigenen Problematik, ein großes Potenzial.

Gruppen, in denen alle Teilnehmer:innen die gleiche chronische körperliche Erkrankung haben, werden häufiger in einem stationären Setting durchgeführt (z. B. in einer auf eine Krankheitsgruppe spezialisierten Rehabilitationsklinik). In der ambulanten Psychotherapiepraxis ist es deutlich einfacher, eine Gruppe mit Kindern oder Jugendlichen mit unterschiedlichen chronischen körperlichen Erkrankungen zusammenzustellen, als zu warten, bis genügend Anmeldungen mit ein und demselben Erkrankungsbild vorliegen.

Die Konzeption und Durchführung einer Gruppentherapie für Kinder und Jugendliche mit einer chronischen körperlichen Erkrankung erfolgt analog zu einer regulären ambulanten psychotherapeutischen Therapiegruppe. Die Gruppeninhalte können, je nach Gruppenzusammensetzung, bestehenden Fragestellungen und Vorliegen komorbider psychischer Erkrankungen angepasst werden. Mögliche Inhalte können sein:

Allgemeine Elemente umfassen das Erarbeiten und Vereinbaren von Gruppenregeln, das gemeinsame Kennenlernen der anderen Gruppenmitglieder und deren jeweiliger Erkrankungen (sowohl der körperlichen als auch der psychischen). Cave: Eine ambulante Psychotherapie, egal ob im Einzel- oder Gruppensetting, erfordert immer auch das Vorliegen einer psychischen ICD-10-Diagnose (vgl. Tabelle 8). Abgesehen von den gängigen Kennenlernspielen können Kurzreferate und Poster zur Erkrankung der jeweiligen Gruppenmitglieder hilfreiche Elemente sein, um sich untereinander bekanntzumachen (vgl. auch M01 und M03 in Kapitel 4). Das Recherchieren nach Stars mit chronischen körperlichen Erkrankungen, nach Filmen, Romanen oder Kinderbüchern (je nach Alter der Gruppenmitglieder) kann den Einstieg in den Gruppenprozess erleichtern (vgl. Tabelle 14 auf S. 123 und M14 in Kapitel 4).

Um die *Adaptation bzw. den Umgang mit der Erkrankung* in der Gruppentherapie zu thematisieren, können Sie beispielsweise ein Bild der eigenen Erkrankung malen lassen, etwas dazu gestalten lassen (mit Ton, Pappmaschee usw.) oder eine Collage erstellen lassen. Die Teilnehmer:innen können einen Gegenstand mitbringen, der die eigene Erkrankung symbolisieren soll. Alternativ halten Sie eine Reihe an Alltagsgegenständen bzw. Dingen bereit (eine leere Klopapierrolle, einen Nagel, eine Haarbürste, einen Kugelschreiber, eine Münze, ein Radiergummi, eine Spielfigur usw.), die Sie unter einem Tuch verborgen in die Mitte des Stuhlkreises oder auf einen Tisch legen. Bitten Sie dann die Teilnehmer:innen, sich einen Gegenstand auszusuchen, der ihre jeweilige Erkrankung symbolisieren soll. Dann lassen Sie die Teilnehmer:innen sich gegenseitig im Zweiergespräch ihre Auswahl erklären und anschließend im Gruppenforum besprechen.

Gemeinsamkeiten und Unterschiede der jeweiligen Erkrankungen und der individuelle Umgang mit der Erkrankung sollten ebenfalls thematisiert werden. Hier kann z. B. zunächst gesammelt werden, in welcher Weise eine Erkrankung auffällig bzw. sichtbar ist, egal ob durch körperliche Veränderungen, Einschränkungen, Hilfsmittel, Medikamentengaben oder etwas anderes. Hierzu können Sie mit Flipchart, Postern usw. arbeiten, um diese Aspekte zu sammeln, gegenüber zu stellen und zu diskutieren. Ebenfalls sollten Sie thematisieren, wer im Umfeld der Patient:innen (Familie, Freund:innen etc.) über die Erkrankung Bescheid weiß, wie sie sich in der Öffentlichkeit mit der eigenen Erkrankung zeigen, z. B. ob und wie sie in der Öffentlichkeit ihre Blutzucker messen. Da bei vielen Patient:innen der Aspekt der Scham eine zentrale Rolle spielt, sollten Sie dieses Thema unbedingt berücksichtigen. Setzen Sie hierbei Elemente aus dem sozialen Kompetenztraining und Rollenspiele ein, um z. B. zu üben, einer Freundin von der eigenen Erkrankung zu berichten. Das kann sogar in Form eines Referates, einer Facharbeit o. Ä. in der Schule genutzt werden. Nutzen Sie hier auch die Sammlung an Links, Videos usw. in Tabelle 14 (vgl. S. 123) bzw. holen Sie sich Informationen auf den Internetseiten der jeweiligen Selbsthilfegruppen und Dachverbände (vgl. M13 in Kapitel 4). Beispielsweise kann es eine wichtige Erfahrung für alle sein, den „Rheumahandschuh" bei der Deutschen Rheuma-Liga auszuleihen, der beim Tragen verdeutlicht, wie sich eine rheumatische Erkrankung anfühlt und welche Auswirkungen diese haben kann. Alternativ können Sie einen Boxhandschuh nehmen und damit z. B. die Schuhe zubinden lassen.

Die Arbeit am eigenen *Köperbild* ist ein weiterer wichtiger Aspekt in einer Gruppentherapie mit chronisch körperlich kranken Kindern und Jugendlichen. Dabei können ebenfalls bewährte Therapieelemente aufgegriffen werden, lassen Sie beispielsweise die Teilnehmer:innen mit verbundenen Augen den eigenen Körper aus selbsthärtendem Ton formen oder eine Körpercollage auf dem Umriss des eigenen Körpers erstellen.

Mit den Themen *„Grenzen" und „Kontrolle"* sind Patient:innen mit chronischen körperlichen Erkrankungen häufig sehr früh und wiederholt konfrontiert: Sie müssen krankheitsbedingt Grenzen einhalten, sie erleben häufig, dass ihre persönlichen Grenzen durch andere bei medizinischen Prozeduren überschritten werden (z. B. häufiges Sich-Ausziehen), sie müssen sich selbst häufig wesentlich mehr kontrollieren als Gleichaltrige, sie werden oft von außen (durch Personen oder Geräte) kontrolliert. Diese Aspekte müssen in der Gruppentherapie aufgegriffen werden, die Teilnehmer:innen sollen ihre Erfahrungen austauschen und überlegen, üben und erfahren, wie die eigenen Grenzen verbalisiert werden können. Zur Übung können die Teilnehmer:innen mithilfe eines Seils einen Kreis auf dem Boden um sich legen und dann ausprobieren, was passiert, wenn ein anderes Gruppenmitglied diese Grenze überschreitet. Es kann dann im nächsten Schritt beobachtet werden, was passiert, wenn der Schutzraum größer oder kleiner gestaltet wird. Ergänzend kann auch die Imaginationsübung „Schutzkreis", die in Gräßer und Hovermann (2015) beschrieben ist, genutzt werden.

Das Thema *Vertrauen* sollte ebenfalls Berücksichtigung finden. Hier kann es um Vertrauen im Allgemeinen, aber auch um Vertrauen zwischen den einzelnen Gruppenmitgliedern gehen, was ebenfalls sehr effektiv mithilfe verschiedener Übungen vertieft werden kann. Geeignete Übungen zu diesem Thema sind z. B. ein Vertrauensspaziergang (zu zweit mit verbundenen Augen) oder der Einsatz eines „Vertrauenstuchs".

Je nach *individueller psychischer Symptomatik* der einzelnen Patient:innen und dem jeweiligen Bedarf sollten die psychischen Auffälligkeiten im Verlauf thematisiert und bearbeitet werden. Setzen Sie hierzu die Ihnen bekannten Vorgehensweisen und Techniken aus dem Einzel- bzw. Gruppensetting ein. Dies kann z. B. die Psychoedukation zum SORCK-Modell, aber auch eine Psychoedukation zum Thema Ängste, Depressionen usw. sein. Analog zum Vorgehen bei Angstpatient:innen kann auch in dieser Gruppenbehandlung das Erstellen von Verhaltensprotokollen erfolgen. Der Gruppeneffekt lässt sich nutzen, indem gemeinsam individuelle Protokolle für alle Gruppenmitglieder erarbeitet werden (z.B. in Bezug auf Schmerzen, Ängste, Ernährung, das Messen und Spritzen oder die mündliche Beteiligung im Unterricht). Die Protokolle können dann ebenfalls gemeinsam in der Gruppe ausgewertet werden. Im Anschluss können individuelle Lösungsstrategien erarbeitet werden, um die individuellen Symptome zu reduzieren. Eventuell bietet sich auch eine Vertiefung in einer Einzeltherapie an.

Konflikte, z.B. mit Eltern, Lehrkräften, Gleichaltrigen, können mithilfe von Verhaltensübungen in Form von Rollenspielen und Übungen für den Alltag („Hausaufgaben") bearbeitet werden.

Zum Umgang mit *krankheitsbedingten Schmerzen oder der Medikamenteneinnahme* lässt sich das Gruppensetting nutzen, um Strategien des Selbstmanagements zu erarbeiten. Psychoedukation zu den Themen Schmerz, Stress und Entspannung lässt sich mithilfe edukativer und gleichzeitig unterhaltsamer Videos (z.B. „The colour changing card trick" von Richard Wiseman zum Thema Aufmerksamkeitslenkung; vgl. auch Tabelle 14), mit Apps (vgl. Kapitel 3.2.4) und ggf. auch mit Serious Games (vgl. Kapitel 3.2.5) gestalten. Das gemeinsame Ausprobieren oder Vorstellen von bereits selbst genutzten Techniken im Umgang mit Stress lässt sich in einer Gruppentherapie wirkungsvoll einsetzen.

Bei älteren Jugendlichen oder jungen Erwachsenen sollte das Thema *Transition* (vgl. Kapitel 1.3.4) nicht fehlen.

Weitere Themen für die Gruppenbehandlung sind:
- Förderung der eigenen Stärken und Ressourcen (z.B. über das Erstellen von Stärkenplakaten, gegenseitige Komplimente-Übungen), Umgang mit Lob und Verstärkung (Lob akzeptieren und Selbstabwertung vermeiden, Einsatz von Verstärkerplänen usw.),
- Umgang mit Emotionen bzw. Emotionsregulation,
- Umgang mit negativen Kognitionen (ABC-Schema, Gedankenstopptechnik usw.),
- Rückfallprophylaxe durch Erstellen von Notfallplänen und „Werkzeugkoffern" mit den im Rahmen der Gruppenarbeit erarbeiteten Tools,
- Antizipation und Erarbeitung möglicher neuer schwieriger Situationen und möglicher Lösungen unter Berücksichtigung der Verläufe der unterschiedlichen chronischen Erkrankungen (z.B. Rückfälle, Schübe, Verschlechterungen).
- Zum Abschluss kann ein „Brief an mich selbst in einem Jahr" gestaltet werden (die Briefe würden Sie als Gruppenleiter:in zum entsprechenden Zeitpunkt an die Gruppenmitglieder versenden).

Für begleitende Eltern-/Bezugspersonengruppenstunden können Sie sich inhaltlich an der Gliederung bzw. den Inhalten der Therapiegruppe orientieren. Themen sollten sein:
- Kennenlernen der anderen Eltern und ihrer Kinder und deren Erkrankungen bzw. Probleme,
- Adaptation und Umgang mit der chronischen Erkrankung des Kindes,
- Verhaltensprobleme der Jugendlichen, Erarbeitung auslösender und aufrechterhaltender Verhaltensweisen (z.B. Umgang mit Schmerzen; Medikamentencompliance bzw. Behandlungsregime),
- Bearbeitung symptomunterstützender- und aufrechterhaltender Verhaltensweisen (z.B. sekundärer Krankheitsgewinn oder überprotektives Verhalten),
- Vertrauen, Selbständigkeit, Autonomie, Ablösung, Ängste,
- Umgang mit der Erkrankung durch das Umfeld (z.B., wenn alle glauben, am besten zu wissen, was gut für das Kind ist),
- Psychoedukation zu Entwicklungsaufgaben und Interaktionen mit körperlicher Erkrankung (vgl. Kapitel 1.3.3).

Weitere Themen für die Bezugspersonenstunden ergeben sich aus der Gruppenzusammensetzung:

- Erkennung und Unterbrechung dysfunktionaler familiärer Interaktionsmuster,
- Verbesserung der familiären Interaktion, Erziehungsverhalten,
- Kommunikationstraining und Familienregeln,
- Belange der Geschwisterkinder,
- Beziehung der Eltern zum kranken vs. zum gesunden Kind.
- Ggf. können Bezugspersonenstunden nur für Mütter bzw. nur für Väter angezeigt sein, um auf rollenspezifische Themen einzugehen.

4 Materialien

Übersicht	
M01	Steckbrief zu meiner Krankheit
M02	Geschwister-Steckbrief: Meine Familie und ich
M03	10 Dinge, die du über meine Krankheit wissen solltest
M04	10 Dinge, die ich über die Krankheit meiner Schülerin bzw. meines Schülers wissen möchte
M05	Fragebogen zu Verantwortlichkeiten für das Krankheitsmanagement – Eltern-/Bezugspersonenversion
M06	Fragebogen zu Verantwortlichkeiten für das Krankheitsmanagement – Patient:innenversion
M07	Checkliste zur Übertragung von Verantwortung von den Eltern auf das Kind bzw. die Jugendliche/den Jugendlichen
M08	Leitfaden für eine günstige Gesprächsführung bei Non-Compliance
M09	Vertrag zur Zusammenarbeit in der Familie/Bezugssystem
M10	Stundenbeurteilungsbogen
M11	Checkliste zur Erhebung sozialrechtlicher Aspekte
M12	Glossar zu sozialrechtlichen Aspekten bei chronischer körperlicher Krankheit
M13	Selbsthilfeangebote, Fachverbände und Elternverbände
M14	Literaturempfehlungen – Bilder- und Kinderbücher sowie Ratgeber

M01 Steckbrief zu meiner Krankheit

So heiße ich: ______

So heißt meine Krankheit: ______

So nenne ich meine Krankheit: ______

Kennst du noch andere Namen für deine Krankheit? ______

______

Ich habe meine Krankheit seit: ______

Bei mir wird die Krankheit so behandelt: ______

______

Das hat sich alles durch meine Krankheit geändert:

- In meinem Alltag: ______
- In der Schule: ______
- In meiner Freizeit: ______
- In meiner Familie: ______
- Im Freundeskreis: ______

Das finde ich blöd an meiner Krankheit: ______

______

Das finde ich cool an meiner Krankheit: ______

______

Das habe ich schon Besonderes wegen meiner Krankheit erlebt: ______

______

Das sollten andere über meine Krankheit unbedingt wissen:

- Mein Freundeskreis: ______

  ______
- Meine Lehrkräfte: ______

  ______
- Andere Personen: ______

  ______

Das sollten andere auf keinen Fall über meine Krankheit erfahren: ______

______

Das weiß ich sonst noch alles über meine Krankheit (z. B., ob jemand Berühmtes diese Krankheit hat, wie oft die Krankheit vorkommt usw.):

______

M02 Geschwister-Steckbrief: Meine Familie und ich

Mein Name lautet: ______

Ich gehe in die Schule/Klasse: ______

Ich finde die Schule ...: ______

Meine Hobbys sind: ______

Meine Freund:innen heißen: ______

Das kann ich besonders gut: ______

Das kann ich nicht so gut: ______

Mein Bruder/meine Schwester heißt bzw. meine Geschwister heißen: ______

Die Krankheit(-en) meines Bruders/meiner Schwester/meiner Geschwister heißen: ______

______

Das hat sich alles bei uns durch die Erkrankung meines Bruders/meiner Schwester bzw. meiner Geschwister geändert:

- In meinem Alltag: ______
- In der Schule: ______
- In meiner Freizeit: ______
- In meiner Familie: ______
- In meinem Freundeskreis: ______

Das finde ich blöd an der Erkrankung meines Bruders/meiner Schwester bzw. meiner Geschwister:

______

Das finde ich cool an der Erkrankung meines Bruders/meiner Schwester bzw. meiner Geschwister:

______

Das habe ich schon Außergewöhnliches wegen der Erkrankung meines Bruders/meiner Schwester bzw. meiner Geschwister erlebt: ______

______

Besonders gut kann ich über die Erkrankung meines Bruders/meiner Schwester bzw. meiner Geschwister reden mit: ______

______

Das hilft mir, wenn es mir mal nicht so gut geht: ______

______

Das wünsche ich mir, was sich ändern soll: ______

______

Meine Zukunft stelle ich mir so vor: ______

______

Was sonst noch wichtig ist: ______

M03 10 Dinge, die du über meine Krankheit wissen solltest

Ich heiße: ____________________

Meine Krankheit heißt: ____________________

Das solltest du über meine Krankheit wissen:

1. ____________________

____

2. ____________________

____

3. ____________________

____

4. ____________________

____

5. ____________________

____

6. ____________________

____

7. ____________________

____

8. ____________________

____

9. ____________________

____

10. ____________________

____

____

M04 10 Dinge, die ich über die Krankheit meiner Schülerin bzw. meines Schülers wissen möchte

Name der Schülerin/des Schülers: ______________________

Die Krankheit heißt: ______________________

Über die folgenden 10 Dinge der Krankheit möchte ich etwas wissen:

1. ______________________
2. ______________________
3. ______________________
4. ______________________
5. ______________________
6. ______________________
7. ______________________
8. ______________________
9. ______________________
10. ______________________

M05 Fragebogen zu Verantwortlichkeiten für das Krankheitsmanagement – Eltern-/Bezugspersonenversion[5]

Im folgenden Fragebogen sind verschiedene Aufgaben und Situationen vermerkt, die im Alltag einer chronisch kranken Person auftauchen können. Bitte lesen Sie sich die Aufgaben und Situationen durch und kreuzen Sie an, ob Ihr Sohn bzw. Ihre Tochter, Sie selbst, Ihre Lebensgefährtin bzw. Ihr Lebensgefährte oder eine andere Person fast immer die Verantwortung für die jeweilige Aufgabe trägt oder ob Sie sich die Verantwortung für die jeweilige Aufgabe teilen. Der Fragebogen wird bei ganz unterschiedlichen chronischen Erkrankungen eingesetzt, deshalb passen nicht alle Aussagen gleich gut. Wenn ein Satz nicht genau zu Ihrer Situation passt, ist das nicht schlimm, dann notieren Sie das einfach. Am Ende können Sie auch noch weitere Besonderheiten notieren, die speziell zu Ihrer Situation passen oder die wir nicht aufgeführt haben. Wenn Sie etwas nicht genau verstehen, fragen Sie einfach nach. Vielen Dank!

Name Ihres Kindes: ______________________ Alter: ________

Name der Krankheit: ______________________

Situation/Aufgabe	Wer trägt die Verantwortung für die Aufgabe?				
1. An den Arzttermin in der Klinik/Praxis denken	☐ Kind	☐ Mutter	☐ Vater	☐ gemeinsam	☐ andere
2. Die Erzieher:innen/Lehrkräfte/Ausbilder:innen über die Erkrankung informieren	☐ Kind	☐ Mutter	☐ Vater	☐ gemeinsam	☐ andere
3. An die Medikamentengabe denken	☐ Kind	☐ Mutter	☐ Vater	☐ gemeinsam	☐ andere
4. Arzttermine vereinbaren	☐ Kind	☐ Mutter	☐ Vater	☐ gemeinsam	☐ andere
5. Verwandte über die Erkrankung informieren	☐ Kind	☐ Mutter	☐ Vater	☐ gemeinsam	☐ andere
6. Von „A" nach „B" bringen (z. B. zur Schule oder zu Freund:innen)	☐ Kind	☐ Mutter	☐ Vater	☐ gemeinsam	☐ andere
7. Andere Termine (z. B. Krankengymnastik) vereinbaren	☐ Kind	☐ Mutter	☐ Vater	☐ gemeinsam	☐ andere
8. Auf gesundheitliche Veränderungen achten (z. B. Lipome, geschwollene Gelenke)	☐ Kind	☐ Mutter	☐ Vater	☐ gemeinsam	☐ andere
9. Freund:innen über die Erkrankung informieren	☐ Kind	☐ Mutter	☐ Vater	☐ gemeinsam	☐ andere

5 © 2021, Gräßer und Reuner. Abdruck erfolgt mit freundlicher Genehmigung der Autorinnen.

10. Ausflüge, Übernachtungen, Reisen planen (z.B. ausreichend Medikamente einpacken, auf behindertengerechte Möglichkeiten achten)	☐ Kind	☐ Mutter	☐ Vater	☐ gemeinsam	☐ andere
11. Medikamente verabreichen, z.B. Injektion durchführen	☐ Kind	☐ Mutter	☐ Vater	☐ gemeinsam	☐ andere
12. Wer ist im Notfall zuständig? (z.B. bei einem [Asthma-]Anfall, bei einer Hypoglykämie)	☐ Kind	☐ Mutter	☐ Vater	☐ gemeinsam	☐ andere
13. An andere Termine (z.B. Logopädie) denken	☐ Kind	☐ Mutter	☐ Vater	☐ gemeinsam	☐ andere
14. Termine für Klinikaufenthalte vereinbaren	☐ Kind	☐ Mutter	☐ Vater	☐ gemeinsam	☐ andere
15. Krankheitsbedingte Entschuldigungen für die Schule schreiben	☐ Kind	☐ Mutter	☐ Vater	☐ gemeinsam	☐ andere
16. (Fach-)Literatur lesen, sich informieren, welche Neuerungen es gibt	☐ Kind	☐ Mutter	☐ Vater	☐ gemeinsam	☐ andere
17. Fortbildungen/Workshops zur Erkrankung des Kindes besuchen	☐ Kind	☐ Mutter	☐ Vater	☐ gemeinsam	☐ andere
18. Das Verfallsdatum von Medikamenten beachten	☐ Kind	☐ Mutter	☐ Vater	☐ gemeinsam	☐ andere
19. In Selbsthilfegruppe zur Erkrankung engagieren	☐ Kind	☐ Mutter	☐ Vater	☐ gemeinsam	☐ andere
20. Darauf achten, ob Medikamente rauf- oder runterdosiert werden müssen	☐ Kind	☐ Mutter	☐ Vater	☐ gemeinsam	☐ andere
21. Gespräche mit Ärzt:innen führen	☐ Kind	☐ Mutter	☐ Vater	☐ gemeinsam	☐ andere
22. Auf die Ernährung achten	☐ Kind	☐ Mutter	☐ Vater	☐ gemeinsam	☐ andere

23. Dinge, die speziell die Erkrankung Ihres Kindes betreffen, nämlich: ____ ____ ____ ____	☐ Kind	☐ Mutter	☐ Vater	☐ gemeinsam	☐ andere
24. Dinge, die speziell die Erkrankung Ihres Kindes betreffen, nämlich: ____ ____ ____ ____	☐ Kind	☐ Mutter	☐ Vater	☐ gemeinsam	☐ andere
25. Dinge, die speziell die Erkrankung Ihres Kindes betreffen, nämlich: ____ ____ ____ ____	☐ Kind	☐ Mutter	☐ Vater	☐ gemeinsam	☐ andere

M06 Fragebogen zu Verantwortlichkeiten für das Krankheitsmanagement – Patient:innenversion[6]

In diesem Fragebogen findest du verschiedene Aufgaben und Situationen, die im Alltag von Menschen mit einer chronischen körperlichen Erkrankung auftauchen können. Bitte lies sie dir durch und kreuze an, ob du selbst, deine Eltern (Mutter/Vater) oder eine andere Person fast immer die Verantwortung dafür hat oder ob ihr das zusammen macht. Den Fragebogen haben wir für Kinder und Jugendliche mit ganz unterschiedlichen chronischen Erkrankungen (z.B. Diabetes, Epilepsie, Rheuma) entwickelt, deshalb passen nicht alle Sätze gleich gut. Wenn ein Satz nicht genau zu dir und deiner Erkrankung passt, dann ist das nicht schlimm. Du kannst unten auch noch Aufgaben und Situationen ergänzen, die genau zu deiner Erkrankung passen und die wir nicht aufgeschrieben haben. Wenn du etwas nicht genau verstehst, dann frag einfach nach. Viel Spaß und vielen Dank!

Mein Name lautet: ______________________ Alter: __________

Meine Krankheit heißt: ______________________

Situation/Aufgabe	Wer trägt die Verantwortung für die Aufgabe?				
1. An den Arzttermin in der Klinik/Praxis denken	☐ Ich selbst	☐ Mutter	☐ Vater	☐ gemeinsam	☐ andere
2. Die Lehrkräfte/Ausbilder:innen über deine Krankheit informieren	☐ Ich selbst	☐ Mutter	☐ Vater	☐ gemeinsam	☐ andere
3. An die Medikamente denken	☐ Ich selbst	☐ Mutter	☐ Vater	☐ gemeinsam	☐ andere
4. Arzttermine ausmachen	☐ Ich selbst	☐ Mutter	☐ Vater	☐ gemeinsam	☐ andere
5. Verwandte über deine Krankheit informieren	☐ Ich selbst	☐ Mutter	☐ Vater	☐ gemeinsam	☐ andere
6. Von „A“ nach „B“ bringen (z.B. zur Schule oder zu Freund:innen)	☐ Ich selbst	☐ Mutter	☐ Vater	☐ gemeinsam	☐ andere
7. Andere Termine (z.B. Krankengymnastik) ausmachen	☐ Ich selbst	☐ Mutter	☐ Vater	☐ gemeinsam	☐ andere

6 © 2021, Gräßer und Reuner. Abdruck erfolgt mit Genehmigung der Autorinnen.

8. Auf gesundheitliche Veränderungen achten (z. B. Einstichstellen, geschwollene Gelenke)	☐ Ich selbst	☐ Mutter	☐ Vater	☐ gemeinsam	☐ andere
9. Freund:innen über deine Krankheit informieren	☐ Ich selbst	☐ Mutter	☐ Vater	☐ gemeinsam	☐ andere
10. Ausflüge, Übernachtungen, Reisen planen (ausreichend Medikamente einpacken, auf behindertengerechte Möglichkeiten achten usw.)	☐ Ich selbst	☐ Mutter	☐ Vater	☐ gemeinsam	☐ andere
11. Medikamente geben (z. B. Tabletten, Spritzen oder Pens geben)	☐ Ich selbst	☐ Mutter	☐ Vater	☐ gemeinsam	☐ andere
12. Wer weiß, was im Notfall zu tun ist? (z. B. bei einem [Asthma-]Anfall oder bei einer Hypoglykämie)	☐ Ich selbst	☐ Mutter	☐ Vater	☐ gemeinsam	☐ andere
13. An andere Termine (z. B. Logopädie) denken	☐ Ich selbst	☐ Mutter	☐ Vater	☐ gemeinsam	☐ andere
14. Termine für Klinikaufenthalte vereinbaren	☐ Ich selbst	☐ Mutter	☐ Vater	☐ gemeinsam	☐ andere
15. Entschuldigungen für die Schule schreiben	☐ Ich selbst	☐ Mutter	☐ Vater	☐ gemeinsam	☐ andere
16. Sich über deine Krankheit informieren und Bescheid wissen, was es Neues gibt	☐ Ich selbst	☐ Mutter	☐ Vater	☐ gemeinsam	☐ andere

17. Fortbildungen zu deiner Krankheit besuchen	☐ Ich selbst	☐ Mutter	☐ Vater	☐ gemeinsam	☐ andere
18. Auf das Verfallsdatum von Medikamenten achten	☐ Ich selbst	☐ Mutter	☐ Vater	☐ gemeinsam	☐ andere
19. Bei Selbsthilfegruppe zu deiner Erkrankung mitmachen	☐ Ich selbst	☐ Mutter	☐ Vater	☐ gemeinsam	☐ andere
20. Darauf achten, ob weniger oder mehr des Medikamentes gegeben werden muss	☐ Ich selbst	☐ Mutter	☐ Vater	☐ gemeinsam	☐ andere
21. Wer von euch spricht beim Arzttermin?	☐ Ich selbst	☐ Mutter	☐ Vater	☐ gemeinsam	☐ andere
22. Auf die Ernährung achten	☐ Ich selbst	☐ Mutter	☐ Vater	☐ gemeinsam	☐ andere
23. Dinge, die bei deiner Erkrankung besonders sind: ____________ ____________ ____________ ____________	☐ Ich selbst	☐ Mutter	☐ Vater	☐ gemeinsam	☐ andere
24. Dinge, die bei deiner Erkrankung besonders sind: ____________ ____________ ____________ ____________	☐ Ich selbst	☐ Mutter	☐ Vater	☐ gemeinsam	☐ andere
25. Dinge, die bei deiner Erkrankung besonders sind: ____________ ____________ ____________ ____________	☐ Ich selbst	☐ Mutter	☐ Vater	☐ gemeinsam	☐ andere

M07 Checkliste zur Verantwortungsübertragung (angelehnt an Noeker & Petermann, 2000)

- Aktuelle Situation im Krankheitsmanagement: Wer ist verantwortlich (Blutzuckerkontrolle, Medikamenteneinnahme, usw.)?

___

___

___

- Veränderungswünsche?

  Aufseiten des Kindes bzw. der:des Jugendlichen: ___

  ___

  ___

  Aufseiten der Eltern/Bezugspersonen:

  ___

  ___

  ___

- Überprüfen, ob ausreichendes Wissen und Kompetenz vorhanden sind. Wenn nein, was fehlt?

___

___

___

- Überprüfen, ob ausreichende Motivation und Selbstwirksamkeit vorhanden sind. Wenn nein, wie kann diese erreicht werden?

___

___

- Vereinbarung einer Probephase für neue Regeln:

___

___

___

- Verlaufskontrolle (Vereinbarung eines neuen Termins zum Überprüfen):

___

- Weitere Bemerkungen:

___

___

M08 Leitfaden für eine günstige Gesprächsführung bei Non-Compliance (angelehnt an Noeker & Petermann, 2000)

1. *Einstieg:* Aktuell wichtigste Sorgen der Eltern und der:des Jugendlichen explorieren.
2. *Prototypische Konfliktsituation* aus Sicht der Eltern und der:des Jugendlichen inklusive des zentralen Gefühls explorieren.
3. *Prototypische Lösungssituation* suchen.
4. Einführung des *Gesprächsziels:* Eine *tragfähige Vereinbarung* finden, zu der beide Seiten beitragen müssen.
5. *Detailvereinbarungen treffen.*
   Beispiel: Die:der Jugendliche zeigt keine Eigeninitiative zum Blutzuckermessen, ggf. auch nicht zur Injektion.
   Detailvereinbarung zu:
   - Verantwortung für Durchführung (z. B. die:der Jugendliche),
   - Verantwortung für Kontrolle (z. B. nach 30 Minuten: die:der Jugendliche, danach Eltern),
   - Konsens über Zulässigkeit von Kritik (Paradox: „Ich gebe grundsätzlich meinen Eltern die Erlaubnis, mich nach 30 Minuten Zeitverzug anzusprechen"),
   - Konsens über Form von Kritik,
   - Ggf. Konsens über Sanktionen.
6. Fixierung der Vereinbarungen in einem *schriftlichen Vertrag* (vgl. M09), der von allen unterschrieben wird, bis zum nächsten gemeinsamen Termin (vereinbaren!) Gültigkeit hat und an einer für alle sichtbaren Stelle aufgehängt werden sollte (z. B. Kühlschrank).
7. *Prüfung:* Ist die Vereinbarung ein Gewinn für alle? Oder gibt es eine:einen Verlierer:in?
8. *Alltagstauglichkeit prüfen.* Bei Schwierigkeiten, Modifikation der Vereinbarung und Wiedervorstellung.

M09 Vertrag zur Zusammenarbeit in der Familie

Vertrag

zwischen

______________________ und ______________________

(Name) (Name)

zu folgenden Punkten:

- ______________________
- ______________________
- ______________________
- ______________________
- ______________________
- ______________________
- ______________________

Dieser Vertrag gilt

ab: ______________ bis: ______________

______________________ ______________________

(Unterschrift) (Unterschrift)

M10 Stundenbeurteilungsbogen

Name der:des Patient:in: ______________________ Datum der Sitzung: ________________

Sitzung (Wievielte Sitzung? Setting): ____

____

Vorherige Sitzung

(Nachbereitung: Konnte etwas nicht besprochen werden?
Umsetzung der Absprachen und Hausaufgaben?)

Aktuelle Sitzung

(Ablauf, Themen, Behandlungsschwerpunkte, Methoden, Verlauf, therapeutische Beziehung)

Befinden der:des Patient:in

(Suizidalität?)

Neue anamnestisch relevante Informationen

(Veränderungen: Aktuelle Lebenssituation? Neue Hypothesen?)

Kommende Sitzung

(Neue Absprachen, Hausaufgaben, Anregungen, Planung, Ideen)

M10 Stundenbeurteilungsbogen – Beispiel einer 13-jährigen Patientin mit JIA, möglicher Schmerzverstärkung und beginnender depressiver Symptomatik

Name der:des Patient:in: *Mandy* Datum der Sitzung: *10.10.2022*

Sitzung (Wievielte Sitzung? Setting): *2. probatorische Sitzung; findet per Video statt, weil Patientin wegen starker Schmerzen nicht in die Praxis kommen kann.*

Vorherige Sitzung

(Nachbereitung: Konnte etwas nicht besprochen werden?
Umsetzung der Absprachen und Hausaufgaben?)

- *Mutter der Patientin hatte, wie verabredet, die mitgegebenen Fragebögen (DSF-KJ (J & E), P-PDI (J & E), PPC-I-R, SES-J (J & E), DCL-DES, FBB-DES, AFS, FBB-ANG) in der Praxis vorbeigebracht, sodass diese als Vorbereitung auf die aktuelle Sitzung bereits ausgewertet werden konnten.*
- *Besprechung der Hausaufgabe: Mandy hat mit bester Freundin über eigene Erkrankung ausführlich gesprochen und eigene Ängste, Sorgen usw. benannt (bisher habe sie immer nur oberflächliche Antworten gegeben und es eher vermieden, über die eigene rheumatische Erkrankung zu sprechen) → Mandy bewertet das Gespräch mit der Freundin sehr positiv.*

Aktuelle Sitzung

(Ablauf, Themen, Behandlungsschwerpunkte, Methoden, Verlauf, therapeutische Beziehung)

- *Mandy berichtet von einem Vorfall in der Schule, bei dem der Sportlehrer ihr nicht glaubt, dass sie starke Schmerzen hat, und die Mitschüler Mandy auffordern, doch mitzuspielen (Mandy ist eigentlich eine sehr gute Basketballspielerin und beliebtes Teammitglied) → Erstellung einer Verhaltensanalyse zum beschriebenen aktuellen Ereignis und Erarbeitung von Möglichkeiten des Umgangs für künftige ähnliche Situationen.*
- *Weitere Anamneseerhebung: Exploration ähnlicher Situationen im Schul- und Freizeitbereich.*
- *Besprechung der Fragebogenergebnisse anhand einer Normalverteilung und Aufgreifen unterschiedlicher Bereiche: Größe, Gewicht, kognitive Fähigkeiten (Mandy ist sehr leistungsstark in der Schule), Schmerzen, Stimmung usw. Mandy zeigt erhöhte Werte im Depressionsfragebogen, auf der Skala Schulunlust des Angstfragebogens für Schüler und es zeigen sich deutliche Hinweise für eine Schmerzverstärkungssymptomatik. Besprechung resultierender Diagnosen.*
- *Beziehungsaufbau: Am Ende der Stunde gemeinsames „Stadt-Land-Fluss"-Spiel mit erweiterten Kategorien (Ressourcen, Ablenkungstechniken und – auf Wunsch der Patientin – Sportarten).*

Befinden der:des Patient:in (Suizidalität?)
• *Mandys Stimmung ist durch die Schmerzen beeinträchtigt.* • *Suizidalität besteht nicht.*
Neue anamnestisch relevante Informationen (Veränderungen: Aktuelle Lebenssituation? Neue Hypothesen?)
• *Mandy berichtet, dass der Basketballtrainer mit ihr gesprochen habe, weil sie so häufig ausfalle, und einen möglichen Ausschluss aus dem Team angedeutet habe.*
Kommende Sitzung (Neue Absprachen, Hausaufgaben, Anregungen, Planung, Ideen)
Hausaufgaben: • *Schmerzprotokoll führen.* *Planung für nächste Stunde:* • *Gemeinsames Gespräch mit Mandy und Mutter über Schulsituation (Sportunterricht) und Umgang damit.* • *Thematisierung der Schmerzverstärkung anhand eines Schmerzteufelskreises, Schauen des Videos „Den Schmerz verstehen und was zu tun ist", Sammeln von Ablenkungsstrategien*

M11 Checkliste zur Erhebung sozialrechtlicher Aspekte

Liegt eine Schwerbehinderung vor? ☐ Ja ☐ Nein

Wenn ja, wie ist der GdB (Grad der Behinderung)? ______

Wenn GdB >= 30 und < 50: Ist ein Antrag auf Gleichstellung gestellt? ☐ Ja ☐ Nein

Gibt es ein oder mehrere Merkzeichen? ☐ Ja ☐ Nein

Wenn ja, welches?
(G = erhebliche Beeinträchtigung der Bewegungsfähigkeit im Straßenverkehr; aG = außergewöhnliche Gehbehinderung; H = Hilflosigkeit; RF = Befreiung von der Rundfunkgebührenpflicht; B = Begleitperson erforderlich; wird zusätzlich zu einem Merkzeichen G, aG und H erteilt) ______

Gibt es einen Pflegegrad (Stufe)? ☐ Ja ☐ Nein

Bemerkungen: ______

______

______

______

______

Wurde ein Antrag auf *Persönliches Budget* gestellt? ☐ Ja ☐ Nein

Bemerkungen: ______

______

______

______

______

Besteht Kontakt zur/zum:

- Agentur für Arbeit? ☐ Ja ☐ Nein
- Inklusionsamt? ☐ Ja ☐ Nein
- Integrationsfachdienst? ☐ Ja ☐ Nein
- Teilhabeberatung? ☐ Ja ☐ Nein
- Studentenwerk? ☐ Ja ☐ Nein
- Anderen: ______ ☐ Ja ☐ Nein

Bemerkungen: ______

______

______

______

______

Werden/wurden Leistungen in Anspruch genommen?

- Teilhabeleistungen? ☐ Ja ☐ Nein
- Reha-Leistungen? ☐ Ja ☐ Nein

Bemerkungen: ______________________________

____

____

Werden Ausbildung oder Studium in Teilzeit durchgeführt oder ist ein Antrag hierfür gestellt? ☐ Ja ☐ Nein

Bemerkungen: ______________________________

____

____

Wird an einem Disease Management Programm (DMP) teilgenommen? ☐ Ja ☐ Nein

Bemerkungen: ______________________________

____

____

Gibt es einen Nachteilsausgleich für Schule/Uni/Ausbildung? ☐ Ja ☐ Nein

Wenn ja: Was beinhaltet dieser? Ist das ausreichend? ______________________________

____

____

____

Wenn nein: Soll ein Nachteilsausgleich beantragt werden? ______________________________

Bemerkungen: ______________________________

____

____

Gibt es eine Integrations-/Inklusionskraft/Kiga-/Schulbegleitung? ☐ Ja ☐ Nein

Wenn ja: Ist Patient:in damit zufrieden? Gibt es Änderungswünsche?

Wenn nein: Wäre eine erforderlich? Soll ein Antrag gestellt werden?

Bemerkungen: ______________________________

____

____

Weiteres: ______________________________

____

____

M12 Glossar zu sozialrechtlichen Aspekten bei chronischer körperlicher Krankheit

Aufgrund der Vielzahl möglicher sozialrechtlicher Fragestellungen bei chronischen körperlichen Erkrankungen werden im Folgenden zu einer Auswahl an Themen Hintergrundinformationen aufgelistet und Hinweise zu weiterführenden Informationen und Anlaufstellen gegeben.

Arbeit

Die *Agentur für Arbeit* (hier: SGB III § 31ff und SGB IX § 54) hat die Aufgabe der Beratung zu den Themen Ausbildung und Arbeit. Es können medizinische und psychologische Eignungsuntersuchungen stattfinden und es kann Hilfen bei der Berufswahl, der Förderung der Teilhabe für behinderte und schwerbehinderte Menschen sowie Unterstützung bei Bewerbungsverfahren geben. Darüber hinaus ist die Agentur für Arbeit Ansprechpartner bei Mobilitätshilfen, behindertengerechter Arbeitsplatzausstattung, Vermittlung in Ausbildung und Arbeit und unterstützt bei der Studienwahl (siehe unter www.arbeitsagentur.de).

Inklusion/Integration

Integrations- und Inklusionsämter unterstützen als zuständige Behörde die Sicherung der Integration behinderter Menschen im Arbeitsleben. Die Aufgaben von Integrations- und Inklusionsämtern reichen von begleitenden Hilfen im Arbeitsleben, der Erhebung und Verwendung der Ausgleichsabgabe, dem besonderen Kündigungsschutz bis hin zu Aufklärungs-, Schulungs- und Bildungsmaßnahmen sowie Integrationsfachdiensten (IFD) (siehe unter www.bih.de/integrationsaemter).

Integrationsfachdienste (SGB IX, § 192 ff) beraten (schwer-)behinderte Menschen zur Teilhabe am Arbeitsleben, sie unterstützen und arbeiten mit der Berufsberatung der Arbeitsagenturen zusammen. Außerdem unterstützen Integrationsfachdienste bei der Berufsvorbereitung an Schulen und beim Bewerbungsverfahren. Sie sind Ansprechpartner bei begleitenden Hilfen in Ausbildung oder Arbeit und Sicherung von Arbeitsverhältnissen und unterstützen beim Übergang aus einer Werkstatt für Menschen mit Behinderungen in den allgemeinen Arbeitsmarkt.

Nachteilsausgleich

Bei Menschen mit einer Behinderung besteht ein gesetzlicher Anspruch auf einen *Nachteilsausgleich* (§ 209 SGB IX) in Schule, Studium, Ausbildung und Prüfung. Dieses Recht basiert auf dem Gleichheitsgrundsatz, dem Sozialstaatsprinzip und dem Benachteiligungsverbot für Menschen mit einer Behinderung im Grundgesetz.

Nachteilsausgleiche können in allen Schulformen, Berufsschulen, Ausbildungen und im Studium gewährt werden. Die Ausgestaltung des Nachteilsausgleichs muss individuell festgelegt werden. Je nach Bundesland wird ggf. ein ärztliches Attest zur chronischen körperlichen Krankheit gefordert. Die Einzelheiten des Antragsweges sind in den Ländern unterschiedlich geregelt.

Bezogen auf die Berufsausbildung in anerkannten Ausbildungsberufen schreibt das Berufsbildungsgesetz vor, dass die besonderen Verhältnisse behinderter Menschen zu berücksichtigen sind (§ 65 BBiG Abs. 1). Gemäß § 16 der Musterprüfungsordnung ist die Prüfung an die besonderen Belange behinderter Menschen anzupassen. Achtung: Ein Nachteilsausgleichsantrag sollte rechtzeitig, spätestens jedoch mit der Anmeldung zu der jeweiligen Abschlussprüfung erfolgen. Im Studium ist es wichtig, direkt zu Beginn zu klären, welcher Nachteilsausgleich erforderlich ist und diesen mit entsprechenden ärztlichen und/oder psychotherapeutischen Bescheinigungen beim Prüfungsamt zu beantragen. Die geeigneten Nachteilsausgleiche sind im besten Fall konkret dargelegt und begründet und es sind geeignete Nachweise beigefügt, um dem jeweiligen Prüfungsausschuss oder -amt eine zügige und angemessene Entscheidung über den jeweiligen Prüfungsablauf bzw. die jeweilige Klausur zu ermöglichen. Geeignete Nachweise können z.B. ärztliche und/oder psychologische/psychotherapeutische Gutachten bzw. Bescheinigungen, eine Stellungnahme des Ausbildungsbetriebes und/oder der Berufsschule, eines Bildungsträgers oder auch der abgeschlossenen Schule sowie die Kopie des Schwerbehindertenausweises (sofern vorhanden) sein. Im Rahmen einer solchen Stellungnahme sollten die aus der jeweils begutachtenden/stellungnehmenden Sicht erforderlichen und geeigneten Nachteilsausgleiche gemäß den jeweiligen Prüfungsanforderungen beschrieben und begründet werden. Dies kann von Schreibzeitverlängerungen bis hin zur Nutzung von Hilfsmitteln und anderen Dingen gehen. Achtung: Weil es oft nicht leicht ist, gilt es, hartnäckig am Ball zu bleiben. Wenn es an einer Stelle nicht weitergeht, hat es sich häufig als hilfreich erwiesen, sich an die jeweils nächste Instanz (z.B. das Schulamt) zu wenden (siehe hierzu auch das Schulportal der Deutschen Gesetzlichen Unfallversicherung [DGUV]: www.dguv-lug.de/magazin-dguv-pluspunkt/chronische-krankheiten/nachteilsausgleich).

Pflegegrad

Der Antrag zur Einschätzung des *Pflegegrades* wird bei der jeweiligen Krankenkasse gestellt (siehe unter www.bundesgesundheitsministerium.de/pflegegrade.html). Die Neudefinition der Pflegebedürftigkeit beinhaltet drei wesentliche Elemente: körperliche, kognitive (geistige) und psychische Beeinträchtigungen. Dadurch kann es im Vergleich zur früheren Einschätzung der Pflegebedürftigkeit zu Änderungen kommen. Dies sollte man ggf. prüfen lassen.

Rehabilitation

Rehabilitation ist in Deutschland eine Sozialleistung, die der Wiedereingliederung einer kranken, körperlich oder geistig behinderten oder von Behinderung bedrohten Person in das berufliche und gesellschaftliche Leben dient (§ 1 SGB IX). Ansprechstelle für Reha-Maßnahmen sind die Reha-Beratungen der Agentur für Arbeit, der Renten- und Unfallversicherung, der Krankenversicherung, sowie Träger der Jugendhilfe/Sozialhilfe. Welche Ansprechstelle die richtige ist, hängt vom Grund und vom Ziel der Reha-Maßnahme ab (siehe unter www.deutsche-rentenversicherung.de/DRV/DE/Reha/Medizinische-Reha/Reha-fuer-Kinder-und-Jugendliche/reha-fuer-kinder-und-jugendliche_node.html und www.kinder-reha.de sowie www.kinder-und-jugendreha-im-netz.de).

Schwerbehinderung

Eine *Schwerbehinderung* (§ 2 SGB IX) liegt nach Definition des SGB IX dann vor, wenn ein Grad der Behinderung (GdB) von wenigstens 50 festgestellt wird. Einige Vorteile, die eine anerkannte Schwerbehinderung bzw. ein Schwerbehindertenausweis (SBA) beinhalten, sind: ein besonderer Kündigungsschutz, Hilfen zur Arbeitsplatzausstattung, die Betreuung durch spezielle Fachdienste (z.B. Integrationsfachdienste), steuerliche Vorteile (Eltern können Freibeträge der Kinder mit SBA auf sich übertragen lassen), erhöhter Urlaubsanspruch und auf Seiten der Arbeitgeber:innen besondere Einstellungsanreize, wie z.B. Lohnkostenzuschüsse, Berücksichtigung bei der Beschäftigungspflicht oder Finanzierungsmöglichkeiten von Arbeitsgeräten.

Merkzeichen sind spezielle Kennungen (z.B. G = erhebliche Beeinträchtigung der Bewegungsfähigkeit im Straßenverkehr; aG = außergewöhnliche Gehbehinderung; H = Hilflosigkeit; RF = Befreiung von der Rundfunkgebührenpflicht; B = Begleitperson erforderlich), die Schwerbehinderte zusätzlich zum Grad ihrer Behinderung erhalten können, wenn bestimmte besondere Beeinträchtigungen vorliegen (siehe unter www.vdk.de/deutschland und www.sovd.de).

Gleichstellung (§ 2 Abs. 3 SGB IX) bedeutet, dass Menschen mit einem Grad der Behinderung von weniger als 50, aber mindestens 30, einen Antrag bei der Agentur für Arbeit stellen können, um schwerbehinderten Menschen gleichgestellt zu werden. Voraussetzung hierfür ist, dass infolge der Behinderung ohne die Gleichstellung ein geeigneter Arbeitsplatz nicht erlangt oder nicht behalten werden kann (§ 151 Abs. 3 in Verbindung mit § 68 Abs. 2 und 3 SGB IX).

Bei größeren Betrieben, Behörden sowie Hochschulen gibt es in der Regel einen Behinderten- bzw. Integrationsbeauftragten.

Tipp: Bei einem *Antrag auf GdB* sollten Patient:innen/Bezugspersonen immer *alle Behandler:innen angeben,* insbesondere auch behandelnde Psychotherapeut:innen/Kinder- und Jugendlichenpychotherapeut:innen oder Behandler:innen an kinder- und jugendpsychiatrischen Kliniken, da auch die *psychischen Diagnosen besonders gewichtet werden* bzw. psychische Erkrankungen eine wichtige Rolle bei der Einschätzung des GdB spielen.

Es besteht auch die Möglichkeit, einen *Verschlechterungsantrag* zu stellen, wenn z. B. zusätzlich zur körperlichen Krankheit eine psychische Erkrankung diagnostiziert wurde und nun eine regelmäßige Psychotherapie erforderlich wird.

Teilhabe

Das *Bundesteilhabegesetz* (BTHG/SGB IX) ist ein Gesetz zur Stärkung der Teilhabe und Selbstbestimmung von Menschen mit Behinderungen. 2018 gab es folgende Neudefinition (§ 2 Abs. 1 SGB IX): „Menschen mit Behinderung sind Menschen, die körperliche, seelische, geistige oder Sinnesbeeinträchtigungen haben, die sie in Wechselwirkung mit einstellungs- und umweltbedingten Barrieren an der gleichberechtigten Teilhabe an der Gesellschaft mit hoher Wahrscheinlichkeit länger als sechs Monate hindern können". Ausgangspunkt hierfür waren Forderungen der UN-Behindertenrechtskonvention (UN-BRK), wonach (1) ein Einklang der gesetzlichen Definition von Behinderung mit den allgemeinen Grundsätzen der UN-BRK, (2) ausreichende Finanzmittel zur Förderung von Deinstitutionalisierung und selbstbestimmten Lebens, (3) Schaffung der Voraussetzungen für einen inklusiven Arbeitsmarkt, (4) Prüfung des einzusetzenden Einkommens, um Bedarfe zu decken und selbstbestimmt zu leben, (5) soziale Dienstleistungen, die Inklusion, Selbstbestimmung und die Entscheidung in der Gemeinschaft zu leben, ermöglichen sollen. Zielsetzung des BTHG sind die Berücksichtigung der Forderungen der UN-BRK, eine Anpassung des Behinderungsbegriffs an das neue gesellschaftliche Verständnis einer inklusiven Gesellschaft und ein Paradigmenwechsel: von der Einrichtungs- zur Personenzentrierung und mehr Selbstbestimmung. Die Erarbeitung des BTHG erfolgte nach dem im Koalitionsvertrag der Bundesregierung niedergeschriebenen Grundsatz: „Nichts über uns – ohne uns". Das BTHG unterscheidet im SGB IX die folgenden Leistungsbereiche: Leistungen zur medizinischen Rehabilitation (§§ 109–110); Leistungen zur Teilhabe am Arbeitsleben (§ 111); Teilhabe an Bildung (§ 112); soziale Teilhabe (§§ 113–116). Mit *Leistungen zur Teilhabe* sind alle Maßnahmen und Hilfen gemeint, die Menschen eine gleichberechtigte Teilhabe am Leben in der Gesellschaft ermöglichen oder sichern.

Gesamtplanverfahren (§§ 141 ff. SGB XII, seit 2020: §§ 117 ff. SGB IX) und *Teilhabeplanung* (§§ 19 ff. SGB IX): Im Rahmen der Gesamtplanung der Reha-Träger erstreckt sich die Bedarfsermittlung und -feststellung in der Umsetzung auf alle Lebenslagen der Menschen. Die Gesamtplanung ist bedeutsam unter Mitwirkungsaspekten, weil Betroffene aktiv in das Verfahren einbezogen werden. 2018 sind einige wichtige Neuregelungen in Kraft getreten. So erfolgt die Bestimmung der Träger der Eingliederungshilfe durch die Länder (Landesausführungsgesetz). Modellvorhaben zur Stärkung der Rehabilitation werden gefördert (§ 11). Es gibt Regelungen zum Verfahrensrecht und zur Bedarfsermittlung bzw. Teilhabeplanverfahren (§ 19). Und es wurden neue Beratungsstrukturen bzw. ergänzende unabhängige Teilhabeberatungsstellen (EUTB) geschaffen (§ 32).

Das *persönliche Budget* (§ 29 SGB IX) bietet Leistungen zur Teilhabe nach dem Prinzip der Selbstbestimmung an, d. h., es geht um den individuellen Anspruch auf Leistungen zur Rehabilitation und gleichberechtigten Teilhabe. Hier steht das Wunsch- und Wahlrecht eines behinderten Menschen im Vordergrund, was in der Umsetzung bedeutet, dass es um Geld statt Sachleistungen geht. Hierbei bildet der Grundsatz, dass niemand wegen der Art und Schwere seiner Behinderung oder wegen des Umfangs der von ihm benötigten Leistungen ausgegrenzt werden soll, die Grundlage.

Leistungen zur Teilhabe an Bildung (§ 75, § 112) umfassen Hilfen zur Schul- und Berufsausbildung, zur Hochschulbildung sowie zur hoch-(schulischen) und beruflichen Weiterbildung.

Teilzeit. Sowohl eine Ausbildung als auch ein Studium können unter bestimmten Voraussetzungen in Teilzeit absolviert werden. Seit Januar 2020 wurden durch das Gesetz zur Modernisierung und Stärkung der beruflichen Bildung (Berufsbildungsmodernisierungsgesetz) die Möglichkeiten für Teilzeitberufsausbildungen erweitert. Die Teilzeitberufsausbildung wird so „für einen größeren Personenkreis geöffnet und zugleich attraktiver ausgestaltet" (Entwurf eines Gesetzes zur Modernisierung und Stärkung der beruflichen Bildung. Gesetzentwurf der Bundesregierung 2019, S. 3). Infos rund um das Thema Teilzeitstudium siehe unter www.studentenwerke.de und www.einfach-teilhaben.de.

Ergänzende unabhängige Teilhabeberatung (EUTB) (§ 32). Durch das Bundesteilhabegesetz erfolgte ein Paradigmenwechsel, indem Selbstbestimmung und Teilhabe gestärkt wurden. Menschen mit Behinderungen sollen befähigt werden, selbstbestimmt Entscheidungen zu treffen. Nicht die Einrichtungen, sondern die betroffenen Personen sollen im Fokus stehen. Die ergänzende unabhängige Teilhabeberatung (§ 32) ist eine qualifizierte, dem Ratsuchenden verpflichtete Beratung. Diese ist unentgeltlich und unabhängig, frei von ökonomischen und haushaltsrechtlichen Interessen und soll auch Angehörigen der Betroffenen (z. B. Eltern oder pflegenden Angehörigen) offenstehen. Die ergänzende unabhängige Teilhabeberatung soll ein besonderes Augenmerk auf Peer Counselling legen. Die Beratung kann alle Fragen und Lebensbereiche, die im Hinblick auf eine gleichberechtigte Teilhabe wichtig sind, betreffen, wie z. B. Wohnen, Bildung, Arbeit und Beruf, Hilfsmittel, Gesundheitsversorgung, Assistenz, Mobilität und Freizeit (siehe unter www.teilhabeberatung.de).

M13 Selbsthilfeangebote, Fachverbände und Elternverbände

Übergeordnete Informationen für alle chronischen Erkrankungen finden sich unter www.kindernetzwerk.de (Dachverband der Selbsthilfe von Familien mit Kindern und jungen Erwachsenen mit chronischen Erkrankungen und Behinderungen).

Erkrankung	Internetadressen
Angeborene Herzfehler	• www.kinderherzen.de – Fördergemeinschaft Deutsche Kinderherzzentren e.V. • www.bvhk.de sowie www.herzklick.de – Bundesverband Herzkranke Kinder (BVHK) e.V. • www.kompetenznetz-ahf.de – Kompetenznetz angeborene Herzfehler
Allergien	• www.daab.de – Deutscher Allergie- und Asthmabund e.V. • www.alleleland.de – Interaktives Lernspiel zu Nahrungsallergien
Asthma bronchiale	• www.atemwegsliga.de – Deutsche Atemwegsliga e.V. • www.aak.de – Arbeitsgemeinschaft Allergiekrankes Kind • www.daab.de – Deutscher Allergie- und Asthmabund e.V. • www.asthmaschulung.de – Arbeitsgemeinschaft Asthmaschulung im Kindes- und Jugendalter e.V.
Cystische Fibrose	• www.muko.info – Mukoviszidose e.V. – Bundesverband Cystische Fibrose
Chronisch-entzündliche Darm-erkrankungen	• www.dccv.de – Deutsche Morbus Crohn/Colitis Ulcerosa Vereinigung (DCCV) e.V. • www.abbvie-care.de/content/uploads/2020/12/ac_ced_verstehen-und-behandeln.pdf – Broschüre zur CED bei Kindern und Jugendlichen
Diabetes mellitus Typ I	• www.diabetesde.org – Deutsche Diabetes-Hilfe • www.diabetes-kinder.de – Arbeitsgemeinschaft für Pädiatrische Diabetologie • www.diabinfo.de – Diabetesportal diabinfo • www.diabetes-kids.de – Initiative Diabetes-Kids: kostenloses Forum und virtuelle deutschsprachige Community für Kinder und Jugendliche mit Typ-1-Diabetes und deren Eltern
Epilepsie	• www.epilepsie-vereinigung.de – Deutsche Epilepsievereinigung • www.dgfe.org – Deutsche Gesellschaft für Epileptologie
Migräne und Spannungs-kopfschmerz	• www.dmkg.de – Deutsche Migräne- und Kopfschmerzgesellschaft (DMKG) e.V. • www.kopfschmerzregister.de – Kopfschmerzregister der DMKG • www.migraeneliga.de – MigräneLiga e.V. • www.deutsches-kinderschmerzzentrum.de – Deutsches Kinderschmerzzentrum Datteln (Infos für Kinder, Jugendliche und Eltern und Erklärfilme)
ME/CFS	• www.mecfs.de – Deutsche Gesellschaft für ME/CFS e.V.

Neurodermitis	• www.dha-allergien.de – Deutsche Haut- und Allergiehilfe e.V. • www.neurodermitis.net – Bundesverband Neurodermitis e.V. • www.neurodermitis-bund.de – Deutscher Neurodermitis Bund – DNB
Onkologische Erkrankungen/ ZNS-Tumore	• www.kinderkrebsinfo.de – Informationsportal zu Krebserkrankungen im Kindes- und Jugendalter • www.kinderkrebsstiftung.de – Deutsche Kinderkrebsstiftung
Rheumatische Erkrankungen	• www.rheuma-liga.de – Deutsche Rheuma-Liga Bundesverband e.V. • https://www.geton.rheuma-liga.de – Informationsportal für junge Menschen mit Rheuma • www.mein-rheuma-wird-erwachsen.de – Interaktive Austausch- und Hilfeseite speziell für junge Menschen zwischen 16 und 20 Jahren • www.kinderrheuma.com – Bundesverband Kinderrheuma e.V. • www.rheumax.de – Selbsthilfeverband der Klinik für Kinder und Jugend-Rheumatologie, St. Josef-Stift Sendenhorst • www.lupus-shg.de – Lupus-Selbsthilfe
Seltene chronische Erkrankungen	• https://www.unimedizin-mainz.de/esped/home.html – Erhebungseinheit für seltene pädiatrische Erkrankungen in Deutschland (ESPED) an der Universitätsmedizin Mainz • www.rarediseases.org – National Organization for Rare Disorders (NORD) • www.se-atlas.de – Versorgungsatlas für Menschen mit Seltenen Erkrankungen • www.namse.de – Nationales Aktionsbündnis für Menschen mit Seltenen Erkrankungen (NAMSE) • www.orpha.net – Deutsche Homepage des Portals für Seltene Krankheiten und Orphan Drugs (Orphanet) • www.portal-se.de – Zentrales Informationsportal für Seltene Erkrankungen (ZIPSE) • www.achse-online.de – Allianz Chronischer Seltener Erkrankungen (ACHSE) e.V. • www.gemischtetuete.org – Elternnetzwerk Gemischte Tüte
Kindgerechte Informationen rund um Krankheit, Krankenhaus usw.	• www.hummelkind.info/de
Infos zum Thema Transition	• www.between-kompas.com – Kompetenznetzwerk Patientenschulung und Deutsche Gesellschaft für Transitionsmedizin • www.mein-rheuma-wird-erwachsen.de – Ein Projekt der Deutschen Rheuma-Liga in Kooperation mit dem Deutschen Rheuma-Forschungszentrum
Infos zum Thema Palliativversorgung	• www.bundesverband-kinderhospiz.de • https://www.dgpalliativmedizin.de/arbeitsgruppen/arbeitsgruppe-kinder-und-jugendliche.html

M14 Literaturempfehlungen – Bilder- und Kinderbücher sowie Ratgeber

Es gibt zahlreiche Bilder- und Kinderbücher, die sich in der Psychotherapie einsetzen lassen, um die chronische Erkrankung der:des Patient:in gemeinsam besser kennenzulernen und/oder spezielle Aspekte der Erkrankung zu thematisieren. Im Folgenden finden sich Literaturempfehlungen zu spezifischen chronischen Erkrankungen sowie Hinweise auf krankheitsübergreifende Bücher sowie auf Bücher zu den Themen Krankenhaus und Operation. Da sich viele Patient:innen mit einer chronischen körperlichen Erkrankung als „anders" erleben und fühlen, steht dieses Thema oft auch in der Psychotherapie im Fokus. Auch hierzu gibt es eine kleine Auswahl an Kinderbüchern, die sich jedoch auch gut mit Jugendlichen und sogar Erwachsenen lesen lassen. Schließlich enthält die Liste auch noch eine Auswahl an Ratgebern für Eltern und Angehörige.

Thematik	Buchtitel
Unterschiedliche Erkrankungen	• Ahaus, M., Drunkenmöller, H.-R., Gebert, N., Hansen, K. & Kaupke, P. P. (2007). *Die Tropfenbande besiegt Krebs, Fehlsichtigkeit, Epilepsie, Asthma und Neurodermitis.* Hamburg: Hamburger Kinderbuch-Verlag Schumacher. (ab 6 Jahren) • Berlin, B. (2021). *Ida und der Berg im Funkelwald: Ein Bilderbuch über den Umgang mit chronischen Krankheiten*. Hamburg: Carlsen. (ab 3 Jahren) • Deeres, K. (2017). *Tobi und der kleine Phönix: Eine Mutmachgeschichte für kleine Patienten.* Norderstedt: BoD. (ab 5 Jahren) • Espinosa, A. (2015). *Club der roten Bänder – Glaub an deine Träume, und sie werden wahr.* München: Goldmann. (Auch als TV-Serie und Film verfügbar. ab 14 Jahren) • Mottl-Link, S. (2016). *In meinem Körper ist was los! Erklärbuch zum menschlichen Körper, zu Viren, Bakterien und Krankheiten.* Bindlach: Loewe. (ab 4 Jahren) • Orinsky, E. (2011). *Lena ist krank. Eine Geschichte nicht nur für kranke Kinder.* Salzhausen: Iskopress. (ab 4 Jahren)
Allergien	• Herleth, V. (2020). *Drache Hatschi und die Ritter des Immunsystems*. Salzburg: Edition Riedenburg. (ab 3 Jahren) • Marschall, S. (2021). *Mateo und die Körperpolizei. Ein Buch über Kinderallergien.* Heidelberg: medhochzwei. (ab 6 Jahren)
Nahrungsmittelallergien	• Herleth, V. (2018). *Die roten Fünf – Das Bilderbuch zu Nahrungsmittelallergien. Für alle Kinder, die einen einzigartigen Körper haben*. Salzburg: Edition Riedenburg. (ab 3 Jahren)
Laktoseintoleranz	• Karimi, S. (2017). *Laktose ... Was? Emelies ganz besondere Geschichte.* Ehingen: Herzli Verlag. (ab 5 Jahren)
Zöliakie	• Herleth, V. (2017). *Hamster Henri isst glutenfrei – Das Bilderbuch zur Zöliakie*. Salzburg: Edition Riedenburg. (ab 5 Jahren) • Herleth, V. (2017). *Hey Darmzotte! Jugendroman*. Salzburg: Edition Riedenburg. (ab 8 Jahren) • Kulmer, B. (2012). *Zucker, Zauber und Zinnober. Bilderbuch für Kinder mit der Lebensmittelunverträglichkeit Zöliakie.* Bonn: Edition Buchstabensuppe. (ab 3 Jahren) • Lindemann, M. (2017). *Zöli wohnt in meinem Bauch: Zöliakie aus der Sicht eines Kindes.* Flörsbachtal: Klecks Verlag. (ab 4 Jahren)

	• Rayner, A. (2022). *Lotta und die Krümel: Eine glutenfreie Geschichte*. Zürich: NordSüd Verlag. (ab 4 Jahren) • Wojik, J. (2015). *Zöliakie: Die Krypten- und Zottenmonster brauchen deine Hilfe. Buch für an Zöliakie erkrankte Kinder und deren Eltern*. Norderstedt: BoD. (ab 3 Jahren)
Angelman-Syndrom	• Dietzch, S. & Dietzch, A. (2022). *Ich bin Mari: Ein Bilderbuch zum Thema Inklusion*. München: arsEdition. (ab 3 Jahren)
Asthma bronchiale	• Kesharvarz, S., Ayaz, K., Röder, T. H. & Wachter, A. (2021). *Ecke, Abseits und die Atemnot. Asthma kindgerecht erklärt*. Göttingen: Hogrefe. (ab 6 Jahren) • Osinger, C. & Osinger, C. M. (2018). *Löwe Aragon besiegt sein Asthma: Leichter atmen mit Aragon – Ein Asthma Arbeits-Buch für Eltern und Kinder.* Oberhaching: Dustri-Verlag. (ab 4 Jahren)
Blasen-ekstrophie	• Felbick, U., Lüth, C. & Hübner, M. (2022). *Der Junge mit dem winzigen Bauchnabel. Ein Kinderfachbuch über Blasenekstrophie*. Frankfurt am Main: Mabuse. (ab 4 Jahren)
Cystische Fibrose	• Andrew, C. B. (2020). *Max and Me.* Ein Film nach einem Buch zum Thema Cystische Fibrose. (ab 14 Jahren)
Diabetes mellitus Typ I	• Betschart-Roemer, J., Hage, W. & Bartus, B. (2009). *Diabetes? Packen wir's an. Ein Buch für Schlaumeier*. Stuttgart: S. Hirzel Verlag. (ab 6 Jahren) • Grobe, H. (2022). *Mein Dia-Monster Kritzelmalbuch – Erste Schritte zu einer lebenslangen Freundschaft mit dem Diabetes Typ 1*. Salzburg: Edition Riedenburg. (ab 5 Jahren) • Jüngling, C. & Basak, D. (2020). *Diabetes – Marie, du schaffst das! Auch mit Diabetes ist das Leben schön*. Frankfurt am Main: Mabuse. (ab 5 Jahren) • Spence, D., Habermann, N. & Kiefer, N. (2021). *Milli und die Zuckerdrachen. Wie Kinder lernen, mit Diabetes umzugehen*. Göttingen: Hogrefe. (ab 6 Jahren) • Wache, D. & Hoffbauer, G. (2007). *Rote Karte für Diabetes. Die besten Tipps vom Bundesligatorwart: „Wie ich trotz Zuckerkrankheit leistungsfähig bleibe"*. München: Südwest Verlag. (ab 15 Jahren)
Epilepsie	• Abele, D. & Damala, R. (2014). *Lisa und die besondere Sache. Eine Geschichte über Epilepsie*. Berlin: Deutsche Epilepsievereinigung. (ab 5 Jahren) • Heinen, G. (2001). *Bei Tim wird alles anders*. Berlin: Deutsche Epilepsievereinigung. (ab 6 Jahren) • Heinen, G. (2008). *Zurück vom Mars*. Neuried: Edition Baier. (ab 12 Jahren) • Jüngling, C. & Homeier, S. (2020). *Träumst du, Leon? Ein Kinderfachbuch über Epilepsie*. Frankfurt am Main: Mabuse. (ab 6 Jahren) • Schröder, S. & Bauersachs, M. (1994). *Carla – eine Geschichte über Epilepsie*. Witten: Epilepsie Bundes-Elternverband e.V. (ab 4 Jahren) • Strack, F., Lin, X. & Schlegl, M. (2021). *Wackelkontakt. Epilepsie bei Kindern leicht erklärt*. Göttingen: Hogrefe. (ab 6 Jahren)

Herzfehler	• Marschall, S. (2021). *Lino, Maja und die Löwenherzen. Ein Kinderbuch über Herzfehler*. Heidelberg: medhochzwei. (ab 6 Jahren) • Möller, L. (2020). *Die Doktorfantin – Herzenssache*. Marburg: Möller und Franke Buchverlag. (ab 5 Jahren)
Muskel-dystrophie Duchenne	• Hill, D. (2000). *Bis dann, Simon*. Weinheim: Gulliver von Beltz & Gelberg. (ab 12 Jahren)
Neuro-dermitis	• Abdalli, M., Rzany, M., Hildebrand, A. & Neudert, L. (2021). *Mission Schuppe. Eine kleine Geschichte über das Leben mit Neurodermitis*. Göttingen: Hogrefe. (ab 6 Jahren) • Eder, J. & Cavini, A. M. (2012). *Jutta juckt's nicht mehr. Hilfe bei Neurodermitis – ein Sachbuch für Kinder und Erwachsene*. Salzburg: Edition Riedenburg. (ab 8 Jahren)
Onkolo-gische Erkran-kungen, Hirntumore	• Büntge, A. (2017). *Tausche Gummibärchen gegen Drachenmedizin*. E-Book: Kindle Direct Publishing. (ab 5 Jahren) • Herlofsen, S. R. & Geisler, D. (2018). *Wie ist das mit dem Krebs?* Stuttgart: Gabriel Verlag. (ab 6 Jahren) • Hotz, J. (2022). *Ben & Leon – starke Freunde füreinander.* Hamburg: Tredition GmbH (ab 5 Jahren) • Körner, C. & Schmidt, K. (2016). *Wo zwickt der Krebs? Alles was Du über Krebs, Tumore und ihre Behandlung wissen möchtest*. Köln: Lehmanns Media. (ab 6 Jahren) • Maleki, A., den Hartog, H., Maiworm, M. & Wüstefeld, K. (2021). *Allein ist keine Farbe. Gemeinsam durch die Chemotherapie*. Göttingen: Hogrefe. (ab 7 Jahren) • Marschall, S. (2019). *Lotta und die Chemo-Männchen*. Düsseldorf: Patmos. (ab 5 Jahren) • Pape, F. (2016). *Gott, du kannst ein Arsch sein: Stefanies letzte 296 Tage.* München: Heyne. (ab 15 Jahren) • Schlieper, B. & Stahl, N. (2019). *Manchmal möchte ich mich totlachen: Alter: 16. Diagnose: Krebs, unheilbar.* München: CBT. (ab 15 Jahren) • Schmitt, E.-E. (2005). *Oskar und die Dame in Rosa*. Frankfurt am Main: Fischer. (ab 7 Jahren) • Stanberger, S. & Stanberger, K. (2017). *Die Grasbeißerbande: Das Sterben wieder ins Leben holen.* Recklinghausen: Zeitwertverlag. (ab 10 Jahren) • Tulodetzki, E. (2011). *Das ist Krebs.* Köln: atp-Verlag. (ab 3 Jahren) • Vollmer, V. (2019). *Flaschenpost für die Seele.* Norderstedt: BoD. (ab 8 Jahren) • Werstler, G. (2019). *Wie der kleine Krebs lernte mit seinen Gefühlen umzugehen*. Independently published. (ab 4 Jahren) • Kinder- und Bilderbücher der deutschen KinderKrebsStiftung (viele Infoflyer und Informationen erhält man unter www.kinderkrebsstiftung.de), z. B.: *Der Chemo Kasper und seine Jagd auf die bösen Krebszellen, Prinzessin Luzie und die Chemo-Ritter, Prinz Daniel und seine kranke Schwester Luzie, Radio-Robby und sein Kampf gegen die bösen Krebszellen.* (ab 3 Jahren)

Rheumatische Erkrankungen	• Deutsche Rheuma-Liga. (2019). *Malus fantastische Hüte gegen verflixt blöde Rheuma-Tage*. Bonn: Deutsche Rheuma-Liga. Kostenlos verfügbar unter: www.rheuma-liga.de/kinderbuch. (ab 5 Jahren) • Hazelhoff, V. (2009). *Besuch von Herrn S*. München: DTV. (ab 8 Jahren) • St. Josef-Stift (Hrsg.). (2015). *Ach du dickes Knie!* Münster: Lit Verlag. (ab 5 Jahren) • Wiedebusch, S. & Ganser, G. (2012). *GeLENKig. Ein Rheumabuch für Kinder.* Bamberg: Preuss. (ab 5 Jahren)
Skoliose	• Körner, C. & Schmidt, K. (2016). *Skoli ... – was? Alles, was Du über Skoliose und ihre Behandlung wissen möchtest*. Berlin: Hummelkind-Visite e.V. (ab 6 Jahren)
Körperliche Beeinträchtigungen, Körperbild	• Eder, S. (2012). *Besonders wenn sie lacht. Das Kindersachbuch zum Thema Stillen, Füttern, Operation und Heilung bei der Lippen-Kiefer-Gaumenspalte*. Salzburg: Edition Riedenburg. (ab 5 Jahren) • Feder, T. (2022). *Körper sind toll: Ein fröhliches Liebe-Deinen-Körper-Bilderbuch*. Berlin: Zuckersüß. (ab 3 Jahren) • Klein, H. & Osberghaus, M. (2019). *Alle behindert! 25 spannende und bekannte Beeinträchtigungen in Wort und Bild*. Stuttgart: Klett Kinderbuch. (ab 5 Jahren) • Lagercrantz, R. (2018). *Wozu hat man eine Freundin? Cäcilies Beine sind unterschiedlich lang*. Frankfurt am Main: Moritz. (ab 8 Jahren) • Morena, C. & Haag, A. (2017). *Paula und die Zauberschuhe. Ein Bilderbuch über körperliche Behinderung*. Frankfurt am Main: Mabuse. (ab 5 Jahren) • Plohl, I. (2022). *Rogi findet sein Glück. Ein Kinderfachbuch über das Leben mit Rollstuhl*. Frankfurt am Main: Mabuse. (ab 3 Jahren) • Sodtke, M. (2018). *Bist du krank, Rolli-Tom? Eine Geschichte über einen Jungen im Rollstuhl*. Oldenburg: Lappan. (ab 4 Jahren)
Treacher-Collins-Syndrom	• Palacio, R. J. (2015). *Wunder – Sieh mich nicht an*. München: Carl Hanser Verlag. Auch als Film verfügbar. (ab 8 Jahren)
5p-minus-Syndrom	• Slawinski, A. (2021). *Meine kleine große Schwester macht die Welt sooo bunt!* Salzburg: Edition Riedenburg (zweisprachig, Deutsch-Englisch). (ab 4 Jahren)
Infos rund um die Themen OP, Krankenhaus, medizinische Eingriffe usw.	• Interessengemeinschaft Arthrogryposis e.V. (2021). *Mein kleines Mut-Buch für Kids im Krankenhaus*. Verfügbar unter: https://arthrogryposis.de/leben-mit-amc/iga-mut-buecher/ (ab 5 Jahren) • Interessengemeinschaft Arthrogryposis e.V. (2021). *Mein großes Mut-Buch für junge Menschen im Krankenhaus*. Verfügbar unter: https://arthrogryposis.de/leben-mit-amc/iga-mut-buecher/ (ab 14 Jahren) • Körner, C. & Schmidt, K. (2016). *Operation: Alles, was Du wissen möchtest, wenn bei Dir eine Operation geplant ist*. Berlin: Hummelkind-Verlag. (ab 6 Jahren) • Mottl-Link, S. (2021). *Keine Angst vor dem kleinen Piks! Heute gehe ich zum Impfen*. Bindlach: Loewe. (ab 3 Jahren) • Rose, C. (2014). *Operation Traumland*. Lübeck: Drägerwerke AG & CoKGaA. Kostenlos verfügbar unter: www.draeger.com/Corporate/Content/OperationTraumland.pdf (ab 5 Jahren)

Geschwisterkinder	• Baltruweit, L. (2022). *Schwere Zeiten im Wunderwald. Ein Kinderfachbuch für Geschwister von Kindern mit schwerer Erkrankung oder Behinderung.* Frankfurt am Main: Mabuse. (ab 3 Jahren)
„Sich anders fühlen“	• Biddulph, R. (2017). *Ein bunter Hund*. Zürich: Diogenes. (ab 3 Jahren) • Cave, K. & Riddel, C. (1994). *Irgendwie Anders*. Hamburg: Oetinger. (ab 4 Jahren) • Gemmel & Sacré, M.-J. (2016). *Du bist richtig, wie du bist*. Heidelberg: Carl-Auer Verlag. (ab 3 Jahren) • Heine, H. (2004). *Der Hase mit der roten Nase*. Weinheim: Beltz. (ab 2 Jahren) • Lobe, M. (1972). *Das kleine Ich bin Ich*. Wien: Jungbrunnen. (ab 4 Jahren) • McKee, D. (1989). *Elmar*. Stuttgart: Thienemann. (ab 4 Jahren) • Reynolds, P. H. (2003). *Der Punkt*. Hildesheim: Gerstenberg. (ab 4 Jahren)
Ratgeber für Eltern, Angehörige und Bezugspersonen	• Berlin, B. (2021). *Mein chronisch krankes Kind. Wie ihr die Diagnose verdaut, schwere Zeiten meistert und als Familie stark bleibt. Der Ratgeber für Eltern und Angehörige*. Hannover: Humboldt. • Bundeszentrale für gesundheitliche Aufklärung. (Hrsg.). (2017). *Chronische Erkrankungen im Kindesalter. Ein gemeinsames Thema von Elternhaus, Kindertagesstätte und Schule*. Köln: Bundeszentrale für gesundheitliche Aufklärung. • Dobe, M. & Zernikow, B. (2009). *Rote Karte für den Schmerz: Wie Kinder und ihre Eltern aus dem Teufelskreis chronischer Schmerzen ausbrechen*. Heidelberg: Carl-Auer. • Hürter, P., von Schütz, W. & Lange, K. (2016). *Kinder und Jugendliche mit Diabetes. Medizinischer und psychologischer Ratgeber für Eltern*. Heidelberg: Springer. • Sproedt, C. & Loself Lavin, J. (2004). *Besondere Kinder brauchen besondere Eltern - Behindert oder chronisch krank: Wie Sie ihr Kind beschützen und es unterstützen*. Freiburg: Oberstebrink.

5 Fallbeispiele

In diesem Kapitel werden neben dem ausführlichen Fallbeispiel Melia in Kapitel 5.1 weitere Fallbeispiele zu unterschiedlichen chronischen körperlichen Erkrankungen und psychischen Störungen, zu verschiedenen Altersgruppen sowie unterschiedlichen Thematiken skizziert. Ziel ist es, einen Überblick über die Bandbreite und Vielfalt dieser Patient:innengruppe und der entsprechenden Interventionen in der psychotherapeutischen Praxis zu geben.

5.1 Melia: 12-jähriges Mädchen mit Morbus Crohn und Anpassungsstörung

Relevante soziodemografische Daten

Die 12-jährige Melia lebt mit ihren Eltern (Mutter: 37 Jahre, halbtags als Verkäuferin tätig; Vater: 40 Jahre, Vollzeit im Schichtdienst bei einem Autohersteller beschäftigt) und ihrer zwei Jahre älteren Schwester in einer Wohnung. Melia besucht die siebte Klasse einer Gesamtschule.

Symptomatik und psychischer Befund

Melia erscheint in Begleitung ihrer Mutter zum Erstgespräch. Sie berichtet nach anfänglichem Zögern, dass vor 2,5 Jahren bei ihr Morbus Crohn diagnostiziert worden sei. Trotz medikamentöser Behandlung komme es immer wieder zu starken Beeinträchtigungen durch die Krankheit, in Form von starken Bauchschmerzen, dünnflüssigen blutigen Durchfällen (z. T. ca. 10-mal am Tag), Übelkeit, Appetitlosigkeit und Gewichtsverlust. Während dieser Krankheitsschübe könne sie nicht adäquat an Schule und Freizeitaktivitäten teilnehmen. Seit dem Ferienende sei es zu einem deutlichen Stimmungseinbruch gekommen, die Mutter berichtet, dass Melia sehr in sich gekehrt und verschlossen sei. Nach einem Besuch beim Kinderarzt habe Melia sich dann zum ersten Mal ihrer Mutter offenbart und ihre Gedanken und Gefühle geschildert: Sie fühle sich aufgrund ihrer durch die Krankheit beeinflussten körperlichen Erscheinung nicht wohl. Zudem werde sie seit den Ferien immer häufiger in der Schule gehänselt und ausgegrenzt: „Die sagen, ich wäre ein Psycho und will immer nur im Mittelpunkt stehen!“, „Die anderen ärgern mich, weil ich so dünn bin und sagen immer ‚Magersüchtige‘ und so was!“. Melia selbst ist sehr besorgt, dass „etwas in meinem Kopf nicht stimmt“. Melia vermeide an manchen Tagen den Schulbesuch, auch wenn die Symptome nicht so schlimm seien. Ihre schulischen Leistungen seien deutlich schlechter geworden.

Psychischer Befund: Melia ist ein freundliches Mädchen, das aufgrund ihrer Größe und ihrem niedrigen Gewicht deutlich jünger wirkt. Sie ist wach, bewusstseinsklar und zu allen Qualitäten orientiert. Ihr Ausdrucksverhalten ist adäquat, ihre Sprache anfangs etwas leise, dann klar und deutlich. Affektiv ist Melia schwingungsfähig, ihre Stimmungslage wirkt eher gedrückt. Keine Hinweise auf formale oder andere inhaltliche Denkstörungen. Kein Hinweis auf akute Selbst- oder Fremdgefährdung (vgl. Tabelle 16).

Tabelle 16: Durchgeführte Test- und Fragebogendiagnostik

WISC-V (Petermann, 2017)	• Sprachverständnis (SV): 101 • Wahrnehmungsgebundenes Logisches Denken (WLD): 112 • Fluides Schlussfolgern (FS): 110 • Arbeitsgedächtnis (AGD): 93 • Verarbeitungsgeschwindigkeit (VG): 100 • Gesamt-IQ: 103
AFS (Wieczerkowski et al., 2016)	• Prüfungsangst: 60 (PR), 53 (TW) • Manifeste Angst: 82 (PR), 59 (TW) • Schulunlust: 76 (PR), 57 (TW) • Soziale Erwünschtheit: 30 (PR), 45 (TW)
DIKJ (Steinsmeier-Pelster et al., 2014)	• 83.7 (PR) • 59 (TW)

Somatischer Befund/Konsiliarbericht

Bekannter Morbus Crohn seit 2,5 Jahren, trotz medikamentöser Behandlung anhaltende Gedeihstörung mit schlechter Gewichtszunahme (Größe: 143 cm, Gewicht: 27 kg, BMI: 13,20 kg/m²). Medienkonsum (Handy, Tablet) 3 bis 4 Stunden/Tag; Suchtanamnese unauffällig. Keine stationären/ambulanten psychiatrischen oder psychotherapeutischen Vorbehandlungen. Medikamentöse Behandlung des Morbus Crohn, keine weitere Medikation.

Behandlungsrelevante Angaben: Lebensgeschichte, Krankheitsanamnese, funktionelles Bedingungsmodell

Melia sei nach komplikationsloser Schwangerschaft als zweites Kind geboren worden. Meilensteine der frühkindlichen Entwicklung seien zeitgerecht erreicht worden. Es hätte in der bisherigen Entwicklung keine ernsthaften Erkrankungen gegeben, bis vor 2,5 Jahren bei Melia Morbus Crohn diagnostiziert worden sei. Vor ca. drei Jahren habe Melia zunehmend an Bauchschmerzen und Durchfällen gelitten, was seitens des Kinderarztes zunächst nicht als auffällig gewertet und als psychische Befindlichkeitsstörung abgetan worden sei. In Kindergarten und Schule wären bis vor einigen Monaten keinerlei Probleme aufgetreten. Melia besuche momentan die siebte Klasse einer Gesamtschule bis vor knapp einem halben Jahr mit durchschnittlichen Leistungen, seither habe es eine langsame Verschlechterung in den Noten gegeben. Melia lebe mit ihren Eltern und der zwei Jahre älteren Schwester in einer Mietswohnung in der Peripherie einer Großstadt.

Funktionelles Bedingungsmodell: Melia wächst zunächst als gesundes Mädchen auf, als zunehmend körperliche Symptome (Durchfall, Bauchschmerzen) auftreten, die aber zunächst als psychogen verursacht eingestuft und nicht ernst genommen werden, wodurch Melia beginnt, ihrer Körperwahrnehmung und ihrem Urteilsvermögen weniger zu vertrauen. Gleichzeitig bleibt Melia im Größen- und Gewichtswachstum hinter den anderen Kindern zurück, was in ihr das Gefühl, auslöst, anders als die anderen zu sein. Nach Stellung der Diagnose Morbus Crohn ist Melia einerseits erleichtert, weil sie nun eine Erklärung für ihre Beschwerden hat, gleichzeitig fühlt sie sich in ihrem Anderssein bestärkt. Aufgrund der starken körperlichen Beschwerden, medizinischen Untersuchungen und Krankenhausaufenthalte kann Melia nicht an allen Freizeit- und Schulaktivitäten teilnehmen. Es entsteht ein sich selbst aufrechterhaltender Teufelskreis aus weniger Aktivitäten, schlechterem Selbstbild, Rückzug und teilweise Vermeidungsverhalten. Schließlich kommt es zu Ausgrenzung und Hänseleien, was in depressiven Symptomen und schlechterer schulischer Leistung resultiert (vgl. Tabelle 17).

Tabelle 17: Verhaltensanalyse nach dem SORCK-Modell

S	Melia chattet mit einer Freundin, diese sagt eine Verabredung ab und kündigt ihr die Freundschaft mit der Begründung: „Ich mag dich nicht mehr, die anderen sagen, du bist zu dünn!“
O	Morbus Crohn, negatives Selbstbild
$R_{kognitiv}$	„Wieso macht die das am Handy, das ist voll feige“, „Die anderen werden auch nichts mehr mit mir zu tun haben wollen und mich ärgern“, „Ich sehe echt aus wie ein Gerippe, wie magersüchtig!“, „Ich muss mehr essen!“, „Ich bin nicht normal“, „In meinem Kopf ist was nicht richtig“, „Alles nur wegen dieser ollen Krankheit!“
$R_{emotional}$	Trauer, Wut, Angst
$R_{physiologisch}$	Anspannung, Bauchschmerzen, Übelkeit
$R_{motorisch}$	Weinen, Schimpfen
C+ kurzfristig	Getröstet werden durch Familienmitglieder
C̸– kurzfristig	Erleichterung, weil Melia nicht zu der für sie unangenehmen Verabredung muss
C– langfristig	Sich einsam fühlen
C– langfristig	Sich (und der Krankheit) die Schuld zuweisen („Keiner will mit mir befreundet sein, weil ich so schlimm aussehe, weil ich krank bin!“)
C– langfristig	Sich unter Druck setzen („Ich muss mehr essen, um besser auszusehen, dann werde ich geliebt“)
C– langfristig	Zunehmende psychische Probleme in der Krankheitsverarbeitung und Bewältigung
K	Intermittierend, Trost durch Eltern und Schwester, aber z.T. auch negative Reaktionen (Schwester: „Stell dich nicht so an, du hast auch noch andere Freunde“, Mutter: „Nimm deine Medikamente anständig und halte dich an das, was Dr. W. gesagt hat!“)

Ressourcen: Melia ist kreativ, sie malt und zeichnet gerne, Melia tanzt und ist ein großer Fan der südkoreanische Boy Band BTS und liebt alles, was mit Manga zu tun hat. Melia ist empathisch und trotz phasenweiser starker Eifersucht und Streit mit der älteren Schwester, kann sie auch sehr einfühlsam mit ihr sein.

Diagnosen (ICD-10) zum Zeitpunkt der Antragsstellung

Diagnosen nach MAS (Remschmidt, Schmidt & Poustka, 2017):

- *Achse I:* Anpassungsstörung (F43.2G); beginnende depressive Störung.
- *Achse II:* Keine umschriebenen Entwicklungsstörungen bekannt.
- *Achse III:* Durchschnittliches Intelligenzniveau.
- *Achse IV:* Morbus Crohn (K50), resultierend reduziertes Größenwachstum und niedriges Gewicht, keine weiteren körperlichen Erkrankungen bekannt.
- *Achse V:* Keine assoziierten aktuellen abnormen psychosozialen Umstände (0.0).
- *Achse VI:* Mäßige soziale Beeinträchtigung (3).

Differenzialdiagnostisch konnte eine Essstörung ausgeschlossen werden, da Melias Gewichtsverlust aufgrund der körperlichen Erkrankung besteht, sie betreibt keine Maßnahmen zur Gewichtsreduktion, sondern versucht im Gegenteil an Gewicht zuzunehmen. Die depressive Symptomatik besteht erst seit einigen Wochen und ist noch nicht so stark ausgeprägt, dass sie die Diagnosekriterien erfüllen würde.

Behandlungsplan und Prognose

Aus Symptomatik und Problemanalyse ergeben sich für die therapeutische Behandlung in Übereinstimmung mit den Erwartungen von Melia und ihren Eltern die in Tabelle 18 dargestellten Ziele bzw. die dargestellte Behandlungsplanung.

Tabelle 18: Therapieziele und Behandlungsplanung

Therapieziele	Behandlungsmethoden
Aufbau einer tragfähigen therapeutischen Beziehung	• Therapie als Schutzraum durch Transparenz und Bedürfniswahrnehmung, positive Verstärkung, ressourcenorientiertes Vorgehen
Entwicklung eines Störungsmodells	• Entwicklung eines individuellen biopsychosozialen Störungsmodells mit auslösenden und aufrechterhaltenden Bedingungen
Verbesserter Umgang mit chronischer Erkrankung	• Erarbeiten der Krankheitsakzeptanz und positiver sowie negativer Auswirkungen der Erkrankung. • Suchen nach anderen Menschen, die ebenfalls an einer CED leiden (z. B. andere Betroffene, die dies in sozialen Medien teilen) • Selbsthilfegruppe, z. B. DCCV, Austausch mit anderen Betroffenen, Teilnahme an Gruppentreffen, Kinder-Freizeit in den Ferien • Umgang mit Scham im Zusammenhang mit Symptomen (z. B. Umgang mit übelriechenden Blähungen, sehr häufigen und z. T. langen Toilettengängen) sowie Rollenspiele hierzu • Körperbildarbeit (z. B. Spiegelarbeit) • Mehr Eigenverantwortung im Krankheitsmanagement, achten auf Medikamenteneinnahme (bisher nur Erinnerung durch Mutter), Sprechen bei Arztterminen (bisher berichte immer nur die Mutter)

Tabelle 18: Fortsetzung

Therapieziele	Behandlungsmethoden
Verbesserung des Umgangs mit Schmerzen	• Psychoedukation zum Thema Schmerz, Schmerzmodell, z.B. durch Video „Den Schmerz verstehen und was zu tun ist in 10 Minuten", Verhaltensexperimente zur Provokation und Reduktion von Schmerz • Erarbeitung auslösender, aufrechterhaltender und alternativer Faktoren zum Umgang mit Schmerzen und anderen körperlichen Symptomen • Erlernen von Techniken zur Schmerzreduktion, z.B. Lichtstromübung, Bodyscan, Ablenkungstechniken (5–4-3–2-1-Übung)
Verbesserung der Gefühlswahrnehmung und des Umgangs mit eigenen Emotionen	• Arbeit an Emotionserkennung und Ausdruck, z.B. durch Pantomime-Übungen, Einsatz von Therapiematerialien zur Emotionsarbeit (z.B. Gefühlsmixspiel, Gefühle-Karten, Körperumriss mit Lokalisation der einzelnen Gefühle erstellen)
Verbesserung des Selbstbewusstseins und Selbstwertgefühls	• Ressourcenarbeit, z.B. durch Entwicklung eines Stärkenplakats und Rückmeldung über wahrgenommene Stärken durch die Eltern und weiterer Bezugspersonen • Besprechung erfolgreich gemeisterter Situationen, um Melias Selbstwirksamkeitserwartung zu erhöhen • Erarbeitung von Mut-Sätzen und Imaginationen zur Stärkung der eigenen Selbstwirksamkeitserwartung • Umgang mit Ausgrenzung/Hänseleien in der Schule: Soziales Kompetenztraining, Erwerb von mehr kommunikativen Fertigkeiten, Einsatz von Rollenspielen
Stressreduktion, Verbesserung der Entspannungsfähigkeit	• Psychoedukation zum Thema Stress und Entspannung • Erlernen von Stressreduktionstechniken, wie z.B. Problemlöse- und Konfliktbewältigungsfertigkeiten, Stopptechnik • Erlernen eines Entspannungsverfahrens (PMR oder Autogenes Training), ggf. auch im Gruppensetting • Einsatz von Imaginationsübungen, Entwicklung eines Ruhebildes, Anwendung von Fantasiereisen
Reduktion der beginnenden depressiven Symptomatik, Reduktion negativer Gedanken	• Psychoedukation • Identifikation und Bearbeitung dysfunktionaler Kognitionen, automatischer Gedanken und Grundannahmen, z.B. bzgl. Selbst- und Körperbild, Schwerpunkt auf Zusammenhang zwischen Wahrnehmungsfokussierung auf negative Gedanken, katastrophisierende Bewertung, Vermeidungs- und Rückzugsverhalten und Aufrechterhaltung der Störung; Einsatz detaillierter Situations-/Verhaltensanalysen, Verhaltensexperimente, Symptomtagebücher • Disputation des Wahrheitsgehaltes einzelner Kognitionen (z.B. „Keiner mag mich, ich bin ein Psycho ...") und Erarbeitung alternativer Gedanken, Grübelstopp-Techniken, Grübelstuhl/Grübelzeit • Aktivitätsaufbau, Anknüpfen an alten Aktivitäten (z.B. Tanzen im Verein) und Ausprobieren neuer Aktivitäten (z.B. Yogakurs besuchen)
Rezidivprophylaxe	• Erarbeitung eines individuellen Notfallplans • Antizipation und Lösungsmöglichkeiten für zukünftige Problemsituationen und/oder Rückfälle

Tabelle 18: Fortsetzung

Therapieziele	Behandlungsmethoden
Elternarbeit	• Erarbeitung eines Störungsmodells mit auslösenden und aufrechterhaltenden Bedingungen, z. B. des Rückzugverhaltens und der erhöhten Aufmerksamkeit, Erarbeitung von hilfreichem Elternverhalten • Psychoedukation zur beginnenden depressiven Symptomatik • Bezüglich chronischer Erkrankung der Tochter: Umgang mit Tatsache, dass Tochter an einer chronischen körperlichen Erkrankung leidet, eigene Gefühle hierzu: Schuld-/Schamgefühle, Auswirkungen auf die eigene, partnerschaftliche und familiäre Situation • Selbsthilfegruppe, z. B. DCCV, Austausch mit anderen betroffenen Eltern, Teilnahme an Elterntreffen • Verbesserung des elterlichen Umgangs mit den Sorgen der Tochter • Bearbeitung symptomunterstützender und aufrechterhaltender Verhaltensweisen (sekundärer Krankheitsgewinn/überprotektives Verhalten), Modellfunktion der Eltern • Erkennung und Unterbrechung dysfunktionaler familiärer Interaktionsmuster, Kommunikationstraining, Geschwisterinteraktion beachten • Vertrauen, Selbständigkeit und Autonomie der Tochter und damit verbundene Ängste thematisieren
Kooperation mit anderen Berufsgruppen	• Zusammenarbeit/Austausch mit dem behandelnden Gastroenterologen in der Ambulanz der Kinderklinik • Rücksprache/Zusammenarbeit mit der Schule wegen Ausgrenzen/Hänseln durch die Mitschüler:innen, Einbezug der Schulsozialarbeit • Information der Lehrkräfte über die Erkrankung • Nachteilsausgleich aufgrund der Morbus Crohn-Erkrankung (Melia darf den Unterricht jederzeit verlassen, wenn sie zur Toilette muss; Melia erhält einen Schlüssel für die Lehrertoilette; wenn ihr eine Teilnahme am Unterricht nicht möglich ist, kann sie sich per Video von zu Hause dazuschalten)

Insgesamt ist von einer ausreichend günstigen Prognose auszugehen, da die Patientin bei hohem Leidensdruck bisher aktiv und motiviert in den probatorischen Sitzungen mitgearbeitet hat. Auch die Eltern haben einen hohen Leidensdruck. Ohne therapeutische Intervention ist zu befürchten, dass sich die Symptomatik weiter verschlechtert und chronifiziert und es ggf. zur Ausbildung einer manifesten Depression und/oder anderen psychischen Störung kommt.

Hinweise für die Praxis

In diesem Fallbeispiel wird deutlich, dass der behandelnden Kinder- und Jugendlichenpsychotherapeutin eine Schlüsselfunktion in einem komplexen Behandlungssystem zukommt und sie quasi „fallführend" tätig ist, indem sie sich um eine enge Zusammenarbeit mit dem System Schule (Nachteilsausgleich, Ausgrenzung/Hänseln) kümmert und im engen Austausch mit dem behandelnden Gastroenterologen steht.

5.2 Mohammed: 4-jähriger Junge mit einem angeborenen Herzfehler

Die Mutter des 4-jährigen Mohammed, der mit einem Herzfehler auf die Welt gekommen ist, macht sich extreme Sorgen, dass ihr Sohn jederzeit sterben könnte. Deshalb schont und beschützt sie ihn sehr und lässt ihn kaum mit anderen Kindern spielen oder etwas allein erkunden.

Fokus der Intervention waren in diesem Falle mehrere intensive Bezugspersonengespräche. Eine ausführliche Rücksprache mit dem behandelnden Kinderkardiologen bestätigte, dass die Sorge der Mutter aus medizinischer Sicht nicht begründet und Mohammed körperlich gut belastbar ist. Es seien aus kardiologischer Sicht keine weiteren Komplikationen oder sogar lebensbedrohlichen Zustände zu erwarten. In den anschließenden Bezugspersonengesprächen konnten die Ängste der Mutter thematisiert werden, die ihren Ursprung in der frühen Krankengeschichte des Sohnes mit mehreren lebensbedrohlichen Situationen hatten. Auch ohne eine umschriebene psychotherapeutische Intervention bei der Mutter führten die Bezugspersonengespräche zu einer deutlichen Veränderung der Eltern-Kind-Interaktion, sodass Mohammed größere Bewegungsfreiheit erhielt und damit deutlich selbstbewusster wurde.

Hinweise für die Praxis

Generell ist es wichtig, die Eltern/Bezugspersonen nach deren subjektiven Vorstellungen des Krankheitsverlaufs bei ihrem Kind sowie ihren Hoffnungen und Befürchtungen in Bezug auf die Prognose und Entwicklung ihres Kindes zu fragen. Häufig stehen die subjektiven sehr beängstigenden Befürchtungen der Bezugspersonen in deutlichem Kontrast zu den positiven Erwartungen der Ärzt:innen. Teils werden Informationen im Netz recherchiert, die nicht auf den individuellen Fall des Kindes übertragbar sind. Diese Diskrepanz muss im therapeutischen Gespräch aufgegriffen werden. Außerdem sollte darauf geachtet werden, ob sich berechtigte Ängste aus einer früheren Zeit evtl. verfestigt haben (auch ggf. im Sinne einer PTBS bei den Bezugspersonen). Falls die Bearbeitung der psychischen Belastungen der Eltern im Rahmen von Bezugspersonengesprächen nicht ausreichend möglich ist, sollte offen die Möglichkeit einer Psychotherapie für Erwachsene angesprochen werden.

5.3 Tamara: 3-jähriges Mädchen mit sehr starkem Asthma bronchiale

Die Eltern der 3-jährigen Tamara, die an sehr starkem Asthma bronchiale leidet, lehnen es ab, in Gegenwart ihrer Tochter nicht zu rauchen und rauchen sogar in deren Kinderzimmer.

Dieser Fall wurde im Rahmen eines psychologischen Konsils in einer Kinderklinik vorgestellt. Nachdem die Eltern auch nach mehreren ärztlichen und psychotherapeutischen Gesprächen keine Einsicht zeigten, das Rauchen in Gegenwart der Tochter aufzugeben, wurde eine drohende Kindeswohlgefährdung beim Jugendamt angezeigt. Im weiteren Verlauf wurden durch das Jugendamt aufsuchende Familienhilfen installiert.

Hinweise für die Praxis

Unabhängig vom Vorstellungsanlass in der ambulanten Psychotherapie kann eine Abklärung der ausreichenden elterlichen (Gesundheits-)Fürsorge bei Vorliegen einer chronischen körperlichen Erkrankung erforderlich werden. Andere kritische Situationen, in denen eine Gefährdung des Kindeswohls sorgfältig abgewogen werden muss, wären zum Beispiel:

- Bezugspersonen von Kindern mit Diabetes Typ 1, die keine ausreichende Schulung in Anspruch nehmen und die erforderliche Kontrolle des Blutzuckers nicht gewährleisten können.
- Eltern, die bei Hinweisen auf selbstverletzendes Verhalten und/oder Suizidalität des Kindes nicht die Beaufsichtigung/Kontrolle über potenziell tödliche Medikamente übernehmen wollen (Insulin, Schmerzmittel usw.).
- Eltern, die bei krankheitsbedingten Orientierungsproblemen nicht für die Sicherheit des Kindes im Haus und im öffentlichen Raum sorgen können.

Psychotherapeut:innen können sich bei Jugendämtern auch in anonymisierter Form (in einer sogenannten anonymen Fachberatung) zu schwierigen Konstellationen beraten lassen.

5.4 Steven: 7-jähriger Junge mit Mukoviszidose und sehr geringer Behandlungscompliance

Bisher hatte der 7-jährige Steven alles, was mit seiner Mukoviszidose-Erkrankung zu tun hatte, ausgeblendet und vermieden. Er empfand alle erforderlichen Behandlungen, insbesondere das regelmäßige Inhalieren und die Medikamenteneinnahme, als Strafe.

In der psychotherapeutischen Intervention stand die Annahme der Erkrankung im Mittelpunkt. Über das gemeinsame Betrachten eines Bilderbuches „Irgendwie anders“ (Cave & Riddel, 1994) fand Steven erste Zugänge, um sich selbst und seine Erkrankung mehr anzunehmen. Hinzu kam der Austausch mit anderen betroffenen Kindern über den Besuch einer Selbsthilfegruppe, was Steven viel Spaß machte. Er fand dort auch einen guten Freund.

Hinweise für die Praxis

Das Thema „Andersartigkeit“ taucht bei sehr vielen Patient:innen mit einer chronischen körperlichen Erkrankung auf und es ist wichtig, dies in der Psychotherapie aufzugreifen. Je nach Alter kann dies auf unterschiedliche Weise (hier z. B. mithilfe eines Bilderbuchs, vgl. M14) geschehen. Häufig ist der Austausch mit anderen Betroffenen, z. B. über eine Selbsthilfegruppe, hilfreich. Manchmal kann es auch hilfreich sein, die behandelnden Ärzt:innen nach anderen Betroffenen zu fragen, die in der Nähe wohnen und gut zu dem Kind, welches in psychotherapeutischer Behandlung ist, passen könnten. Medizinische Behandlungsteams können ihre Patient:innen meist sehr gut einschätzen und entsprechende Vorschläge unterbreiten.

5.5 Luana: 10-jähriges Mädchen mit Colitis ulcerosa

Bei der 10-jährigen Luana bestehen neben der Colitis ulcerosa eine ganze Reihe an Belastungen. Die Mutter von Luana, die sich sonst um Luanas Stoma und ihre Krankheit gekümmert hat, ist vor einem halben Jahr plötzlich gestorben. Der Vater, der sich mit Luanas Er krankung fast gar nicht auskennt, hat kaum Zeit für Luana, weil er arbeiten muss, um die Familie zu versorgen: Luana hat noch drei deutlich ältere Geschwister und die Großmutter väterlicherseits, die ebenfalls im Haus wohnt, ist pflegebedürftig. Zwischenzeitig hat sich eine Tante um Luana gekümmert und ihr Stoma versorgt.

Bei Luana stand die chronische körperliche Erkrankung zwar nicht im Mittelpunkt der psychotherapeutischen Vorstellung, da diese aber drohte, in der ganzen Belastungssituation unterzugehen, wurde über die behandelnde Kinderklinik ein Kinderpflegedienst mit ins Boot geholt und über die Sozialeinrichtung „Bunter Kreis" weitere die Familie entlastende Unterstützung installiert. Darüber hinaus wurde Luana der Besuch einer Trauergruppe für Kinder, die ein Elternteil verloren haben, ermöglicht, was ihr sehr guttat und gefiel.

Hinweise für die Praxis

Bei sehr komplexen Fällen mit zusätzlichen Belastungsfaktoren ist es wichtig, dass Hilfs-, Unterstützungs- und Entlastungsmaßnahmen installiert werden.

5.6 Joanna: 17-jähriges Mädchen mit Diabetes mellitus Typ I und Spritzenphobie

Die 17-jährige Joanna ist an Diabetes mellitus Typ I erkrankt und leidet zugleich an einer Spritzenphobie, was das Krankheitsmanagement deutlich erschwert.

Tabelle 19: Verhaltensanalyse auf der Mikroebene für Spritzenphobie bei Diabetes mellitus Typ 1

S	Joanna steht morgens auf, fühlt sich schon unwohl, macht sich Gedanken über die Schule und das Spritzen und sitzt sehr lange beim Spritzen auf dem Bett
O	Diabeteserkrankung, ängstliche Grunddisposition, niedriges Selbstwertgefühl
$R_{kognitiv}$	„Ich schaff das nicht", „Was denken die anderen von mir?", „Hoffentlich muss ich nicht wieder ins Krankenhaus", „Aus mir wird eh nichts, so finde ich keine Ausbildungsstelle und niemals im Leben einen Freund"
$R_{emotional}$	Trauer, Angst, Einsamkeit, Unzufriedenheit
$R_{physiologisch}$	Anspannung, Zittern, Bauchschmerzen, Übelkeit, flaues Gefühl
$R_{motorisch}$	Joanna zögert das Spritzen immer weiter heraus, bekommt zwischenzeitig Bauchschmerzen, setzt die Spritze mehrfach an, zieht diese immer wieder heraus, spritzt sich schließlich nicht und geht auch nicht zur Schule
$C-_{kurzfristig}$	Derweil gibt es Streit mit der Mutter, die möchte, dass ihre Tochter zur Schule geht und sich spritzt

Tabelle 19: Fortsetzung

$C+_{\text{kurzfristig}}$	Gleichzeitig ist die Mutter besorgt und fürsorglich zur Tochter
$\not{C}-_{\text{kurzfristig}}$	Das Anspannungs-/Angstgefühl, zur Schule und in den Sportkurs mit den fremden Mitschüler:innen zu müssen, verschwindet
$C-_{\text{mittelfristig}}$	Der Vater, der am Abend heimkommt, ist enttäuscht, sauer und hilflos und schimpft mit seiner Tochter, was Joanna belastet
$C-_{\text{langfristig}}$	Joanna fühlt sich schlecht und bekommt zunehmend Angst vor der Schule und den Konsequenzen ihres Verhaltens, sie hat ein schlechtes Gewissen gegenüber ihren Eltern, macht sich Gedanken um ihre Blutzuckerwerte, sorgt sich darum, was ihre Freundinnen von ihr denken könnten
$C-_{\text{langfristig}}$	Joanna sieht sich in ihrer Annahme, „verkehrt" zu sein, bestätigt
$C-_{\text{langfristig}}$	Zunehmendes Unzulänglichkeitsgefühl, Traurigkeit, Einsamkeit, Rückzug. Langfristige Verstärkung der Symptomatik
K	Intermittierend (Trost und Schimpfen der Mutter)

Insgesamt ist durch die beschriebenen Prozesse von einem sich selbst aufrechterhaltenden Teufelskreis aus inadäquaten Konfliktbewältigungs- und Problemlösefertigkeiten auszugehen. Zudem besteht eine sehr enge Beziehung zwischen Mutter und Tochter. Der Mutter fällt es schwer, sich durchzusetzen und ihre Tochter in die Schule zu schicken. Zudem zeigt die Mutter selbst ängstliche Tendenzen und auch Somatisierungstendenzen und bietet der Tochter somit ein negatives Modell. Der Vater reagiert lediglich mit Bestrafung (Enttäuschung), eine positive Vater-Tochter-Interaktion findet kaum statt. Wenn die Patientin die Spritzeninjektion problemlos schafft, erfolgt kaum positive Rückmeldung bzw. Lob.

In der Behandlung der Patientin wurde eine klassische Spritzen-Angst-Behandlung mit gestufter Konfrontationsbehandlung und Einführung in die Technik der „Angewandten Anspannung" (applied tension; Öst & Sterner, 1987) durchgeführt. Parallel war viel Arbeit auf der Beziehungsebene (sowohl in der Mutter-Tochter-Beziehung als auch in der Vater-Tochter-Beziehung) wichtig, ebenso die Arbeit an der Akzeptanz der Erkrankung und die Entwicklung einer Zukunftsperspektive. Ein großer positiver Schritt in die richtige Richtung gelang dadurch, dass die Mutter eine eigene Psychotherapie aufnahm.

Hinweise für die Praxis

Es ist wichtig, das gesamte Familiensystem und die Wechselwirkungen innerhalb dieses Systems zu berücksichtigen und gut im Blick zu haben. In vielen Familien mit einem Kind mit einer chronischen körperlichen Erkrankung kommt es dazu, dass das Kind überbehütet wird oder aus Angst vor Folgeerkrankungen Druck ausgeübt wird oder Bestrafungen und negative statt positiver Konsequenzen zum Einsatz kommen.

5.7 Kerstin: 9-jähriges Mädchen mit neu diagnostizierter Epilepsie

Auf die Diagnose der Epilepsie mit fokalen Anfällen reagierte die 9-jährige Kerstin mit heftigsten Wutausbrüchen, gefolgt von starkem Weinen. Sie verweigerte sich jeglichen Untersuchungen und bewarf Ärzt:innen und Pflegepersonal mit Gegenständen. Die Wutausbrüche begannen, sich auch auf die bis dato sehr stabile Familiensituation zu übertragen.

Unter der Annahme, dass Kerstin durch das wenig auf ihre Bedürfnisse ausgerichtete Vorgehen in der Krankenhausambulanz bei Diagnoseeröffnung einen extremen Kontrollverlust erlebt hatte und nun triggerabhängig (teils schon generalisierend) mit Intrusionen und Affektdysregulation reagierte, wurden in der Psychotherapie zunächst altersgerecht umfangreiche und anschauliche Informationen zum Thema Epilepsie gegeben. Dadurch erfolgte einerseits eine graduierte Exposition mit dem Stressor, andererseits wurde sie zu einem aktiven Umgang mit dem „neuen Familienmitglied Epilepsie" ermutigt. Kerstin ließ sich nach anfänglicher Abwehr darauf ein und entwickelte ihr eigenes „Erste-Hilfe-Buch" mit einer Sammlung von Selbstregulationsstrategien („Jack in the Box" bzw. „Schreck in der Kiste" als Bild für ihre Anfälle, ein Ablenkungs-ABC, ein Wut-O-Meter zur Einschätzung ihrer Wut, eine Imagination „Vom Wasserfall zu Seifenblasen" als Bild für die Regulation ihrer Weinanfälle). Diese Mappe überließ sie stolz der Psychotherapeutin für weitere Kinder, die ähnliche Erfahrungen machen.

Hinweise für die Praxis

Diagnoseeröffnungen sind sehr sensible Situationen, die – trotz guter Vorbereitung vonseiten der Ärzt:innen – Traumafolgesymptome auslösen können. Es kann z. B. zu Wutausbrüchen gegen das medizinische Personal kommen. Eine zeitnahe Behandlung sollte erfolgen, um eine Generalisierung der Symptome zu vermeiden und zugleich die Compliance/Adhärenz für die erforderliche medizinische Behandlung zu erhöhen. Dies kann z. B. im Rahmen von psychotherapeutischen Sprechstunden oder einer Kurzzeittherapie geschehen.

5.8 Sabine: 16-jähriges Mädchen mit Migräne und Spannungskopfschmerzen

Die 16-jährige Sabine lebt mit der Mutter allein, sie ist Leistungsturnerin, geht auf das Gymnasium und möchte eigentlich später studieren, am liebsten Psychologie oder Medizin. Aufgrund der starken und sehr häufigen Kopfschmerzen, hohen Fehlzeiten und verschlechterten Schulnoten, drängt insbesondere die Mutter darauf, dass die Tochter die Schule wechselt und kein Abitur macht. Sie möchte ihre Tochter schonen, eine Lehre würde schließlich auch ausreichen. Sabine hat zu Behandlungsbeginn bereits ihr Turntraining drastisch reduziert und ist aus der Gruppe, die für Wettkämpfe trainiert, in die Gruppe gewechselt, die keine Wettkämpfe besucht.

Eine medizinische Abklärung, die zunächst in Bezug auf die stark ausgeprägten Kopfschmerzen vom Migräne- und Spannungstyp erfolgte, blieb ohne pathologischen Befund. Aufgrund der Schwere und Chronizität der Beschwerden wurde eine stationäre Behandlung in einer Kinderschmerzklinik initiiert. Nach einem dreiwöchigen Aufenthalt hatte Sabine ein umfassendes Wissen über ihre Erkrankung und bereits viele Techniken kennen- und umsetzen gelernt. Ihre Lieblingstechniken waren die „ABC-" und die „5-4-3-2-1"-Technik. In der weiteren Behandlung war vor allem die Umsetzung des Erlernten in den Alltag ein wichtiges Thema, Fehlstunden in der Schule gab es kaum noch und die Leistungen verbesserten sich ebenfalls, sodass es nicht zu einem Schulwechsel kam.

Hinweise für die Praxis

Psychotherapie kann Techniken zur Schmerzbewältigung vermitteln und darüber das Selbstbewusstsein deutlich stärken.

5.9 Samuel: 15-jähriger Junge mit Neurodermitis

Der 15-jährige Samuel berichtet in der psychotherapeutischen Sprechstunde, dass er bereits seit einigen Jahren unter Neurodermitis leide und sich immer mehr die Haut aufkratze. Er leide sehr darunter und vermeide es inzwischen, mit kurzärmeligen Oberteilen oder kurzen Hosen herumzulaufen, er gehe auch nicht mehr ins Schwimmbad.

Bei der Behandlung ging es einerseits um Strategien, um den chronifizierten Juckreiz-Kratz-Teufelskreis zu unterbrechen, und darum, Samuel zu einer Teilnahme an einer Neurodermitis-Schulung zu motivieren. Andererseits stand das sich inzwischen stark ausgeweitete Vermeidungsverhalten im Mittelpunkt, damit Samuel wieder ein altersgerechtes Leben führen und sich mit Freunden verabreden konnte. Hier wurde auf klassische Verhaltenstherapietechniken zurückgegriffen.

Hinweise für die Praxis

Psychotherapeutische Sprechstunden können als kurze Intervention die Motivation zur Teilnahme an Patient:innenschulungen stärken und Vermeidungsverhalten reduzieren.

5.10 Yvonne: 11-jähriges Mädchen mit einem Hirntumor

Die 11-jährige Yvonne wurde auf dringenden Rat der behandelnden pädiatrischen Onkologie zur Psychotherapie vorgestellt. Im Kontext einer onkologischen Behandlung hatte sie eine ausgeprägte Schmerzsymptomatik entwickelt, und damit verbunden depressive, teils suizidale Gedanken und Gefühle, Grübeln sowie heftiges Weinen. Sie besuchte nur noch an vereinzelten Tagen die Schule. Yvonne stand einer Psychotherapie zunächst sehr skeptisch gegenüber, da sie den Grund für ihre Schmerzen eindeutig als biologisch verursacht sah, das Medikament aber unbedingt weiter einnehmen wollte, um weiteres Tumorwachstum zu verhindern. Bei Yvonne war vor ca. zwei Jahren ein Hirntumor (pilozystisches Astrozytom) diagnostiziert worden. Vor Diagnosestellung waren über mindestens acht Monate schleichende Veränderungen in der Kraft und Koordination aufgefallen, sowie häufige unwillkürliche Bewegungen in der Hand. Die Diagnose erfolgte dann bei kompletter Parese der rechten Hand durch ein MRT. Der Tumor wurde als gutartig bzw. wenig bösartig (WHO-Grad I) eingeordnet. Aufgrund der Lokalisation in der Nähe lebenswichtiger Hirnareale wurde eine operative Tumorentfernung ausgeschlossen, es fanden aber mehrere neurochirurgische Eingriffe statt (zur Biopsie und später zur Shunt-Anlage wegen Sehstörungen sowie für Shunt-Revisionen). Yvonne erhielt zunächst eine Chemotherapie. Ein Jahr nach der Diagnose erfolgte dann ein Einzelheilversuch mit einem Medikament, das spezifisch das bei Yvonne bestätigte Onkogen hemmt. Unter dieser Behandlung entwickelte sie die genannte Schmerzsymptomatik mit fast dauerhaften Schmerzintensitäten zwischen 7 und 10 auf einer Skala von 0 bis 10. Die Schmerzen betrafen sämtliche Gelenke und vor allem auch die Haut, sodass das Tragen von Kleidung fast unerträglich war. Bereits vor der onkologischen Diagnose war Yvonne in der Schule durch eine Mobbingsituation stark belastet.

In der Therapie musste zunächst eine tragfähige Beziehung aufgebaut werden. Dazu erwies es sich als sehr hilfreich, die onkologische Krankengeschichte wertzuschätzen und ihre vorwiegend biologische Erklärung der Symptome zu akzeptieren. Im nächsten Schritt gelang es durch ausführliche Psychoedukation, ein biopsychosoziales Entstehungsmodell zu etablieren. Wichtige Behandlungselemente waren dann Elemente aus der Schmerztherapie (Erlernen von Ablenkungsstrategien und Entspannungsverfahren). Außerdem wurden kognitiv-behaviorale Techniken im Hinblick auf die depressiven Gedanken und Emotionen eingesetzt. Yvonne entwickelte eine hohe Motivation zum Schulbesuch, nachdem eine Klärung der Mobbingsituation erfolgte. Dennoch erwies sich ihre kognitive und körperliche Belastbarkeit als deutlich eingeschränkt. Eine ausführliche neuropsychologische Diagnostik (insbesondere der Exekutivfunktionen) konnte dann genutzt werden, um Nachteilsausgleiche in der Schule anzupassen. Eine intensive Zusammenarbeit mit der Stamm- und Klinikschule sowie dem psychosozialen Team der Onkologie waren hilfreich, um die Schulsituation zu verbessern.

Hinweise für die Praxis

Individuelle Krankheitsmodelle sollten in der Psychotherapie aufgegriffen werden und zu einem biopsychosozialen Verständnis erweitert werden, um Selbstwirksamkeitserfahrungen möglich zu machen. Daneben verdeutlicht dieser Fall die Bedeutung der interdisziplinären Zusammenarbeit zwischen ambulanten und stationären Teams und die Zusammenarbeit mit Schulen.

5.11 Ben: 18-jähriger Junge mit rheumatischer Erkrankung

Der 18-jährige Ben hat eine schwere Form der juvenilen idiopathischen Arthritis mit starker Beteiligung von mehreren Gelenken. In seiner Freizeit ist Ben begeisterter Surfer und fährt gerne mit seinen Freunden übers Wochenende ans Meer, um zu surfen. Jeden Freitagabend, wenn es Zeit für die wöchentliche Gabe von MTX (Methotrexat) ist, liegt Ben in seinem Bett, ist nassgeschwitzt vor Angst und es ist ihm ganz übel, schon bevor seine Mutter mit dem Pen die Treppe hochkommt. Ben berichtet, dass meist das ganze Wochenende „hinüber" sei, weil ihm so elend sei. Außerdem berichtet er von mehreren Erlebnissen im Zusammenhang mit der Medikamentengabe, die ihm sichtlich unangenehm sind und die direkt starke Übelkeit und Unwohlsein auslösen. Ben will das alles hinter sich lassen und die Wochenenden wieder für sich haben und nicht mit Übelkeit im Bett verbringen.

Da Ben mit Ausnahme der Übelkeit und der negativen Erlebnisse im Zusammenhang mit der MTX-Einnahme keine weiteren psychischen Belastungen zeigte, konnte nach der Erstellung einer Traumalandkarte zu den unangenehmen Erlebnissen schnell mit der Konfrontation selbiger begonnen werden. Hier kam EMDR als Behandlungsmethode zum Einsatz, beispielweise zu einer immer noch als sehr belastend erlebten Situation (momentane Belastung – SUD-Wert: 8), in der Ben vor fünf Jahren nach Verabreichung von MTX im Krankenhaus schwallartig im Zimmer erbrochen habe, während sein Zimmernachbar ihn entgeistert angeschaut habe. Nach der EMDR-Sitzung lag der SUD bei 0. Neben der Bearbeitung der belastenden Erlebnisse im Zusammenhang mit der MTX-Gabe, wurde das Thema Erwachsenwerden besprochen. Obwohl Ben bereits 18 war, war immer noch Bens Mutter federführend in der Behandlung seiner Erkrankung. Somit war es längst an der Zeit, einen Termin in einer rheumatologischen Praxis für Erwachsene zu vereinbaren, und die Gabe des MTX führte Ben ab sofort selbst durch. Gemeinsam wurde ein positives Ritual für den Freitagabend überlegt, um das „Voller-Angst-im-Bett-Liegen“ abzulösen, was Ben gut für sich umsetzen konnte: Ab sofort setzte er sich in seinen Lieblingssessel in sein Zimmer und machte sich seine Lieblingsmusik an und telefonierte dann mit seiner Freundin.

Hinweise für die Praxis

Medikamente und ihre Nebenwirkungen müssen in der Psychotherapie häufig berücksichtigt werden. MTX, das sowohl bei rheumatischen Erkrankungen als auch bei Colitis ulcerosa und weiteren Erkrankungen eingesetzt wird, hat als typische Nebenwirkung Übelkeit. Hier kann in einigen Fällen eine klassische Konditionierung eben dieser durch das Medikament ausgelösten Übelkeit mit einer psychischen Komponente erfolgen. Teilweise ist diese so stark, dass schon die Farbe Gelb (MTX hat eine neongelbe Farbe) Übelkeit auslösen kann. Wichtig ist also das Thematisieren von Medikamenten und deren möglichen Nebenwirkungen. Daneben ist die Transition ins Erwachsenenalter ein wichtiges Thema, das bei allen Jugendlichen bzw. jungen Erwachsenen mit einer chronischen körperlichen Erkrankung erfragt und ggf. unterstützt und begleitet werden sollte.

5.12 Serkan: 14-jähriger Junge, Gliedergürtelmuskeldystrophie, sehr seltene Erkrankung

Der 14-jährige Serkan sitzt bereits seit drei Jahren im Rollstuhl, weil er unter einer sehr schweren Erkrankungsform bestehend aus Muskellähmungen und einer sehr starken Muskeldystrophie leidet.

Bei Serkans Erkrankung gibt es sehr vielfältige Herausforderungen. Der progrediente und lebensverkürzende Krankheitsverlauf stellt ein wichtiges Thema dar, in diesem Zusammenhang auch das Thema Tod und Sterben. Serkan hat eine Integrationskraft in der Schule. Bis jetzt haben seine Eltern keinen GdB und keinen Pflegegrad beantragt. Neben all diesen Belastungen ist Serkan als Jugendlicher, der in die Schule geht, wichtig, Freundschaften zu pflegen, Hobbys ausüben zu können und Zeit mit seinem Labradoodle zu verbringen.

Hinweise für die Praxis

In manchen Fällen besteht die Aufgabe auf psychotherapeutischer Seite darin, alle Aspekte im Auge zu haben und die individuelle Lebensqualität des Patienten so gut wie möglich zu fördern.

5.13 Carlo: 8-jähriger Junge, mit zunächst unklarer Bewegungsstörung

Der 8-jährige Carlo hatte bereits eine lange Symptomgeschichte, bis er von seinem Kinderarzt auch zur Psychotherapie geschickt wurde, um eine vermutete motorische Tic-Störung z. B. mit einem Habit-Reversal-Training zu behandeln. Im Rahmen von Sprechstunden und probatorischen Sitzungen wurden zahlreiche Symptome mit unwillkürlichen Bewegungen der Beine und clusterartigen Zuckungen im Oberkörper beobachtet, die einen sehr hohen Leidensdruck bei Carlo erzeugten. Er äußerte meistens eine Art Vorgefühl für diese Attacken, konnte dann nicht mehr stehen oder laufen, stürzte jedoch nie. Beim Malen und Basteln sowie beim Schreiben störte ihn sein Tremor enorm. Carlo hatte regelmäßig enorme Wutausbrüche, weinte oft bitterlich, wenn er auf seine Symptome angesprochen wurde oder dadurch aus dem Spiel herausgerissen wurde. Nach ausführlicher Beobachtung und der Auswertung von Homevideos, in denen Symptome zu sehen waren, war klar, dass die Symptome keinem gängigen Störungsbild entsprachen und weder als einfache motorische Tic-Störung noch als ADHS oder Störung des Sozialverhaltens einzuordnen waren. Der Fall wurde deshalb in einer interdisziplinären Konferenz im Rahmen eines Qualitätszirkels diskutiert, an der Expert:innen aus Neuropädiatrie, Kinder- und Jugendpsychiatrie und Kinder- und Jugendpsychotherapie teilnahmen. Dieser Austausch erbrachte die Hypothese einer ADCY5-Mutation (eine Gain-of-Function-Mutation), die sich im weiteren Verlauf molekulargenetisch bestätigen ließ.

Die wenigen bekannten Fälle mit dieser Variante stimmten sehr gut mit dem Phänotyp des Patienten überein. Die weitere Behandlung fand im engen Austausch zwischen Neuropädiatrie, Kinder- und Jugendpsychiatrie und Psychotherapie statt. Auf die Diagnose seiner „Genmutation" reagierte Carlo mit deutlicher Entlastung und konnte ab da Hilfsangebote aus der Psychotherapie leicht annehmen. Kernelemente der Psychotherapie waren dann eine ausführliche Psychoedukation, Ressourcenarbeit, das Erarbeiten von Strategien zur Selbstregulation sowie zahlreiche Gespräche mit dem Netzwerk.

Hinweise für die Praxis

Bei unplausiblen Symptomkonstellationen bietet die Psychotherapie durch die relativ hohe Terminfrequenz sehr gute Möglichkeiten für umfangreiche Beobachtungen. Der interdisziplinäre Austausch zu den Beobachtungen erhöht die Wahrscheinlichkeit für eine erklärende Diagnose. Diese wiederum erleichtert die individualisierte Therapie. Der Fall verdeutlicht die große Relevanz der interdisziplinären Vernetzung mit behandelnden Ärzt:innen und anderen Fachdisziplinen, z. B. in Intervisionsgruppen, Qualitätszirkeln und durch Fallbesprechungen, auch wenn diese notwendige Vernetzung in der Honorarordnung von niedergelassenen Psychotherapeut:innen kaum abgebildet ist.

5.14 Cedrik: 5-jähriger Junge mit Multimorbidität

Der 5-jährige Cedrik leidet sowohl unter einer schweren Niereninsuffizienz als auch an einer so schweren Colitis ulcerosa, dass eine Darmoperation notwendig ist.

Bei einem solchen Fall von Multimorbidität ist primär die richtige medizinische Betreuung wichtig. So kann es Patient:innen, die an mehrere chronischen Erkrankungen leiden, passieren, dass sie in mehreren spezialisierten Fachabteilungen gleichzeitig in Behandlung sind. Cedrik hat extreme Angst vor dem erforderlichen operativen Eingriff. In der ambulanten Psychotherapie findet daher eine Vorbereitung auf die Operation statt, hierbei kommt Zeus, das Zebra, zum Einsatz, das ebenfalls für eine Operation ins Krankenhaus muss: Seine Zebrastreifen sind gar nicht mehr schön gerade und müssen gerichtet werden. Ganz spielerisch wird hier vorgegangen mit Arztkoffer, gemalten Bildern, Helfertieren, Mutmachsprüchen und -gesten, Bilderbüchern (z. B. „Operation Traumland" von Rose, 2014), Videos über Krankenhäuser, aber auch einem gemeinsamen Besuch in der Kinderklinik, bis Cedrik so weit ist, sich auf die Operation und den stationären Aufenthalt einzulassen.

Hinweise für die Praxis

Bei einigen chronischen körperlichen Erkrankungen sind Operationen und/oder andere invasive Untersuchungen oder Behandlungen erforderlich. Das kann bei den Betroffenen Ängste auslösen. Es ist wichtig, diese gut vorzubereiten, weil es sonst zu Traumatisierungen kommen kann, deren Behandlung anschließend deutlich aufwendiger ist. Je nach Alter und Entwicklungsstand sind hier unterschiedliche Methoden einsetzbar.

5.15 Therapiegruppe mit fünf Mädchen mit unterschiedlichen chronischen körperlichen und psychischen Erkrankungen

Die Gruppentherapie bestand aus zwölf Doppelsitzungen im wöchentlichen Abstand. Bei Bedarf fanden begleitende Einzelsitzungen statt. Folgende Patientinnen nahmen teil:

- Laura (16 Jahre): Colitis ulcerosa (K51); Anpassungsstörung (F43.2).
- Myriam (14 Jahre): Chronische multifokale Osteomyelitis, Mehrere Lokalisationen (M86.30); Leichte depressive Episode (F32.0).
- Sabeth (17 Jahre): Diabetes mellitus Typ I (E10.91); Juvenile rheumatoide Arthritis (M08); Sekundäres Schmerzverstärkungssyndrom (M79.70); Anpassungsstörung (F43.22); Atypische Anorexie (F50.1).
- Anna-Lena (15 Jahre): Juvenile idiopathische Oligoarthritis (M08.40); Sekundäres Schmerzverstärkungssyndrom (M79.70); Angst und depressive Störung, gemischt (F41.2).
- Angela (15 Jahre): Morbus Crohn (K50); Anpassungsstörung mit ängstlichen und depressiven Anteilen (F43.22).

Tabelle 20 gibt einen detaillierten Überblick über die Ziele der Gruppentherapie sowie die Behandlungsmethoden, die in der Therapie zum Einsatz kamen.

Tabelle 20: Ziele und Behandlungsmethoden

Therapieziele	Behandlungsmethoden
Vereinbarung von Gruppenregeln	• Erarbeitung und Vereinbarung von Gruppenregeln

Tabelle 20: Fortsetzung

Therapieziele	Behandlungsmethoden
Kennenlernen der anderen Gruppenmitglieder und deren Erkrankungen	• Kennenlernspiele: (z. B. alle in eine Reihe, Hüte) • Kurzreferate zur Erkrankung der jeweiligen Sitznachbarin in der nächsten Stunde • Vertrauensspaziergang (zu zweit mit verbundenen Augen)
Adaptation/Umgang mit der Erkrankung	• Bild der eigenen Erkrankung malen • Gemeinsamkeiten/Unterschiede im Umgang mit der Erkrankung (z. B. Wer weiß darüber Bescheid? Wird sich in der Öffentlichkeit mit Erkrankung gezeigt?) • Einsatz von Elementen aus dem sozialen Kompetenztraining und Rollenspielen, z. B. um zu üben, einer Freundin von der Erkrankung zu berichten • Arbeit am eigenen Körperbild • Thema Grenzen • Übung mit Vertrauenstuch
Reduktion der individuellen Symptomatik (z. B. Ängste, depressive Symptomatik, Schmerzen, Essverhalten, Krankheitsmanagement, familiäre Probleme, Schulprobleme)	• Je nach individueller Symptomatik der einzelnen Patientinnen und jeweiligem Bedarf: Thematisierung, Psychoedukation und Erarbeitung individueller Lösungsstrategien zu den unterschiedlichen Verhaltensproblematiken im Einzel- und Gruppensetting • Psychoedukation zum SORCK-Modell • Erstellen von individuellen Verhaltensprotokollen (z. B. Schmerz-, Angst-, Ernährungsprotokoll, Mess-/Spritzplan, Meldeliste für die Schule) und gemeinsame Auswertung • Thematisierung und Arbeit an Konflikten der einzelnen Gruppenmitglieder, z. B. mit Eltern, Lehrkräften, Gleichaltrigen • Erarbeitung von Verhaltensübungen, auch als Hausaufgaben für zu Hause (Familie, Schule, Freizeit)
Selbstmanagement der Erkrankung (Umgang mit Schmerzen, Medikamenten usw.)	• Psychoedukation zum Thema Schmerz, Stress, Entspannung, unter anderem mit Videos zur Aufmerksamkeitslenkung • Einsatz von Elementen aus Stressbewältigungsprogrammen • Gemeinsames Ausprobieren unterschiedlicher Techniken (Entspannungstechniken, Stressreduktion usw.)
Förderung eigener Stärken/Ressourcen	• Erstellen von Stärkenplakaten • Gegenseitige-Komplimente-Übung • Umgang mit Lob/Verstärkung: Lob akzeptieren und Selbstabwertung vermeiden • Einsatz von Verstärkerplänen
Verbesserter Umgang mit Emotionen	• Psychoedukation zum Thema Emotionen • Wahrnehmungs-Differenzierung: soziale Reize richtig deuten, Wirkung eigenen Verhaltens, Gestik, Mimik einschätzen • Einsatz spielerischer Elemente (Mimikwürfel, Pantomime, therapeutische Spiele usw.)
Verbesserter Umgang mit negativen Kognitionen	• Negative und positive Gedanken • ABC-Schema • Gedankenstopptechnik

Tabelle 20: Fortsetzung

Therapieziele	Behandlungsmethoden
Unterstützung der Transition	• Arbeit mit dem Fragebogen zur Verantwortungsübertragung (vgl. M05/M06)
Rezidivprophylaxe	• Erstellen von Notfallplänen und „Werkzeugkoffern“ mit erarbeiteten Tools • Antizipation schwieriger Situationen und möglicher Lösungen • „Brief an mich selbst in einem Jahr“ (wird von der Gruppentherapeutin an alle Gruppenmitglieder versendet)

Inhalte der Eltern-/Bezugspersonengruppenstunden (3 Sitzungen ca. alle 4 Wochen):

- Kennenlernen der anderen Eltern und deren Töchter und deren Erkrankungen/Probleme.
- Adaptation/Umgang mit chronischer Erkrankung des Kindes.
- Thematisierung der Verhaltensprobleme der Jugendlichen, Erarbeitung auslösender und aufrechterhaltender Verhaltensweisen (z. B. Umgang mit Schmerzen; Medikamentencompliance bzw. Behandlungsregime).
- Bearbeitung symptomunterstützender und aufrechterhaltender Verhaltensweisen (z. B. sekundärer Krankheitsgewinn/überprotektives Verhalten).
- Psychoedukation (z. B. zu Entwicklungsaufgaben vor dem Hintergrund der körperlichen Erkrankung)
- Erkennung und Unterbrechung dysfunktionaler familiärer Interaktionsmuster
- Verbesserung familiärer Interaktion
- Konsequentes Erziehungsverhalten
- Kommunikationstraining/Familienregeln
- Thema Geschwister
- Themen in Bezug auf die Eltern-Tochter-Beziehung: Vertrauen, Selbstständigkeit und Autonomie der Töchter und damit verbundene Ängste.

Zusätzlich fand eine Sitzung mit allen Müttern und Patientinnen gemeinsam statt. Dieser Termin war von den Teilnehmerinnen gewünscht, da es zwischen einigen Müttern und Töchtern Konflikte gab. Hier wurde unter anderem ein Rollenspiel eingesetzt, in dem die Mütter jeweils einem anderen Mädchen in der Gruppe von den Stärken ihrer Tochter berichten sollten, damit diese die Tochter zu einem Praktikum/Nebenjob o. Ä. einstellen.

Hinweise für die Praxis

Gruppenbehandlungen mit Patient:innen, die alle an einer chronischen körperlichen Erkrankung leiden, können sehr effektiv sein. Es muss sich nicht um die gleiche Erkrankung handeln, weil es auch so viele Gemeinsamkeiten und ähnliche Themen gibt, über die in der Gruppe gesprochen werden kann, und die einzelnen Gruppenmitglieder viel voneinander lernen und sich gut unterstützen können. Die Konfrontation mit den eigenen Verhaltensweisen durch andere Gruppenmitglieder (z. B. bezüglich des Umgangs mit der eigenen chronischen Erkrankung) und die dadurch resultierende Auseinandersetzung und ggf. Relativierung der eigenen Problematik, stellt einen großen Gewinn einer solchen Gruppentherapie dar.

6 Literatur

Abel, U. & Hautzinger, M. (2013). *Kognitive Verhaltenstherapie bei Depressionen im Kindes- und Jugendalter*. Berlin: Springer. https://doi.org/10.1007/978-3-642-29791-5

Ahrens-Eipper, S., Nelius, K. & Karausche, K. (2015). *Der große Schreck - Psychoedukation für Kinder nach traumatischen Ereignissen*. Halle: kjp Verlag.

Bahrke, U., Bandemer-Greulich, U., Fikentscher, E., Rübler, D., Nauck, M., Nagel-Reuper, C. et al. (2006). Erfassung essgestörten Verhaltens bei Patientinnen mit Diabetes mellitus mit Hilfe eines Fragebogens (Diab-Ess). *Diabetologie und Stoffwechsel, 1,* 46–53. https://doi.org/10.1055/s-2006-931492

Ball, J. & Lohaus, A. (2010). Kindliche Krankheitskonzepte. Ein Überblick zur Forschungslage. *Zeitschrift für Gesundheitspsychologie, 18*(1), 3–12. https://doi.org/10.1026/0943-8149/a000002

Banaschewski, T., Fegert, J. M., Freyberger, H., Karow, A., Reif, A., Schaff, C. et al. (2019). Transitionspsychiatrie - Herausforderungen und Lösungsansätze. *Fortschritte der Neurologie-Psychiatrie, 87*(11), 608–615. https://doi.org/10.1055/a-1016-3288

Baumgarten, F., Cohrdes, C., Schienkiewitz, A., Thamm, R., Meyrose, A.-K. & Ravens-Sieberer, U. (2019). Gesundheitsbezogene Lebensqualität und Zusammenhänge mit chronischen Erkrankungen und psychischen Auffälligkeiten bei Kindern und Jugendlichen. *Bundesgesundheitsblatt - Gesundheitsforschung - Gesundheitsschutz, 62*(10), 1205–1214. https://doi.org/10.1007/s00103-019-03006-9

Bendas, A., Rothe, U., Kiess, W., Kapellen, T. M., Stange, T., Manuwald, U. et al. (2015). Trends in incidence rates during 1999–2008 and prevalence in 2008 of childhood type 1 diabetes mellitus in Germany—Model-based national estimates. *PLoS One, 10*(7), e0132716. https://doi.org/10.1371/journal.pone.0132716

Berg, A. T., Berkovic, S. F., Brodie, M. J., Buchhalter, J., Cross, J. H., Van Emde Boas, W. et al. (2010). *Revised terminology and concepts for organization of seizures and epilepsies: Report of the ILAE Commission on Classification and Terminology*, 2005–2009. *Epilepsia, 51*(4), 676–685.

Berthold, O. (2019). Wie reagiert das Gesundheitswesen auf gewichtige Anhaltspunkte für eine Kindeswohlgefährdung? *Lernen und Lernstörungen, 8*(2), 95–101. https://doi.org/10.1024/2235-0977/a000256

Beyer, A. & Lohaus, A. (2017). *Stressbewältigung im Jugendalter: Ein Trainingsprogramm*. Göttingen: Hogrefe.

Bonfert, M., Landgraf, M., Mathonia, N., Gerstl, L., Hannibal, I., Rahmsdorf, B. et al. (2019). Primäre Kopfschmerzen bei Kindern und Jugendlichen - Update 2019. *Pädiatrie up2date, 14,* 71–85. https://doi.org/10.1055/s-0043-115285

Borg-Laufs, M. (2011). *Störungsübergreifendes Diagnostik-System für die Kinder- und Jugendlichenpsychotherapie (SDS-KJ). Manual für die Therapieplanung*. Tübingen: DGVT Verlag.

Brockmann, K., Blank, R., Landolt, M. A., Von Voss, H., Schmid, R. G., & Schlack, H. G. (2019). Chronische Krankheiten und Rehabilitation bei Kindern und Jugendlichen. In G. F. Hoffmann, M. Lentze, J. Spranger, & F. Zepp (Eds.), *Pädiatrie* (pp. 1–17). Berlin, Heidelberg: Springer.

Buchli, R., de Witt-Amrein, C. & Heiniger, F. (2016). *Max hat etwas Schlimmes erlebt*. Bern: Bildungs- und Kulturdirektion Bern, Amt für Kindergarten, Volksschule und Beratung (AKVB). Retrieved from https://downloads.ctfassets.net/fclxf7o732gj/4FecGbto80IMmis2Aq4ec0/8de572ea7946716e345bb33c7a1d47e7/EB_PF_Band_21_Max_hat_etwas_Schlimmes_erlebt.pdf

Bundesärztekammer, Kassenärztliche Bundesvereinigung & Arbeitsgemeinschaft der Wissenschaftlichen Medizinischen Fachgesellschaften. (2020). *Nationale VersorgungsLeitlinie NVL Asthma - Langfassung* (4. Auflage, Version 1, AWMF-Register-Nr.: nvl-002). Verfügbar unter: https://register.awmf.org/de/leitlinien/detail/nvl-002

Carmassi, C., Corsi, M., Bertelloni, C.A., Pedrinelli, V., Massimetti, G., Peroni, D. et al. (2020). Posttraumatic stress spectrum symptoms in parents of children affected by epilepsy: Gender differences. *Seizure, 80,* 169–174. https://doi.org/10.1016/j.seizure.2020.06.021

Carver, C.S., Scheier, M.F. & Weintraub, J.K. (1989). Assessing coping strategies: A theoretically based approach. *Journal of Personality and Social Psychology, 56*(2), 267–283. https://doi.org/10.1037/0022-3514.56.2.267

Cave, K. & Riddel, C. (1994). *Irgendwie Anders.* Hamburg: Oetinger.

Charité Berlin. (2022). *Ein Verbund unter Charité-Leitung erforscht Ursachen und Krankheitsmechanismen.* Retrieved from https://www.charite.de/service/pressemitteilung/artikel/detail/komplikation_nach_infektionskrankheiten_was_steckt_hinter_mecfs/

Compas, B.E., Jaser, S.S., Dunn, M.J. & Rodriguez, E.M. (2012). Coping with chronic illness in childhood and adolescence. *Annual Review of Clinical Psychology, 8,* 455–480.

Danne, T., Kordonouri, O. & Lange, K. (2016). *Kompendium pädiatrische Diabetologie.* Berlin: Springer. https://doi.org/10.1007/978-3-662-48067-0

Daseking, M. & Petermann, F. (Hrsg.). (2021). *Fallbuch WISC-V.* Göttingen: Hogrefe. https://doi.org/10.1026/03008-000

Daseking, M. & Walter, F. (Hrsg.). (2022). *Fallbuch WPPSI-IV.* Göttingen: Hogrefe. https://doi.org/10.1026/03121-000

De Bock, F., Bosle, C., Graef, C., Oepen, J., Philippi, H. & Urschitz, M.S. (2019). Measuring social participation in children with chronic health conditions: Validation and reference values of the child and adolescent scale of participation (CASP) in the German context. *BMC Pediatrics, 19*(1), 125. https://doi.org/10.1186/s12887-019-1495-6

Denecke, H. & Kröner-Herwig, B. (2000). *Kopfschmerztherapie mit Kindern und Jugendlichen. Ein Trainingsprogramm* (Therapeutische Praxis). Göttingen: Hogrefe.

Deutsche Diabetes Gesellschaft & Arbeitsgemeinschaft für Pädiatrische Diabetologie. (2015). *Diagnostik, Therapie und Verlaufskontrolle des Diabetes mellitus im Kindes- und Jugendalter. S3-Leitlinie der DGG und AGPD* (AWMF-Registriernummer 057–016). Verfügbar unter: https://register.awmf.org/de/leitlinien/detail/057-016

Dick, G. (2013). *Erste Hilfe in der Psychotherapie.* Wien: Springer.

Dobe, M. & Zernikow, B. (2019). *Therapie von Schmerzstörungen im Kindes- und Jugendalter: Ein Manual für Psychotherapeuten, Ärzte und Pflegepersonal* (2. Auflage). Heidelberg: Springer. https://doi.org/10.1007/978-3-662-58248-0

Doering, J.H., Reuner, G., Kadish, N.E., Pietz, J. & Schubert-Bast, S. (2013). Pattern and predictors of complementary and alternative medicine (CAM) use among pediatric patients with epilepsy. *Epilepsy & Behavior, 29*(1), 41–46. https://doi.org/10.1016/j.yebeh.2013.06.025

Döpfner, M. & Görtz-Dorten, A. (2017). *DISYPS-III. Diagnostik-System für psychische Störungen nach ICD-10 und DSM-5 für Kinder und Jugendliche – III.* Göttingen: Hogrefe.

Döpfner, M. & Petermann, F. (2012). *Diagnostik psychischer Störungen im Kindes- und Jugendalter.* Göttingen: Hogrefe.

Egger, J. (2005). Das biopsychosoziale Krankheitsmodell. *Psychologische Medizin, 16,* 3–12.

Elliott, C.H., Jay, S.M. & Woody, P. (1987). An observation scale for measuring children's Distress during medical procedures. *Journal of Pediatric Psychology, 12*(4), 543–551. https://doi.org/10.1093/jpepsy/12.4.543

Engel, G.L. (1976). *Psychisches Verhalten in Gesundheit und Krankheit: Ein Lehrbuch für Ärzte, Psychologen und Studenten* (R. Adler, Übers.). Bern: Huber.

Erdmann, K.A., Erdmann, C. & Erdmann, T. (2022). *Die Diamantenfabrik.* Weinheim: Beltz.

Erhart, M., Weimann, A., Bullinger, M., Schulte-Markwort, M. & Ravens-Sieberer, U. (2011). Psychische Komorbidität bei chronisch somatischen Erkrankungen im Kindes- und Jugendalter. *Bundesgesundheitsblatt – Gesundheitsforschung – Gesundheitsschutz, 54*(1), 66–74. https://doi.org/10.1007/s00103-010-1190-0

Ernst, G. & Bomba, F. (2016). *Fit für den Wechsel: Erwachsenwerden mit chronischer Krankheit. Transitionsmodul im Modularen Schulungsprogramm für chronisch kranke Kinder und Jugendliche ModuS.* Lengerich: Pabst Science Publishers.

Etschenberger, K. (2006). *Chronische Erkrankungen als Problem und Thema in Schule und Unterricht. Handreichungen für Lehrerinnen und Lehrer der Klassen 1 bis 10.* Köln: Bundeszentrale für gesundheitliche Aufklärung BZgA.

Evers, S., Kropp, P., Pothmann, R., Heinen, F. & Ebinger, F. (2008). Therapie idiopathischer Kopfschmerzen im Kindes- und Jugendalter. *Nervenheilkunde, 27*(12), 1127–1137. https://doi.org/10.1055/s-0038-1627355

Felnhofer, A., Klier, C. & Galliez, S. (2022). *Therapie-Tools Selbstwert bei Kindern und Jugendlichen.* Weinheim: Beltz.

Fisher, R.S., Acevedo, C., Arzimanoglou, A., Bogacz, A., Cross, J.H., Elger, C.E. et al. (2014). ILAE official report: A practical clinical definition of epilepsy. *Epilepsia, 55*(4), 475–482. https://doi.org/10.1111/epi.12550

Frisch, K. & Göbel, H. (2018). *Mütze hat den Kopfschmerz satt. Eine Mut- und Mitmachgeschichte.* Frankfurt am Main: ZIES gGmbH.

Gavranidou, M. (2010). Kulturspezifische Besonderheiten. In C. von Hagen & H.P. Schwarz (Hrsg.), *Selbstmanagement bei chronischen Erkrankungen im Kindes- und Jugendalter* (S. 62–74). Stuttgart: Kohlhammer.

Geisbüsch, C.M. & Bühren, K. (2015). Essstörungen bei Diabetes mellitus. *Monatsschrift Kinderheilkunde, 163*(7), 696–700.

Gerber, W.-D., Gerber-von Müller, G., Stephani, U. & Petermann, F. (2010). *Kopfschmerzen bei Kindern und Jugendlichen. Das MIPAS-Family-Programm* (Therapeutische Praxis). Göttingen: Hogrefe.

Gesellschaft für Transitionsmedizin. (2021). *S3-Leitlinie: Transition von der Pädiatrie in die Erwachsenenmedizin* (Version 1.1). Verfügbar unter: https://register.awmf.org/assets/guidelines/186-001l_S3_Transition_Paediatrie_Erwachsenenmedizin_2021-04.pdf

Geweniger, A., Barth, M., Haddad, A.D., Högl, H., Insan, S., Mund, A. et al. (2022). Impact of the COVID-19 pandemic on mental health outcomes of healthy children, children with special health care needs and their caregivers – Results of a cross-sectional study. *Frontiers in Pediatrics, 10,* 759066. Retrieved from: https://www.frontiersin.org/article/10.3389/fped.2022.759066 https://doi.org/10.3389/fped.2022.759066

Goldbeck, L. & Storck, M. (2002). Das Ulmer Lebensqualitäts-Inventar für Eltern chronisch kranker Kinder (ULQUIE). *Zeitschrift für Klinische Psychologie und Psychotherapie, 31*(1), 31–39. https://doi.org/10.1026/0084-5345.31.1.31

Görtz-Dorten, A. & Döpfner, M. (2020). *AUTHARK. App-unterstützte Therapie-Arbeit für Kinder* (Version 2.0). Köln: Autor. Verfügbar unter: https://authark-app.de

Görtz-Dorten, A. & Döpfner, M. (2021). *JAY. Journaling App for Youth* (Version 0.92). Verfügbar unter: www.jay-app.de

Gräßer, M., Botved, A. & Hovermann, E., Jr. (2021a). *Das bin ich – Die Körper-Rallye. Therapiespiel für die therapeutische und pädagogische Arbeit mit Kindern und Jugendlichen – rund um das Thema Körper.* Weinheim: Beltz.

Gräßer, M., Botved, A. & Hovermann, E., Jr. (2021b). *Ressourcen-Memo.* Weinheim: Beltz.

Gräßer, M. & Hovermann, E., Jr. (2015). *Ressourcenübungen für Kinder und Jugendliche.* Weinheim: Beltz.

Gräßer, M. & Hovermann, E., Jr. (2018). *Kreative Techniken für die Kinder- und Jugendlichenpsychotherapie. 75 Therapiekarten.* Weinheim: Beltz.

Gräßer, M., Hovermann, E., Jr. & Botved, A. (2017). *Rating-Skalen für die Kinder- und Jugendlichenpsychotherapie.* Weinheim: Beltz.

Gräßer, M., Hovermann, E., Jr. & Botved, A. (2020). *Therapie-Tools Ressourcenmalbuch für Kinder und Jugendliche.* Weinheim: Beltz.

Gräßer, M., Iskenius, E.-L. & Hovermann, E., Jr. (2017). *Therapie-Tools Psychotherapie für Menschen mit Migrations- und Fluchterfahrung.* Weinheim: Beltz.

Gräßer, M. & Reuner, G. (2023). *Ratgeber Chronische körperliche Erkrankungen im Kindes- und Jugendalter. Informationen für Betroffene, Eltern, Lehrkräfte und weitere Bezugspersonen.* Göttingen: Hogrefe.

Greenwald, R. & Rubin, A. (1999). Brief assessment of children's post traumatic symptoms: Development and preliminary validation of parent and child scales. *Research on Social Work Practice, 9,* 61–75.

Greiner, W., Batram, M. & Witte, J. (2019). Kinder- und Jugendreport 2019. *Gesundheitsversorgung von Kindern und Jugendlichen in Deutschland.* Bielefeld & Hamburg: DAK-Gesundheit.

Groenewald, C.B., Beals-Erickson, S.E., Ralston-Wilson, J., Rabbitts, J.A. & Palermo, T.M. (2017). Complementary and alternative medicine use by children with pain in the United States. *Academic Pediatrics, 17*(7), 785–793. https://doi.org/10.1016/j.acap.2017.02.008

Gruber, T. (2020). *Therapie-Tools Ressourcenaktivierung.* Weinheim: Beltz.

Hampel, P. (2001). Streßverarbeitung bei Kindern und Jugendlichen mit atopischen Erkrankungen. *Kindheit und Entwicklung, 10*(4), 216–225. https://doi.org/10.1026//0942-5403.10.4.216

Hampel, P. & Petermann, F. (2016). *Stressverarbeitungsfragebogen nach Janke und Erdmann angepasst für Kinder und Jugendliche* (2., vollständig überarbeitete und neu normierte Auflage). Göttingen: Hogrefe.

Hanns, L., Cordingley, L., Galloway, J., Norton, S., Carvalho, L.A., Christie, D. et al. (2018). Depressive symptoms, pain and disability for adolescent patients with juvenile idiopathic arthritis: Results from the Childhood Arthritis Prospective Study. *Rheumatology, 57*(8), 1381–1389. https://doi.org/10.1093/rheumatology/key088

Hansmeier, N. & Busse, M. (ohne Jahr). *Beefbox. Konflikte lösen leicht gemacht.* Bielefeld: Sternwiese-Verlag.

Hansmeier, N. & Busse, M. (ohne Jahr). *Monsterpakt. Konflikte lösen leicht gemacht.* Bielefeld: Sternwiese-Verlag.

Härter, M., Linser, H.W. & Stieglitz, R.-D. (2003). *Qualitätsmanagement in der Psychotherapie. Grundlagen, Methoden und Anwendung.* Göttingen: Hogrefe.

Haverman, L., Limperg, P.F., Young, N.L., Grootenhuis, M.A. & Klaassen, R.J. (2017). Paediatric health-related quality of life: What is it and why should we measure it? *Archives of Disease in Childhood, 102*(5), 393–400. https://doi.org/10.1136/archdischild-2015-310068

Havighurst, R.J. (1953). *Human Development and Education.* New York: David McKay.

Hechler, T., Kosfelder, J., Denecke, H., Dobe, M., Hübner, B., Martin, A. et al. (2008). Schmerzbezogene Copingstrategien von Kindern und Jugendlichen mit chronischen Schmerzen. Überprüfung einer deutschen Fassung der Paediatric Pain Coping Inventory (PPCI). *Schmerz, 22,* 442–457. https://doi.org/10.1007/s00482-008-0621-4

Hensel, T. (2017). *Stressorbasierte Psychotherapie. Belastungssymptome wirksam transformieren – ein integrativer Ansatz.* Stuttgart: Kohlhammer.

Herziger, B., Jeschke, S., Müller, R.M., Neininger, M.P., Bertsche, T. & Bertsche, A. (2022). Drug-handling problems and expectations of the ideal pediatric drug-reported by children and their parents. *European Journal of Pediatrics, 181*(5), 2161–2171. https://doi.org/10.1007/s00431-022-04419-6

Hübner, B., Hechler, T., Dobe, M., Damschen, U., Kosfelder, J., Denecke, H. et al. (2009). Schmerzbezogene Beeinträchtigung bei Jugendlichen mit chronischen Schmerzen: Erste Überprüfung des Pediatric Pain Disability Index (P-PDI). *Der Schmerz,* 23.

Hügle, B. (2019). MTX-Intoleranz bei Kindern und Jugendlichen mit juveniler idiopathischer Arthritis. *Zeitschrift für Rheumatologie, 78,* 620–626. https://doi.org/10.1007/s00393-019-0644-5

Hysing, M., Elgen, I., Gillberg, C., Lie, S.A. & Lundervold, A.J. (2007). Chronic physical illness and mental health in children. Results from a large-scale population study. *Journal of Child Psychology and Psychiatry and Allied Disciplines, 48*(8), 785–792. https://doi.org/10.1111/j.1469-7610.2007.01755.x

Jacob, G. & Seebauer, L. (2020). *Selbstwert. 75 Therapiekarten.* Weinheim: Beltz.

Jantzen, S., Krisl, T., Sperner, J., Aksu, F., Püst, B., Hampel, E. et al. (2003). Entwicklung und Evaluation eines Schulungsprogramms für Kinder und Jugendliche mit Epilepsie und ihre Eltern. *Neuropädiatrie in Klinik und Praxis, 2,* 57–62.

Kaatsch, P. & Spix, C. (2015). *German Childhood Cancer Registry – Annual Report 2015 (1980–*2014). Institute of Medical Biostatistics, Epidemiology and Informatics (IMBEI) at the University Medical Center of the Johannes Gutenberg University Mainz.

Kamtsiuris, P., Atzpodien, K., Ellert, U., Schlack, R. & Schlaud, M. (2007). Prävalenz von somatischen Erkrankungen bei Kindern und Jugendlichen in Deutschland. Ergebnisse des Kinder- und Jugendgesundheitssurveys (KiGGS). *Bundesgesundheitsblatt – Gesundheitsforschung – Gesundheitsschutz, 50* (5–6), 686–700. https://doi.org/10.1007/s00103-007-0230-x

Kindernetzwerk e.V. (2018). *Nachteilsausgleich in der Schule. Informationen für Lehrer und Eltern.* Verfügbar unter: https://www.kindernetzwerk.de/downloads/aktiv/2019/2018_Nachteilsausgleich.pdf

Koerner-Rettberg, C., Neumann, H. & Ballmann, M. (2013). Zystische Fibrose (CF). In A. Lohaus & N. Heinrichs (Hrsg.), *Chronische Erkrankungen im Kindes- und Jugendalter* (S. 74–89). Weinheim, Basel: Beltz Verlag.

Krüger, A. (2011). *Powerbook. Erste Hilfe für die Seele.* Hamburg: Elbe & Krueger Verlag.

Küffer, R. & Reusch, A. (2017). *Rahmenkozept Rheumatologische Patientenschulungen.* Verfügbar unter: https://www.rheuma-liga.de/fileadmin/user_upload/Dokumente/Aktivitaeten/Projekte/Rahmenkonzept.pdf

LaGrant, B., Marquis, B.O., Berg, A.T. & Grinspan, Z.M. (2020). Depression and anxiety in children with epilepsy and other chronic health conditions: National estimates of prevalence and risk factors. *Epilepsy & Behavior*, 103(Pt. *A)*, 106828. https://doi.org/10.1016/j.yebeh.2019.106828

Landolt, M.A. & Hensel, T. (2016). Grundlagen der Traumatherapie. In M.A. Landoldt & T. Hensel (Hrsg.), *Traumatherapie bei Kindern und Jugendlichen* (2., aktualisierte und erweiterte Auflage, S. 15–33). Göttingen: Hogrefe.

Lange, K., Burger, W., Holl, R.W., Hürter, P., Saßmann, H., von Schütz, W. et al. (2014). *Diabetes bei Jugendlichen: Ein Behandlungs- und Schulungsprogramm* (2., überarbeitete und aktualisierte Auflage). Lengerich: Pabst Science Publishers.

Langer, T. & Barth, M. (2021). *Erste Ergebnisse der Covid-19 Kindernetzwerk-Studie auf einen Blick.* Verfügbar unter: https://www.kindernetzwerk.de/downloads/Erste_Ergebnisse_auf_einen_Blick_4.12_final.pdf

Law, E., Fisher, E., Eccleston, C. & Palermo, T.M. (2019). Psychological interventions for parents of children and adolescents with chronic illness. *Cochrane Database of Systematic Reviews, 3,* CD009660.

Lazarus, R.S. & Folkman, S. (1984). *Stress, Appraisal, and Coping.* New York: Springer.

Lazarus, R.S. & Launier, R. (1981). Stressbezogene Transaktion zwischen Person und Umwelt. In J.R. Nitsch (Hrsg.), *Stress: Theorien, Untersuchungen, Maßnahmen* (S. 213–259). Bern: Huber.

Lecheler, J., Biberger, A., Klocke, M., Petermann, F. & Pfannebecker, B. (2007). *AVT Asthma-Verhaltenstraining. Trainerleitfaden.* Berchtesgaden: INA-Verlag.

Lersner, U.V. & Kizilhan, J.I. (2017). *Kultursensitive Psychotherapie.* Göttingen: Hogrefe. https://doi.org/10.1026/02755-000

Leventhal, H., Nerenz, D. & Steele, D. (1984). Illness representations and coping with health threats. In A. Baum & J. Dinger (Eds.), *Handbook of psychology and health* (Vol. 4, pp. 221–251). New York: Erlbaum.

Lidzba, K., Everts, R. & Reuner, G. (2019). *Neuropsychologie bei Kindern und Jugendlichen.* Göttingen: Hogrefe. https://doi.org/10.1026/02835-000

Lohaus, A. (2013). Kindliche Krankheitskonzepte. In M. Pinquart (Hrsg.), *Wenn Kinder und Jugendliche körperlich chronisch krank sind* (S. 17–32). Berlin: Springer.

Lohaus, A., Eschenbeck, H., Kohlmann, C.-W. & Klein-Heßling, J. (2018). *SSKJ 3–8 R. Fragebogen zur Erhebung von Stress und Stressbewältigung im Kindes- und Jugendalter – Revision.* Göttingen: Hogrefe.

Lohaus, A. & Heinrichs, N. (Hrsg.). (2013). Chronische Erkrankungen im Kindes- und Jugendalter. *Psychologische und medizinische Grundlagen.* Weinheim, Basel: Beltz Verlag.

Louis, D.N., Ohgaki, H., Wiestler, O.D. & Cavenee, W.K. (2016). World Health Organization classification of tumours of the central nervous system. Revised 4th edition. Lyon: IARC.

Lum, A., Wakefield, C. E., Donnan, B., Burns, M. A., Fardell, J. E. & Marshall, G. M. (2017). Understanding the school experiences of children and adolescents with serious chronic illness: A systematic meta-review. *Child: Care, Health and Development, 43*(5), 645–662. https://doi.org/10.1111/cch.12475

Lummer-Aikey, S. & Goldstein, S. (2021). Sibling adjustment to childhood chronic illness: An integrative review. *Journal of Family Nursing, 27*(2), 136–153. https://doi.org/10.1177/1074840720977177

Lundberg, V., Lindh, V., Eriksson, C., Petersen, S. & Eurenius, E. (2012). Health-related quality of life in girls and boys with juvenile idiopathic arthritis: Self- and parental reports in a cross-sectional study. *Pediatric Rheumatology Online Journal, 10*(1), 33. https://doi.org/10.1186/1546-0096-10-33

Malmgren, K., Baxendale, S. & Cross, J. H. (Eds.). (2015). *Long-term outcomes of epilepsy surgery in adults and children*. Cham, Heidelberg, New York, Dordrecht, London: Springer.

McCubbin, H. & McCubbin, M. (1996). *Family assessment: Resilience, coping and adaptation*. Madisson, WI: University of Wisconsin.

McCubbin, H., McCubbin, M., Cauble, E. & Goldbeck, L. (2001). Fragebogen zur elterlichen Krankheitsbewältigung: Coping Health Inventory for Parents (CHIP) – Deutsche Version. *Kindheit und Entwicklung, 10*(1), 28–35. https://doi.org/10.1026//0942-5403.10.1.28

Mendes, U. (2020). Mehrdimensionale Bereichsdiagnostik und Behandlung in der Sozialpädiatrie (MBS) – ein ICF-Update. *Kinderärztliche Praxis, 91*, 446–450.

Meyburg, J., Ries, M., Zielonka, M., Koch, K., Sander, A., von Haken, R. et al. (2018). Cognitive and behavioral consequences of pediatric delirium: A pilot study. *Pediatric Critical Care Medicine, 19*(10), e531–e537. https://doi.org/10.1097/PCC.0000000000001686

Miadich, S. A., Everhart, R. S., Borschuk, A. P., Winter, M. A. & Fiese, B. H. (2015). Quality of life in children with asthma: A developmental perspective. *Journal of Pediatric Psychology, 40*(7), 672–679. https://doi.org/10.1093/jpepsy/jsv002

Miller, W. R. & Rollnick, S. (1999). *Motivational interviewing: Preparing people to change addictive behavior*. New York: Guilford.

Nationales Aktionsbündnis für Menschen mit Seltenen Erkrankungen. (2020). *Strategiepapier des NAMSE* 2020–2022. Verfügbar unter: https://www.namse.de/fileadmin/user_upload/downloads/Strategiepapier_NAMSE_2020-2022.pdf

Nigro, S. E. (2019). The efficacy of neurofeedback for pediatric epilepsy. *Applied Psychophysiology and Biofeedback, 44*(4), 285–290. https://doi.org/10.1007/s10484-019-09446-y

Noeker, M. (2013). Kindzentrierte Interventionen bei chronischen Erkrankungen. In M. Pinquart (Hrsg.), *Wenn Kinder und Jugendliche körperlich krank sind* (S. 151–165). Berlin: Springer.

Noeker, M. & Petermann, F. (2000). Interventionsverfahren bei chronisch kranken Kindern und deren Familien. In F. Petermann (Hrsg.), *Lehrbuch Klinische Kinderpsychologie und -psychotherapie*. 4. korr. Auflage (pp. 514–540). Göttingen: Hogrefe.

Öst, L.-G. & Sterner, U. (1987). A specific behavioral method for treatment of blood phobia. *Behaviour Research and Therapy, 25*(1), 25–29. https://doi.org/10.1016/0005-7967(87)90111-2

Otto, C., Haller, A. C., Klasen, F., Holling, H., Bullinger, M., Ravens-Sieberer, U. et al. (2017). Risk and protective factors of health-related quality of life in children and adolescents: Results of the longitudinal BELLA study. *PLoS One, 12*(12), e0190363. https://doi.org/10.1371/journal.pone.0190363

Palacio, A., Garay, D., Langer, B., Taylero, J., Wood, B. A. & Tamariz, L. (2016). Motivational interviewing improves medication adherence: A systematic review and meta-analysis. *Journal of General Internal Medicine, 31*(8), 929–940. https://doi.org/10.1007/s11606-016-3685-3

Panzer, A., Polster, T. & Siemes, H. (2015). *Epilepsien bei Kindern und Jugendlichen*. Bern: Huber.

Pauen, S. (1996). Kategorisierung im Säuglingsalter: Die Unterscheidung globaler Objektklassen. *Zeitschrift für Experimentelle Psychologie, 43*(4), 600–624.

Petermann, F. (Hrsg.). (2017). *Wechsler Intelligence Scale for Children – Fifth Edition (WISC-V, dt. Version)*. Frankfurt am Main: Pearson Assessment.

Petermann, F. & Wiedebusch, S. (2001). Patientenschulung mit Kindern: Wie lassen sich subjektive Krankheits- und Behandlungskonzepte berücksichtigen? *Kindheit und Entwicklung, 10*(1), 13–27. https://doi.org/10.1026//0942-5403.10.1.13

Petermann, U. & Petermann, F. (2018). *Therapie-Tools Kinder- und Jugendlichenpsychotherapie* (3. Auflage). Weinheim: Beltz.

Pfister, S.M., Reyes-Mugica, M., Chan, J.K.C., Hasle, H., Lazar, A.J., Rossi, S. et al. (2021). A summary of the inaugural WHO classification of pediatric tumors: Transitioning from the optical into the molecular era. *Cancer Discovery, 12*(2), 331–355. https://doi.org/10.1158/2159-8290.CD-21-1094

Pinquart, M. (2013a). *Wenn Kinder und Jugendliche körperlich chronisch krank sind.* Berlin: Springer. https://doi.org/10.1007/978-3-642-31277-9

Pinquart, M. (2017). Systematic review: Bullying involvement of children with and without chronic physical illness and/or physical/sensory disability – A meta-analytic comparison with healthy/nondisabled peers. *Journal of Pediatric Psychology, 42*(3), 245–259.

Pinquart, M. (2018). Parenting stress in caregivers of children with chronic physical condition – A meta-analysis. *Stress and Health, 34*(2), 197–207. https://doi.org/10.1002/smi.2780

Pinquart, M. (2019a). Featured article: Depressive symptoms in parents of children with chronic health conditions: A meta-analysis. *Journal of Pediatric Psychology, 44*(2), 139–149. https://doi.org/10.1093/jpepsy/jsy075

Pinquart, M. (2019b). Posttraumatic stress symptoms and disorders in parents of children and adolescents with chronic physical illnesses: A meta-analysis. *Journal of Traumatic Stress, 32*(1), 88–96. https://doi.org/10.1002/jts.22354

Pinquart, M. (Hrsg.). (2013b). *Wenn Kinder und Jugendliche körperlich chronisch krank sind.* Berlin: Springer. https://doi.org/10.1007/978-3-642-31277-9

Pinquart, M. & Shen, Y. (2011a). Anxiety in children and adolescents with chronic physical illnesses: A meta-analysis. *Acta Paediatrica, 100*(8), 1069–1076. https://doi.org/10.1111/j.1651-2227.2011.02223.x

Pinquart, M. & Shen, Y. (2011b). Behavior problems in children and adolescents with chronic physical illness: A meta-analysis. *Journal of Pediatric Psychology, 36*(9), 1003–1016. https://doi.org/10.1093/jpepsy/jsr042

Pinquart, M. & Shen, Y. (2011c). Depressive symptoms in children and adolescents with chronic physical illness: An updated meta-analysis. *Journal of Pediatric Psychology, 36*(4), 375–384. https://doi.org/10.1093/jpepsy/jsq104

Plener, P.L., Molz, E., Berger, G., Schober, E., Mönkemöller, K., Denzer, C. et al. (2015). Depression, metabolic control, and antidepressant medication in young patients with type 1 diabetes. *Pediatric Diabetes, 16*(1), 58–66. https://doi.org/10.1111/pedi.12130

Poethko-Müller, C., Thamm, M. & Thamm, R. (2018). Heuschnupfen und Asthma bei Kindern und Jugendlichen in Deutschland – Querschnittergebnisse aus KiGGS Welle 2 und Trends. *Journal of Health Monitoring, 3*(1), 55–59.

Price, J., Kassam-Adams, N., Alderfer, M.A., Christofferson, J. & Kazak, A.E. (2016). Systematic review: A reevaluation and update of the integrative (trajectory) model of pediatric medical traumatic stress. *Journal of Pediatric Psychology, 41*(1), 86–97. https://doi.org/10.1093/jpepsy/jsv074

Puka, K. & Smith, M.L. (2015). Predictors of long-term quality of life after pediatric epilepsy surgery. *Epilepsia, 56*(6), 873–881. https://doi.org/10.1111/epi.13004

Rau, J., May, T.W., Pfäfflin, M., Heubrock, D. & Petermann, F. (2006). Schulung von Kindern mit Epilepsie und deren Eltern mit dem Modularen Schulungsprogramm Epilepsie für Familien (FAMOSES) – Ergebnisse einer Evaluationsstudie. *Rehabilitation, 45*(1), 27–39. https://doi.org/10.1055/s-2005-915371

Ravens-Sieberer, U. & Bullinger, M. (1998). Assessing health related quality of life in chronically ill children with the German KINDL: First psychometric and content-analytical results. *Quality of Life Research, 7*(5), 399–407. https://doi.org/10.1023/A:1008853819715

Ravens-Sieberer, U. (2000). Der Kindl-R Fragebogen zur Erfassung der gesundheitsbezogenen Lebensqualität bei Kindern und Jugendlichen – Revidierte Form. *Diagnostische Verfahren zu Lebensqualität und Wohlbefinden*, 184–188.

Ravens-Sieberer, U., Kaman, A., Erhart, M., Otto, C., Devine, J., Loffler, C. et al. (2021). Quality of life and mental health in children and adolescents during the first year of the COVID-19 pandemic: Results of a two-wave nationwide population-based study. *European Child and Adolescent Psychiatry.* https://doi.org/10.2139/ssrn.3798710

Ravens-Sieberer, U., Kaman, A., Otto, C., Adedeji, A., Napp, A.K., Becker, M. et al. (2021). Seelische Gesundheit und psychische Belastungen von Kindern und Jugendlichen in der ersten Welle der COVID-19-Pandemie – Ergebnisse der COPSY-Studie. *Bundesgesundheitsblatt – Gesundheitsforschung – Gesundheitsschutz, 64*(12), 1512–1521. https://doi.org/10.1007/s00103-021-03291-3

Ravens-Sieberer, U., Morfeld, M., Stein, R.E.K., Jessop, D.J., Bullinger, M. & Thyen, U. (2001). Der Familien-Belastungs-Fragebogen (FaBel-Fragebogen). *PPmP – Psychotherapie Psychosomatik Medizinische Psychologie, 51,* 384–393. https://doi.org/10.1055/s-2001-16899

Remschmidt, H., Schmidt, M.H. & Poustka, F. (2017). *Multiaxiales Klassifikationsschema für psychische Störungen des Kindes- und Jugendalters nach ICD-10* (7., aktualisierte Auflage). Göttingen: Hogrefe. https://doi.org/10.1024/85759-000

Renner, G. & Mickley, M. (2015). Berücksichtigen deutschsprachige Intelligenztests die besonderen Anforderungen von Kindern mit Behinderungen? *Praxis Kinderpsychologie und Kinderpsychiatrie, 64,* 88–103. https://doi.org/10.13109/prkk.2015.64.2.88

Renz-Polster, H., Broxtermann, W. & Behrends, U. (2022). Chronische Erschöpfung bedeutet nicht, einfach nur müde zu sein. *Pädiatrie, 34,* 26–33. https://doi.org/10.1007/s15014-022-4043-z

Retzlaff, R. (2010). *Familie-Stärken.* Stuttgart: Klett-Cotta.

Reuner, G. (2020). Psychische Gesundheit bei chronisch somatisch kranken Schüler/innen – ein Thema für die Schule. *Lehren & Lernen, 46*(10), 29–32.

Reuner, G. (2022). Epilepsie. In M. Daseking & F. Walter (Hrsg.), *Fallbuch WPPSI-IV* (S. 207–224). Göttingen: Hogrefe.

Reynolds, K.A. & Helgeson, V.S. (2011). Children with diabetes compared to peers: Depressed? Distressed? A meta-analytic review. *Annals of Behavioral Medicine, 42*(1), 29–41. https://doi.org/10.1007/s12160-011-9262-4

Rolland, J. (2003). Mastering family challenges in serious illness and disability. In F. Walsh (Ed.), *Normal Family Processes* (pp. 460–489). New York: Guilford.

Rose, C. (2014). *Operation Traumland. Tim bekommt eine Narkose.* Lübeck: Drägerwerk AG & Co. KGaA.

Rudolph, H., Petermann, F., Laß-Lentzsch, A., Warnken, A. & Hampel, P. (2002). Stressverarbeitung bei Kindern und Jugendlichen mit Krebs. *Praxis der Kinderpsychologie und Kinderpsychiatrie, 51,* 329–340.

Sachser, C., Berliner, L., Holt, T., Jensen, T.K., Jungbluth, N., Risch, E. et al. (2017). International development and psychometric properties of the Child and Adolescent Trauma Screen (CATS). *Journal of Affective Disorders, 210,* 189–195. https://doi.org/10.1016/j.jad.2016.12.040

Sajeev, M.F., Kelada, L., Yahya Nur, A.B., Wakefield, C.E., Wewege, M.A., Karpelowsky, J. et al. (2021). Interactive video games to reduce paediatric procedural pain and anxiety: A systematic review and meta-analysis. *British Journal of Anaesthesia, 127*(4), 608–619. https://doi.org/10.1016/j.bja.2021.06.039

Schepper, F. & Gerstner, F. (2012). *Das KinderKlinikKarten-Memospiel. Ressourcen stärken in der Psychotherapie, Pädiatrie und Onkologie.* Bremen: Manfred Vogt Spieleverlag.

Schmidt, S. & Thyen, U. (2008). Was sind chronisch kranke Kinder? *Bundesgesundheitsblatt – Gesundheitsforschung – Gesundheitsschutz, 51,* 585–591. https://doi.org/10.1007/s00103-008-0534-5

Schnyder, P. (Hrsg.) (1991). *André Gide. Gesammelte Werke III. Autobiographisches* (Band 3, Tagebuch 1923–1939). Stuttgart: DVA.

Schroeder, S., Hechler, T., Denecke, H., Müller-Busch, M., Martin, A., Menke, A. et al. (2010). Deutscher Schmerzfragebogen für Kinder, Jugendliche und deren Eltern (DSF-KJ) – Ein multimodaler Fragebogen zur Diagnostik und Therapie chronischer Schmerzen im Kindes- und Jugendalter. *Schmerz, 24,* 23–37. https://doi.org/10.1007/s00482-009-0864-8

Schuchardt, E. (2003). *Krisen-Management und Integration. Band 1: Biographische Erfahrungen und wissenschaftliche Theorie* (S. Nolda, E. Nuissl von Rein & R. Tippelt, Hrsg.). Bielefeld: Bertelsmann.

Schulz von Thun, F. (2014). *Miteinander reden 1. Störungen und Klärung.* Reinbeck: Rororo-Verlag.

Schwartz, L.A., Tuchman, L.K., Hobbie, W.L. & Ginsberg, J.P. (2011). A social-ecological model of readiness for transition to adult-oriented care for adolescents and young adults with chronic health conditions. *Child: Care, Health and Development, 37*(6), 883–895. https://doi.org/10.1111/j.1365-2214.2011.01282.x

Secinti, E., Thompson, E.J., Richards, M. & Gaysina, D. (2017). Research review: Childhood chronic physical illness and adult emotional health – A systematic review and meta-analysis. *Journal of Child Psychology and Psychiatry and Allied Disciplines, 58*(7), 753–769. https://doi.org/10.1111/jcpp.12727

Sengler, C., Niewerth, M., Holl, R.W., Meissner, T., Staab, D., Warschburger, P. et al. (2019). Psychische Komorbidität bei der juvenilen idiopathischen Arthritis. Bestandsaufnahme und Ausblick. *Arthritis & Rheuma, 39*(10), 46–53. https://doi.org/10.1055/a-0838-4301

Siegel, E.J. & Traube, C. (2020). Pediatric delirium: Epidemiology and outcomes. *Current Opinion in Pediatrics, 32*(6), 743–749. https://doi.org/10.1097/MOP.0000000000000960

Skar, A.S., Ormhaug, S.M. & Jensen, T.K. (2019). Reported levels of upset in youth after routine trauma screening at mental health clinics. *JAMA Network Open, 2*(5), e194003. https://doi.org/10.1001/jamanetworkopen.2019.4003

Skinner, E.A. & Wellborn, J.G. (1994). *Coping during childhood and adolescence: A motivational perspective Life-span development and behavior,* Vol. 12. (pp. 91–133). Hillsdale, NJ, US: Lawrence Erlbaum Associates, Inc.

Stapersma, L., van den Brink, G., van der Ende, J., Bodelier, A.G., van Wering, H.M., Hurkmans, P. et al. (2019). Illness perceptions and depression are associated with health-related quality of life in youth with inflammatory bowel disease. *International Journal of Behavioral Medicine, 26*(4), 415–426. https://doi.org/10.1007/s12529-019-09791-6

Steil, R. & Rosner, R. (2008). *Posttraumatische Belastungsstörung.* Göttingen: Hogrefe.

Stiensmeier-Pelster, J., Braune-Krickau, M., Schürmann, M. & Duda, K. (2014). *Depressionsinventar für Kinder und Jugendliche (DIKJ)* (3., überarbeitete und neu normierte Auflage). Göttingen: Hogrefe

Tagay, S., Düllmann, S., Hermans, E., Repic, N., Hiller, R. & Senf, W. (2011). Das Essener Trauma-Inventar für Kinder und Jugendliche (ETI-KJ). *Zeitschrift für Kinder- und Jugendpsychiatrie und Psychotherapie, 39*(5), 323–340. https://doi.org/10.1024/1422-4917/a000126

The KIDSCREEN Group Europe. (2006). *The KIDSCREEN Questionnaires. Quality of life questionnaires for children and adolescents. Handbook.* Lengerich: Pabst Science Publishers.

Thomschke, S., Schulz, M. & Bätzing, J. (2018). *Epidemiologie und Versorgung der juvenilen idiopathischen Arthritis (JIA) in der ambulanten Versorgung – eine Analyse anhand bundesweiter vertragsärztlicher Abrechnungsdaten der Jahre 2009 bis 2015. Versorgungsatlas-Bericht Nr. 18/10.* Berlin: Zentralinstitut für die kassenärztliche Versorgung in Deutschland.

Tröster, H. (2010). *Eltern-Belastungs-Inventar EBI. Deutsche Version des Parenting Stress Index (PSI) von R.R. Abidin.* Göttingen: Hogrefe.

Turkel, S.B. (2017). Pediatric Delirium: Recognition, Management, and Outcome. *Current Psychiatry Reports, 19*(12), 101. https://doi.org/10.1007/s11920-017-0851-1

Ubben, B. (2015). *Planungsleitfaden Verhaltenstherapie.* Weinheim: Beltz.

Vermaes, I.P., van Susante, A.M. & van Bakel, H.J. (2012). Psychological functioning of siblings in families of children with chronic health conditions: A meta-analysis. *Journal of Pediatric Psychology, 37*(2), 166–184. https://doi.org/10.1093/jpepsy/jsr081

Volc-Platzer, B. & Rappersberger, K. (2019). *Neurodermitis – Expertenstatement.* Wien: Verlagshaus der Ärzte – Gesellschaft für Medienproduktion und Kommunikationsberatung GmbH.

von Bertalanffy, L. (1967). *General system theory. Foundations, development, applications.* New York: Braziller.

Wallander, J.L. & Varni, J.W. (1998). Effects of pediatric chronic physical disorders on child and family adjustment. *Journal of Child Psychology and Psychiatry and Allied Disciplines, 39*(1), 29–46.

Warschburger, P. (2000). *Chronisch kranke Kinder und Jugendliche. Psychosoziale Belastungen und Bewältigungsanforderungen.* Göttingen: Hogrefe.

Warschburger, P. (2009). Chronische Erkrankungen. In A. Lohaus & H. Domsch (Hrsg.), *Förder- und Interventionsprogramme für das Kindes- und Jugendalter* (S. 241–258). Berlin: Springer

Weibel, M., Nielsen, M.K.F., Topperzer, M.K., Hammer, N.M., Moller, S.W., Schmiegelow, K. & Baekgaard Larsen, H. (2020). Back to school with telepresence robot technology: A qualitative pilot study about how telepresence robots help school-aged children and adolescents with cancer to remain socially and academically connected with their school classes during treatment. *Nurs Open, 7*(4), 988–997.

Wieczerkowski, W., Nickel, H., Janowski, A., Fittkau, B., Rauer, W. & Petermann, F. (2016). *Angstfragebogen für Schüler (AFS)* (7. Auflage). Göttingen: Hogrefe.

Wiegand-Grefe, S. (2017). *Psychodynamische Interventionen in Familien mit chronischer Krankheit*. Göttingen: Vandenhoeck & Ruprecht. https://doi.org/10.13109/9783666405570

Wilke, K., Kleins, P. & Stachow, R. (2002). *Psora. Ein Patientenschulungsprogramm für Kinder und Jugendliche mit Schuppenflechte*. München: Urban & Vogel.

Willutzki, U. & Teismann, T. (2013). *Ressourcenaktivierung in der Psychotherapie*. Göttingen: Hogrefe.

Wittig, R., Albers, L., Koletzko, S., Saam, J. & von Kries, R. (2019). Pediatric chronic inflammatory bowel disease in a German statutory health insurance – Incidence rates from 2009 to 2012. *Journal of Pediatric Gastroenterology and Nutrition, 68*(2), 244–250. https://doi.org/10.1097/MPG.0000000000002162

Woolf, C., Muscara, F., Anderson, V.A. & McCarthy, M.C. (2016). early traumatic stress responses in parents following a serious illness in their child: A systematic review. *Journal of Clinical Psychology in Medical Settings, 23*(1), 53–66. https://doi.org/10.1007/s10880-015-9430-y

World Health Organization. (2001). *International classification of functioning, disability and health: ICF*. Geneva: World Health Organization.

World Health Organization. (2004). *International statistical classification of diseases and related health problems, 10th revision*. Geneva: World Health Organization.